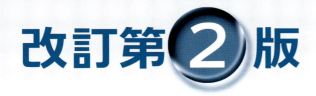

改訂第2版

診療放射線技師
スリム・ベーシック

放射線計測学

編集

福士政広
首都大学東京 健康福祉学部 放射線学科 教授

MEDICAL VIEW

**A Slim Basic Textbook of Radiation Measurement
for Radiological Technologists, 2nd edition**
(ISBN 978-4-7583-1918-8 C3347)

Editor : Masahiro Fukushi

2009. 8.10   1st ed
2018.10.10   2nd ed

©MEDICAL VIEW, 2018
Printed and Bound in Japan

Medical View Co., Ltd.
2-30 Ichigayahonmuracho, Shinjyukuku, Tokyo, 162-0845, Japan
E-mail   ed@medicalview.co.jp

《編集の序》

　2009年7月に講義用テキスト『診療放射線技師　スリム・ベーシック』シリーズの1冊として本書『放射線計測学』の初版が刊行されてから，早いもので約9年が経過しました。その間に国家試験出題基準の改定もあり，また多くの養成校でご活用いただく中で，学生がより学びやすく，かつ教員が講義でより使いやすくなるようにとの観点から，改訂第2版を刊行する運びとなりました。

　本シリーズの特徴は，初版に引き続き，先ずはとっつきやすく，楽しく学べることを基本に据え，学生の心を引きつけるための工夫として冒頭に「Introduction」を設け，それを一読することにより「これからどのようなことを学ぶのか」，また「本書の全体像を明確に把握できる」ように楽しく読み通せる内容を全巻にそれぞれ盛り込みました。

　各論では，「基本・原理」をしっかりと理解できるようストーリー性を持たせた構成とし，ビジュアル感覚豊かな学生や若手教員に敬遠されないよう，スリムだけれど内容は充実した講義用テキストとするべく心掛けてあります。学生にとって重要な「どうすれば短時間に効率良く確実に理解できるか」を追求するため，図・表・イラストや例題，欄外の解説を駆使し，また学習のモチベーションを維持するために「ここで学んだことが実際の臨床現場にどうつながっていくのか」をイメージできる記述も適宜盛り込みました。巻頭には「学習到達目標」を，各章末には「おさらい」を配置し，学生側も教員側も学習状況を把握しやすくしています。

　本書『放射線計測学』の改訂に当たっては，国家試験の出題傾向や，国内の放射線計測の現状に基づいた加筆修正を行い，例題もさらに充実しました。

　本書の不備な点については，読者の皆様のご教示をお願いできれば幸甚であります。

　発刊に当たり，本書の編集にご協力いただいたメジカルビュー社のスタッフの方々に感謝致します。

2018年8月

首都大学東京　福士政広

《執筆者一覧》

● 編　集 ●

福士政広
首都大学東京 健康福祉学部 放射線学科 教授

● 執筆者 ●

佐藤　斉
茨城県立医療大学 保健医療学部
放射線技術科学科 教授

南　一幸
藤田医科大学 医療科学部 放射線学科 准教授

前川昌之
元 鈴鹿医療科学大学 保健衛生学部 放射線技術科学科

杉野雅人
群馬県立県民健康科学大学 診療放射線学部
診療放射線学科 准教授

倉石政彦
群馬パース大学 保健科学部 放射線学科 教授

CONTENTS

学習到達目標 …………………………………………………………………………… xiii
用語解説・MEMO一覧 ………………………………………………………………… xv

0章 | Introduction　　　　　　　　　　　　　　　　　　　　　　[佐藤　斉]

1 放射線計測の基本
　　0　放射線計測学の基礎は？ ……………………………………………………… 3
　　1　放射線計測の理論は？ ………………………………………………………… 3
　　2　放射線の計測機器は？ ………………………………………………………… 4
　　3　放射線測定技術 ………………………………………………………………… 4

1章 | 放射線計測の基礎　　　　　　　　　　　　　　　　　　　　[佐藤　斉]

1 放射線計測の目的と対象
　　1　「放射線種」とは？ …………………………………………………………… 10
　　2　「放射線のエネルギー」とは？ ……………………………………………… 12
　　　　■電子ボルト
　　　　■質量とエネルギー
　　　　■原子核崩壊のエネルギー
　　　　■電磁放射線のエネルギー
　　　　■温度とエネルギーとは？
　　3　「放射線の量」とは？ ………………………………………………………… 14
　　4　「放射能」とは？ ……………………………………………………………… 15
　　5　「放射線防護量」とは？ ……………………………………………………… 16

2 放射線に関する量と単位　　　　　　　　　　　　　　　　　　　　　19
　　1　「放射線場の量（ラジオメトリック量）」とは？ …………………………… 20
　　2　「相互作用係数」とは？ ……………………………………………………… 21
　　3　「線量測定量（ドジメトリック量）」とは？ ………………………………… 22
　　4　「放射能」とは？ ……………………………………………………………… 24
　　5　「放射線防護量」とは？ ……………………………………………………… 24
➡ **おさらい** …………………………………………………………………………… 27

2章 放射線計測の理論

1 放射線検出の基本原理 ……………………………………………[南 一幸] 30

1 放射線の種類と発生源 …………………………………………… 30
- アルファ線（α線）
- ベータ線（β⁻線，β線）
- 電子線
- 陽電子線（β⁺線）
- 陽子線，重陽子線および重イオン線
- エックス線（X線）とガンマ線（γ線）
- 中性子線
- 医療における放射線

2 光子と物質との相互作用 …………………………………………… 41
- 光子の吸収と散乱
- 光電効果
- 電子対生成
- 光核反応
- 干渉性散乱
- コンプトン効果

3 物質内における光子の減弱 …………………………………………… 46
- 光子の減弱
- 線減弱係数
- 半価層
- 質量減弱係数
- 線エネルギー転移係数
- 質量エネルギー転移係数
- 線エネルギー吸収係数
- 質量エネルギー吸収係数

4 電子と物質との相互作用 …………………………………………… 52
- 電子の散乱と放射
- 電子の散乱
- 電離・励起
- 制動放射
- 衝突損失・放射損失
- 電子の飛程
- 陽電子
- チェレンコフ効果

5 重荷電粒子と物質との作用 …………………………………………… 60

- 重荷電粒子の散乱と放射
- エネルギー損失
- 阻止能
- 比電離・ブラッグ曲線
- 重荷電粒子の飛程

6 中性子と物質との相互作用 …………………………………… 67
- 中性子の吸収と散乱
- 中性子の分類
- 中性子の吸収
- 中性子の散乱

2 吸収線量 …………………………………………………… [前川昌之] 72
1 二次電子平衡 …………………………………………………… 72
- 吸収線量
- 照射線量

2 ブラッグ・グレイの空洞原理 ………………………………… 76

3 測定値の処理 ……………………………………………… [前川昌之] 79
1 誤差の原因と種類 ……………………………………………… 79
2 統計処理と測定精度 …………………………………………… 80

➡ **おさらい** ………………………………………………………………… 84

3章 放射線の計測装置

1 電離箱 ……………………………………………………… [杉野雅人] 88
1 電離現象を利用した検出器とは？ ……………………………… 88
2 「電離箱」とは？ ……………………………………………… 89
- 電流型？ パルス型？

3 電離箱に放射線が入射するとどうなるの？ …………………… 90
- 構成

4 代表的な電離箱とは？ ………………………………………… 93
- 1 自由空気電離箱
- 2 円筒型（指頭型）空洞電離箱

5 その他の電離箱 ………………………………………………… 98
- シャロー型（平行平板型，フラット型）電離箱
- 外挿型電離箱
- コンデンサ電離箱

vii

- グリッド電離箱
- 面積線量計
- 電離箱式サーベイメータ
  6　電離箱にかかわる補正とは？ ……………………………………… 100
- 温度と気圧の補正（温度気圧補正係数）
- 方向依存性の補正
- エネルギー依存性の補正

② 比例計数管 …………………………………………［杉野雅人］103
  1　なぜ「比例計数管」とよばれるか？ ………………………………… 103
  2　比例係数管の中ではどんなことが起こっているの？ ……… 103
- なぜガス増幅が起こるのか？
  3　「ガスフロー型比例計数管」とは？ ………………………………… 105
- 構造
  4　「中性子測定用比例計数管」とは？ ………………………………… 106
- 中性子はどのように検出されるか？

③ GM計数管 …………………………………………［杉野雅人］109
  1　「GM計数管」とは？ …………………………………………………… 109
  2　「GM計数管の構造は？ ……………………………………………… 109
- 構造
- 中心陽極付近ではどのようなことが起こっているだろう？
- 放電を止めるには？（放電の消滅機構）
  3　「不感時間・分解時間・回復時間」とは？ ………………………… 112
- 分解時間による数え落としの補正
  4　GM計数管の計数率特性とは？ …………………………………… 114
  5　「GMサーベイメータ」とは？ ………………………………………… 115

④ シンチレーション検出器 ………………………………［杉野雅人］117
  1　「シンチレーション検出器」とは？ ………………………………… 117
  2　「シンチレータ」とは？ ………………………………………………… 118
- ① 無機シンチレータ
- ② 有機シンチレータ
- ③ 気体シンチレータ
  3　「光電子増倍管」とは？ ………………………………………………… 125
  4　代表的な「シンチレーション検出器」について ………………… 128
- シングルチャネルNaI(Tl) シンチレーション波高分析器
- マルチチャネルNaI(Tl) シンチレーション波高分析器

- ウェル型NaI(Tl)シンチレーション検出器
- 液体シンチレーションカウンタ

5 半導体検出器　　　　　　　　　　　　　　　　　　　　　　　　　［杉野雅人］139

1 固体に放射線が入射すると？　　　　　　　　　　　　　　　　139
- 固体電離箱

2 半導体検出器の放射線検出原理とは？　　　　　　　　　　　　139
- pn接合型の半導体検出器
- 正孔の生成と移動

3 半導体検出器の特徴とは？　　　　　　　　　　　　　　　　　142
- エネルギー分解能
- 応答時間について
- 漏れ電流

4 代表的な半導体検出器とは？　　　　　　　　　　　　　　　　143
- pn接合型Si半導体検出器
- 表面障壁型Si半導体検出器
- リチウムドリフト型半導体検出器
- 高純度ゲルマニウム検出器

5 その他の半導体検出器とは？　　　　　　　　　　　　　　　　146
- 化合物半導体検出器
- 電子式(半導体式)ポケット線量計
- フォトダイオード検出器

6 熱蛍光線量計　　　　　　　　　　　　　　　　　　　　　　　　　［杉野雅人］149

1 「熱蛍光線量計(TLD：thermoluminescence dosimeter)」とは？
　　　　　　　　　　　　　　　　　　　　　　　　　　　　　　149
- 発光機構

2 代表的な素子(熱蛍光物質)と特性とは？　　　　　　　　　　　151
- 代表的な素子と特性
- エネルギー依存性
- 方向依存性

3 TLD素子の特徴とは？　　　　　　　　　　　　　　　　　　154
- 長所
- 短所

7 蛍光ガラス線量計　　　　　　　　　　　　　　　　　　　　　　　［杉野雅人］155

1 「蛍光ガラス線量計」とは？　　　　　　　　　　　　　　　　　155
- RPLに比例した蛍光量(RPL')の算定方法

- 発光機構
2 蛍光ガラス線量計の特徴とは？ ……………………………………… 158
- 長所
- 短所

8 OSL 線量計 …………………………………………………………[杉野雅人] 161
1 「OSL 線量計（OSLD：optically stimulated luminescent dosimeter）」とは？ ………………………………………………… 161
- 発光機構
2 OSL 線量計の特徴とは？ …………………………………………… 162
- 長所
- 短所

9 画像記録媒体 …………………………………………………[倉石政彦] 166
1 写真乳剤の放射線検出原理とは？ ………………………………… 166
2 イメージングプレートとは？ ……………………………………… 167
3 原子核乾板 …………………………………………………………… 167
4 オートラジオグラフィとは？ ……………………………………… 168
5 ラジオクロミックフィルムとは？ ………………………………… 169

10 固体飛跡検出器 ……………………………………………………[倉石政彦] 171
1 「固体飛跡検出器の計測原理」とは？ ……………………………… 171
2 「固体飛跡検出器の使用例」 ………………………………………… 172
- 宇宙線被ばく線量計測
- 中性子計測
- ラドン濃度計測
- その他，原子核物理学
3 今後の開発 …………………………………………………………… 173

11 電子式線量計 …………………………………………………[倉石政彦] 174
1 「電子式線量計の検出原理」とは？ ………………………………… 174
2 「個人被ばく線量計」とは？ ………………………………………… 175
3 「管理システム」とは？ ……………………………………………… 175

12 化学線量計 ……………………………………………………[倉石政彦] 176
1 「化学線量計の計測原理」とは？ …………………………………… 176
2 「鉄線量計（フリッケ線量計）」とは？ ……………………………… 177

　　　　■ 溶液中の反応
　　　　■ 溶液の作成と測定法
　　3　「セリウム線量計」とは？ ……………………………………………… 177

13 その他の線量計 ……………………………………………… [倉石政彦] 179
　　1　「チェレンコフ検出器」とは？ ………………………………………… 179
　　2　「霧箱」とは？ …………………………………………………………… 180
　　3　その他の飛跡検出器：「泡箱」「放電箱」「スパーク箱」とは？ …… 180
　　4　ゲル線量計とは？ ……………………………………………………… 181
➡ **おさらい** ………………………………………………………………… 182

4章 | 放射線測定技術　　　　　　　　　　　　　　　　[佐藤　斉]

1 線量の測定 …………………………………………………………… 192
　　1　線量の測定とは？ ……………………………………………………… 192
　　2　照射線量の測定 ………………………………………………………… 192
　　　　■ 自由空気電離箱による照射線量の測定
　　　　■ 空洞電離箱による照射線量の測定
　　3　空気カーマの測定 ……………………………………………………… 195
　　　　■ 患者線量の測定
　　　　■ CTの線量測定
　　　　■ 患者照射（IVR）基準点の線量測定
　　　　■ マンモグラフィの線量測定
　　4　吸収線量の測定 ………………………………………………………… 202
　　　　■ 空気中または空気等価物質中での吸収線量測定
　　　　■ 物質中での吸収線量測定（物質と空洞電離箱壁材質が異なる場合）
　　　　■ 空洞電離箱を用いてエネルギー3 MeV以上の光子による
　　　　　 吸収線量を測定する場合
　　5　熱量計による線量の測定 ……………………………………………… 209
　　6　個人被ばく線量の測定 ………………………………………………… 210
　　　　■ 外部被ばく線量の測定
　　　　■ 内部被ばく線量の測定
　　7　空間線量分布の測定 …………………………………………………… 213

2 放射能の測定 ………………………………………………………… 216
　　1　放射能の測定とは？ …………………………………………………… 216
　　2　GM計数管・比例計数管による放射能測定 ………………………… 216

- GM計数装置による絶対測定
- 相対測定
- 比例計数管による放射能測定

3 シンチレーションカウンタによる放射能測定 …………………… 220
- NaI(Tl)検出器を用いたシンチレーションカウンタによる放射能測定
- 液体シンチレーションカウンタによる放射能測定
- $\beta-\gamma$同時計数法による放射能測定
- 半導体検出器による放射能測定

3 放射線エネルギーの測定 …………………………………………… 226

1 γ(X)線エネルギーの測定 ………………………………………… 226
- γ線エネルギーの測定
- 連続X線のエネルギー測定
- 実効エネルギーの測定

2 β線(電子)エネルギーの測定 ……………………………………… 231
- β線吸収曲線の測定

3 α線エネルギーの測定 …………………………………………… 234

4 加速器エネルギーの測定 ………………………………………… 234

➡ **おさらい** ……………………………………………………………… 236

索引 ………………………………………………………………………… 240

学習到達目標

項　目	学習到達目標
0章　Introduction	人間の感覚器でとらえられない「放射線」を「放射線計測機器」を用いて計測する技術を学ぶ学問が「放射線計測学」であることを，本書をとおして理解することを学習到達目標とする
1　放射線計測の基本	「放射線計測の基本」を理解し，「放射線計測の基礎・理論」から「放射線計測装置」や「放射線計測装置を用いた測定技術」について，各章ごとに具体的に何を学ぶのか，また「放射線計測の歴史」から「放射線計測学の全体像」をとらえることを目標とする
1章　放射線計測の基礎	放射線とは何か，また放射線と物質との相互作用について，「放射線の種類・質」「放射線量」「放射能」「放射線防護量」「放射線の量と単位」について広くとらえて理解することを学習到達目標とする
1　放射線計測の目的と対象	「放射線種」「放射線エネルギー」「放射線量」「放射能」「放射線防護量」について，放射線との関係について理解する
2　放射線に関する量と単位	放射線計測に関する単位と定義を「ICRU（国際放射線単位測定委員会）」が提唱している「ICRU Report」をもとに，「ラジオメトリック量」「相互作用係数」「ドジメトリック量」「放射能」「放射線防護量」について理解する
2章　放射線計測の理論	放射線と物質がどのように相互作用するのかを正しく理解し，「放射線の検出原理・理論」について理解することを学習到達目標とする
1　放射線検出の基本原理	「放射線の種類（α線，β線，γ(X)線など）」，「光子と物質との相互作用（光子の吸収・散乱，光電効果，コンプトン効果など）」，「物質内の光子の減弱（光電効果によるエネルギー転移，光子の減弱に関する係数など）」，「電子と物質との相互作用（電子の散乱・放射，電離・励起など）」「重荷電粒子と物質との相互作用（重荷電粒子の散乱・放射，エネルギー損失，阻止能など）」「中性子と物質との相互作用（中性子の吸収・散乱，中性子の分類など）」について理解する
2　吸収線量	吸収線量を理解する上で「二次電子平衡（吸収線量，照射線量）」と「ブラッグ・グレイの空洞原理」について理解する
3　測定値の処理	測定後に正確なデータを得る上で必要な知識を学ぶ。「誤差原因と種類」「統計処理と測定精度」について理解する

3章	放射線の計測装置	放射線を計測する上で理解しておかなければならない「放射線計測装置」についての知識を理解する。さまざまな「放射線計測装置」の中から，放射線の測定対象や測定の目的に応じて的確に必要なものを選択できることを学習到達目標とする
	1 電離箱	「電離箱の原理」を理解する。代表的な「電離箱(自由空気電離箱，円筒型(指頭型)空洞電離箱など)」について，それぞれの特徴を学ぶ。また，「電離箱の補正」についても学習する
	2 比例計数管	「比例計数管の原理」を理解する。代表的な「比例計数管(ガスフロー型比例計数管，中性子測定用比例計数管など)」について，それぞれの特徴を学ぶ
	3 GM計数管	「GM計数管の原理，構造，計数率特性」や「数え落としの補正」，「GM式サーベイメータ」について理解する
	4 シンチレーション検出器	「シンチレーション検出器の原理」を理解する。代表的な「シンチレーション検出器(無機シンチレータ，有機シンチレータ，気体シンチレータなど)」について，それぞれの特徴を学ぶ
	5 半導体検出器	「半導体検出器の原理」を理解する。代表的な「半導体検出器(pn接合型Si半導体検出器，表面障壁型Si半導体検出器，高純度ゲルマニウム検出器など)」について，それぞれの特徴を学ぶ
	6 熱蛍光線量計	「熱蛍光線量計の原理」を理解する。「熱蛍光線量計」について，長所，短所を学ぶ
	7 蛍光ガラス線量計	「蛍光ガラス線量計の原理」を理解する。「蛍光ガラス線量計」について，長所，短所を学ぶ
	8 OSL線量計	「OSL線量計の原理」を理解する。「OSL線量計」について，長所，短所を学ぶ
	9 画像記録媒体	「写真乳剤の放射線検出原理」を理解する。さらに「イメージングプレート」「原子核乾板」「オートラジオグラフィ」「ラジオクロシックフィルム」についても学ぶ
	10 固体飛跡検出器	「固体飛跡検出器の計測原理」を理解する。さらに「固体飛跡検出器の使用例(宇宙線被ばく線量計測，中性子計測，ラドン濃度計測など)」についても学ぶ
	11 電子式線量計	「電子式線量計の検出原理」を理解する。さらに「個人被ばく線量計」「管理システム」についても学ぶ
	12 化学線量計	「化学線量計の計測原理」を理解する。さらに「鉄(フリッケ)線量計」「セリウム線量計」についても学ぶ
	13 その他の線量計	「チェレンコフ検出器の計測原理」を理解する。さらに「霧箱」や「飛跡検出器(泡箱，放電箱，スパーク箱)」「ゲル線量計(鉄ゲル線量計，ポリマーゲル線量計)」についても学ぶ
4章	放射線測定技術	「放射線の種類，質，量」について理解し，放射線を安全にしかも正しく使用するために，高度な放射線測定技術について理解することを学習到達目標とする
	1 線量の測定	「線量測定」について正しく理解する。「照射線量測定」「空気カーマ測定」「吸収線量測定」「熱量計による線量測定」「個人被ばく線量測定」「空間線量分布測定」についても学ぶ
	2 放射能の測定	「放射能の測定」について正しく理解し，「GM計数管・比例計数管による放射能測定」「シンチレーションカウンタによる放射能測定」について学ぶ
	3 放射線エネルギーの測定	「γ(X)線エネルギーの測定」「β線(電子)エネルギーの測定」「α線エネルギーの測定」「加速器エネルギーの測定」について学ぶ

用語解説・MEMO 一覧
Term a la carte

あ

- アナログ・デジタル変換器……130
- アルミニウム……36
- イオン……55
- イオン再結合……88
- イオン再結合補正係数……92
- イオン収集効率……92
- 一般再結合……92
- 陰イオン……55
- 陰電子崩壊……32
- インビボ核医学検査……39
- ウィルキンソン型……131
- ウラン……31
- 雲母……110
- 液体シンチレーションカウンタ……136
- エッチング……171
- オージェ効果……35
- オージェ電子……35
- オートラジオグラフィ……168

か

- ガイガー……61
- 外部被ばく防護の3原則……41
- 核分裂……107
- 核分裂生成物……37, 38
- 核分裂反応……37
- 核融合反応……37
- ガス増幅……89
- ガスフロー型GM計数管……110
- 加速器……32
- 硬いX線……48
- 活性化物質……120
- 荷電粒子……32
- カーマ……75
- ガラスバッジ……159
- カロリーメータ……73
- がん……39

用語	ページ
還元	176
干渉性散乱	45
完全弾性散乱	107
完全非弾性衝突	107
キセノン	111
気体増倍率	111
軌道電子捕獲	33
基本装着部位	175
逆同時計数回路	118
キャリア	139
強透過性放射線	17
極性効果	98
距離	41
銀活性リン酸塩ガラス	155
空間電荷効果	93
空気衝突カーマ	75
空孔	33
グラファイト	38
クリプトン	111
グロー曲線	149
蛍光	56
蛍光ガラス線量計	56
蛍光 X 線	35
蛍光 X 線分析	35
軽水	38
ケルビン	95
顕像	166
減速材	38, 107
校正定数	97
光電陰極	117
光電効果	45, 119
光電子	117
光電子増倍管	117
硬 X 線	48
黒鉛	38
個人線量当量	17
コンプトン効果	45

さ

用語	ページ
サーミスタ	73

酸化	176
三重陽子	69
時間	41
磁気単極子	173
自己吸収	124
実効エネルギー	48
実効線量	17
自発核分裂	107
弱透過性放射線	17
遮へい	41
重イオン線	65
重水	38
自由中性子	67
周辺線量当量	17
寿命	112
衝突カーマ	75
衝突阻止能	64
衝突損失	75
初期再結合	92
真性半導体	141
シンチレーション検出器	56
真の値幅	79
正イオン	55
正孔	166
静止エネルギー	43
制動放射	75
制動放射線	118
絶縁物	98
摂氏温度	95
絶対温度	95
線スペクトル	36
全線阻止能	57
潜像	166
線阻止能	56
全阻止能	57
線量率	92
阻止能	57, 139

た

体積再結合	92

第二溶質……………………………………………………… 136
ダイノード…………………………………………………… 117
太陽…………………………………………………………… 37
タングステン………………………………………………… 109
弾性衝突……………………………………………………… 107
炭素添加α酸化アルミニウム……………………………… 161
断面積………………………………………………………… 45
チェレンコフ光……………………………………………… 60
チェレンコフ効果…………………………………………… 60
窒息現象……………………………………………………… 114
柱状再結合…………………………………………………… 92
潮解性………………………………………………………… 120
直接加速器…………………………………………………… 32
低エネルギーβ線……………………………………… 110
低エネルギー光子…………………………………………… 111
電圧パルス…………………………………………………… 118
電界…………………………………………………………… 88
電界強度……………………………………………………… 88
電子増幅……………………………………………………… 89
電子対生成…………………………………………………… 45
電子なだれ…………………………………………………… 89
電子フルエンス……………………………………………… 78
電子捕獲……………………………………………………… 33
電磁放射線…………………………………………………… 43
電極間隔……………………………………………………… 91
電離…………………………………………………………… 88
電離密度……………………………………………………… 121
電流増倍率…………………………………………………… 127
等価線量……………………………………………………… 17
透過能力……………………………………………………… 41
トリウム……………………………………………………… 31
トリトン……………………………………………………… 69
ドリフト……………………………………………………… 144

な

内部転換……………………………………………………… 34, 132
内部転換電子………………………………………………… 34
軟X線………………………………………………………… 48
二次電子放射率……………………………………………… 127
二次電子放出用電極………………………………………… 117

ニュートリノ	67
熱アニーリング	154, 158
熱中性子	106
熱電子放出	128
熱平衡状態	68
熱量計	73
熱ルミネセンス線量計	56

は

波高分析器	118
波高弁別器	118
波長シフタ	136
パラフィン	107
パルス波形弁別測定法	121
バーン	45
反射型	127
半値幅	80
反跳電子	98
半導体	139
バンドカットフィルタ	162
反応断面積	45
反応の起こる確率	45
光核反応	45
比電離	106
標準偏差	81
標本標準偏差	81
比例計数管	104
ビルドアップ	158
ビルドアップキャップ	96
負イオン	55
フェーディング	151
付加フィルター	36
不感時間	113
不純物半導体	141
ブラッグ曲線	65
ブラッグピーク	65
プラトー	106
プレドーズ	155
プレヒート	158
分解時間	113

分極	60
分光感度特性	128
平均自由行程	47
平均二乗偏差	80
平衡厚	97
ポアソン分布	81
ボイル・シャルルの法則	95, 100
方向性線量当量	17
放射カーマ	75
放射性壊変	31
放射性核種	30
放射性同位元素	30
放射性崩壊	31
飽和電圧	91

ま

マイカ	110
マクスウェル分布	68
マクスウェル－ボルツマン分布	68
マースデン	61
魔法数	38
密度変化	95
モノポール	173

や

軟らかいX線	48
有機多原子ガス	112
誘導核分裂	107
陽イオン	55
陽極	117
陽電子崩壊	33
溶媒分子	123

ら

ラザフォード	61
ラザフォード散乱	61
ラジカル	176
離散的確率分布	81
リニアック	32
粒子線	43

量子効率	127
リン光	56
ルミネセンス	56
励起	110
レイリー散乱	45
連続スペクトル	36
連続X線	36

欧文

analog to digital converter（ADC）	130
barn	45
Bragg-Grayの空洞理論	202
CR-39	160
FWHM	80, 142
G値	177
Maxwell-Boltzmannの速度分布則	106
PET検査	39
photomultiplier tube	117
PMT	117
radioactive decay	31
radioactive disintegration	31
radioisotope	30
RI	30
SPECT検査	39
TLD	56
X線	65

記号・数字

β^+崩壊	33
β^-崩壊	32
γ線	34
2線源法	114
2点電圧法	93
^{18}F-FDG	39

0章
Introduction

Introduction

1 放射線計測の基本

　放射線は，医療，原子力産業，工業，農業など現代社会の多くの分野で利用されている（表1）。放射線の利用に当たり，放射線の量を適確に把握することの必要性から放射線計測技術もそれぞれの時代で発達してきた。

表1 主な放射線照射利用

主な作用	分野	利用例
透過・吸収作用	計測・制御	厚さ計，液面計，密度計，硫黄計，中性子水分計
	非破壊検査	γ線，X線ラジオグラフィ，中性子ラジオグラフィ
	診断	X線透視・撮影
電離・励起作用	イオン発生	煙感知器，放電管，真空計，ガスクロマトグラフィ，避雷針
	光発生	発光塗料
	分析	蛍光分析，硫黄計
化学作用	改質	耐熱性電線，発砲ポリオレフィン，熱収縮チューブ，強化プラスチック，ポリマー
生物作用	殺菌・殺虫・防虫	医療用滅菌，殺菌，食品殺菌
	保存	発芽防止，熟成調整
	育種	品質改良，生育調整
	治療	がん治療
原子核反応	分析・治療	元素分析，脳腫瘍治療

　人間の感覚器は放射線を感じないため，放射線の存在や性質，あるいはその量をなんらかの手段により人間が知ることができるような形にする必要がある。放射線を直接感じる部分が「検出器」であり，検出器からの信号を人間が認知できる形にする部分も含めて「**放射線計測機器**（放射線測定器，放射線測定装置）」という。

図1 放射線計測の概念

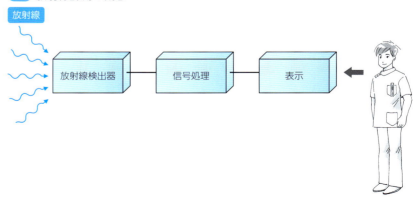

なんらかの目的で，放射線計測機器を用いて放射線を計量することが「**放射線計測**」である（図1）。「放射線計測学」はそれらを体系的に学ぶ学問であるが，放射線計測に関する学問領域は広範囲であり奥も深い。限られた時間で学ぶためにはそれなりの道標が必要であろう。本書は，放射線計測学を学ぼうとする，診療放射線技師を志す学生に対する講義用テキストとして記述してあり，主として医用放射線の放射線計測に関する事項を学習する。

第1章では「放射線計測の基礎」，第2章では「放射線計測の理論」，第3章では「放射線の計測装置」，第4章では「放射線測定技術」について学ぶ。

0 放射線計測学の基礎は？

放射線計測学の基礎として重要なことは，放射線そのものの理解，放射線と物質との相互作用の理解である。これらは主として「放射線物理学分野」，「放射線化学分野」の知識となる。本書のコンセプトから本章ではそれらの詳細をあえて記述しておらず，必要に応じて成書を参照したい。

1960年に「**国際度量衡総会**」において，国際的に共通の単位として「**SI単位**（The International System of Units）」を採択した。SI単位は，

①**長さ**（メートル；m）
②**質量**（キログラム；kg）
③**時間**（秒；s）
④**電流**（アンペア；A）
⑤**温度**（ケルビン；K）
⑥**物質量**（モル；mol）
⑦**光度**（カンデラ；cd）

の7つの基本単位からなっている。放射線計測学ではこれらの基本単位に加え，放射線計測にかかわる単位と定義を正しく理解することが非常に重要である。放射線計測にかかわる単位と定義は，「**国際放射線単位測定委員会**（**ICRU**：International Commission on Radiation Units and Measurements）」が示しているものを用いる。これらの単位と定義を理解することにより，国際的に統一された量として放射線を評価するための知識を得ることができる。

第1章では「放射線計測の目的と対象」，「放射線計測にかかわる基本的な単位および量の定義」について学ぶ。

1 放射線計測の理論は？

放射線を計測するには，放射線と物質がどのような作用をするかを理解することが重要である。その理解には「放射線物理学」，「放射線化学」の分野を多く含むが，放射線の検出原理を知り，正しく放射線を計量するために必要な知識である。

第2章では「放射線の種類」,「放射線と物質との相互作用・反応」を中心に「放射線検出の基本原理」,「吸収線量の測定原理」,「測定値の統計」について学ぶ。

2 放射線の計測機器は？

　測定目的や測定対象によってさまざまな放射線計測機器が存在する。適確に放射線を計量するためには，放射線計測原理に基づいた放射線計測機器の知識が必要である。放射線の種類やエネルギーによる検出特性の違いや応答の変化を把握し，正しく電気信号を処理することなどが基本となる。そのためには，「電気・電子工学」や「情報処理工学」などの知識も必要とされる。
　第3章では「電離箱」,「比例計数管」をはじめとする代表的な「放射線計測機器」について学ぶ。

3 放射線測定技術

　利用する放射線を安全で有効に活用するためには，放射線の種類，質，量を適確に評価し，放射線の照射により引き起こされる(た)効果を予測あるいは判定できなければならない。
　特に医療放射線は，放射線を意図的に人に浴びせるものである。その量や質などを適確に把握し，適正にコントロールすることが診療放射線技師としての職務であろう。そのためには，放射線計測学は重要な学問であり，高度な放射線計測技術を習得することが必要である。放射線計測の目的は，放射線の種類，質，量を計量して評価することである。
　第4章では医療放射線についての「放射線計量方法」を目的別に，「線量」,「放射能」,「放射線エネルギー」などの代表的測定技術に関して学ぶ。

Slim・Check・Point　ICRUについて

　1895年に「W.C.レントゲン博士」がX線を発見し，同年12月28日に透視やX線写真の技術により疾病の診断に有効であろうとの論文を出した（表2）。

　その翌年には，鼻咽頭がん，術後再発乳がん，胃がんの転移腫瘤の治療に適用され，その効果が認識された。さらに，1899年には鼻背部の基底細胞がんに対するX線治療により治癒が確認されている。この照射は，1回10～20分を35回分割照射したものであった。放射線の生物学的作用の知識も乏しく，正確な線量も把握していない時代に実施した放射線照射により，治療効果や治癒例が報告されたことは驚きであり，当時の医師や物理学者の直観力と洞察力の高さが伺い知れる。

　その後も積極的に放射線治療が実施され，皮膚が赤くなるまでの時間を単位として，その何倍の照射というような放射線療法が進められた。

　1908年に「電離箱」が開発され，1928年には照射線量が定義された。これにより放射線量の評価が定量的に行われるようになった。しかし照射線量の値は，放射線に対する人体の反応とのずれがあることから，1953年に人に与える放射線を評価するために吸収線量の単位が定められた。これにより，放射線で人体に付与されたエネルギーの評価に基づいた生物学的な効果の予測精度などが向上した。

　このように，放射線の量が計量できるようになり，「がん」が治癒する線量や正常組織が耐えられる線量に関する科学的な研究が進められた。放射線計測は放射線治療とともに発展してきたともいえる。

　国際放射線単位測定委員会（ICRU）は，「第1回国際放射線医学会総会（1925年）」で「**国際X線単位委員会（IXUC）**」として設立された。設立の目的は，まさに「がん」の放射線治療法を開発するために放射線の単位を定めることであった。

　現在，ICRUは「主委員会」と「報告書委員会」とで構成され，①放射線および放射能の量と単位，②放射線診断，放射線治療，放射線生物学，および産業活動におけるこれらの量の測定と利用に適した手順，③必要となる物理的データに関する勧告を策定することを目的に作業を行っている。課題毎の報告書が「**ICRU Report**」として刊行されており，各分野における放射線計量の基準として用いられている。

　現在の放射線計測では，ICRUが示した量と単位の定義に従って放射線を計量する。それらの概念と定義を理解することは非常に重要であり，放射線を計量するうえで欠かすことができない知識となる。

表2　放射線計量の歴史

1895年	レントゲン博士が「X線」を発見した
1896年	鼻咽頭がん，術後再発乳がん，胃がんの転移腫瘤の治療にX線が適用され，その効果が確認された
1899年	鼻背部の基底細胞がんに対してX線治療による治癒が確認された
1908年	「電離箱」が開発された
1925年	「ICRU」が「国際X線単位委員会（IXUC）」として設立された
1928年	「照射線量」が定義された
1953年	「吸収線量の単位」が定められた

Slim・Check・Point 校正

　放射線計測機器の放射線応答特性はさまざまである。例えば測定機器の仕様が同一であっても，用いる環境や測定対象によって測定値が異なることもあり得る。しかし，どこの場所で，誰が，どんな放射線を計量しても，1Gyは1Gyとして評価できなければならない。

　これらの放射線計測機器の応答の違いを補正するために，標準器によって計測機器の校正を実施する。日本では「**産業技術総合研究所計量標準総合センター（NMIJ）**」が計量標準の設定・維持・供給を行っており，特定一次標準器による値と比較試験した補正（校正）値が「**計量法校正事業者認定制度（JCSS：Japan calibration service system）**」に基づく校正事業者に与えられる。

　一般にユーザーはこのJCSS校正事業者に校正を依頼して校正値を得る。ユーザーはさらにその校正値を基準とした内部校正を実施して実用計測機器とする。このように，実用計測機器は校正値を有し，その大元をたどれば国家標準に結びつく。このことを「**校正の連鎖**」とよぶ。また，このことが確認できる場合に，その計測機器は国家標準にトレーサブルであるという。これにより，計測機器とそれを用いて計量した結果の信頼性が確保できることになる。このシステムを「トレーサビリティの体系」とよんでいる。

　図2は，空気カーマおよび照射線量測定器に関するトレーサビリティの体系である。同様に図3は放射能測定器，図4は中性子測定器に対するトレーサビリティの体系である。

図2 空気カーマ・照射線量測定器のトレーサビリティ

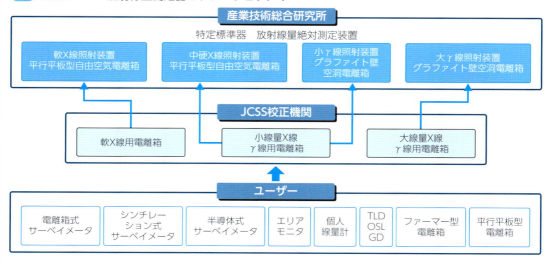

図3 放射能測定器のトレーサビリティ

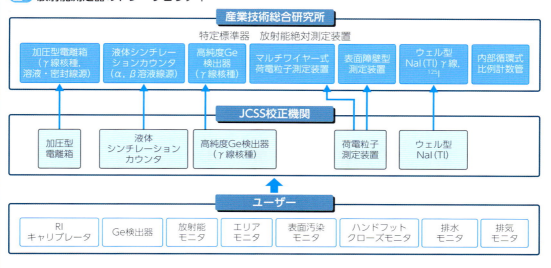

図4 中性子測定器のトレーサビリティ

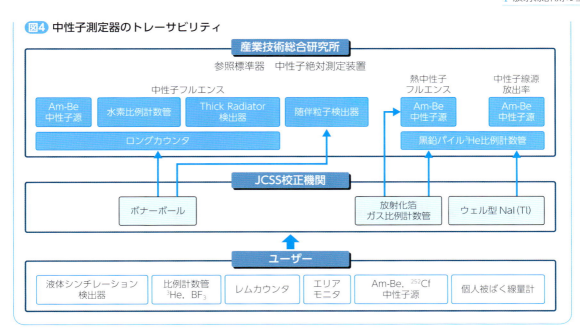

1章
放射線計測の基礎

1 放射線計測の基礎

放射線計測の目的と対象

「**計測**（instrumentation）とは，機器などを用いて数量などを計ること」とされている。しばしば「**測定**（measurement）」と同義に用いられるが，測定行為のほか，誤差，精度や機器の性能，手段などを考慮した包括的な概念である。

また，長さ，質量，温度，時間など，なんらかの数量を機器や道具を用いて計ること（測定・計測）を「**計量**（measuring, measurement）」という。放射線計測は，「機器などを用いて放射線の数量を計る，すなわち放射線を計量すること」といえる。

放射線は，医療，原子力産業，工業，農業など現代社会の多くの分野で利用されている。これらの利用放射線を安全で有効に活用するためには，放射線の種類，質，量を適確に評価し，放射線の照射により引き起こされる（た）効果を予測あるいは判定できなければならない。

放射線計測の目的は，放射線の種類，質，量を計量して評価することである。本書で扱う主な放射線計測の対象は以下の4項目であり，医療において目的に応じた計量を行うための基本的事項を学ぶ。

①**放射線の種類と質**
放射線の種類と質（エネルギー）により，物質に与える効果が異なる。
②**放射線量**
着目する場に存在する放射線の量や，物体に与える（た）効果や作用を評価する。
③**放射能**
放射性同位元素の数量を評価する。
④**放射線防護量**
人の放射線影響評価や放射線防護目的として評価する。

放射線計測の際には，それぞれの目的に応じた機器や道具（放射線測定器，放射線検出器）を用いる。そのため，目的とともに放射線測定器と検出器の特徴や特性を理解・把握する必要がある。

1 「放射線種」とは？

放射線計測対象とする放射線を**図1**に示した。本書では，このような代表的な種類の電離放射線を取り扱う。放射線はこのほかに軽粒子の「ミュオン」や中間子の「パイオン」などが存在するが，本書では対象外とする。

1 放射線計測の目的と対象

図1 放射線の分類

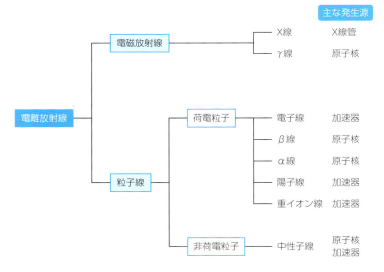

電離放射線は,「**電磁放射線**」と「**粒子線**」に大別される。電磁放射線は電荷をもたず,粒子線は電荷をもつ高速の「**荷電粒子**(荷電粒子線)」と電荷をもたない「**非荷電粒子**(中性子線)」に分けられる。また,荷電粒子は物質を直接電離するため「**直接電離放射線**」とよばれ,電荷をもたない電磁放射線と非荷電粒子は「**間接電離放射線**」とよばれる。放射線計測では,電荷量がエネルギー授受のプロセスに関連する。表1に電離放射線の種類と電荷量を示した。

表1 電離放射線の種類と電荷量

放射線の種類		記号	電荷量
直接電離放射線	電子線	e	$-1e$
	β線	β	$-1e$
	陽子線	p	$+1e$
	重陽子線	d	$+1e$
	α線	α	$+2e$
	重イオン線	Ion	nucleon$\pm q_e$
間接電離放射線	X線	X	0
	γ線	γ	0
	中性子線	n	0

$e = 1.60218 \times 10^{-19}$C

2 「放射線のエネルギー」とは？

■ 電子ボルト

図2 電子ボルトの概念

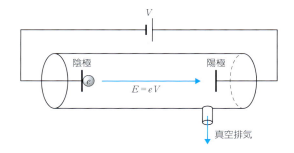

放射線のエネルギーは「**電子ボルト（エレクトロンボルト：eV）**」を単位として表す。図2に示したように，真空中の陰極から出た電子は陽極方向へ加速されて移動する。電極間電圧がVのときに電子が得る運動エネルギーEは，

$$E = eV$$

となる。

電子ボルトは電子が1Vの電位差により加速された際に得る運動エネルギーeVで定義される。電子の電荷量eを1.602×10^{-19}Cとすると，「$1\,\text{eV} = 1.602 \times 10^{-19}\,\text{J}$」となる。

また，電子のq倍の電荷をもつ荷電粒子が電位差Vで得る運動エネルギーEは，

$$E = qeV$$

となる。

Slim・Check・Point

- eV単位の値は放射線のエネルギーとして示すには扱いにくいため，単位の接頭語を用いて表す。単位の接頭語は表2に示したとおりで，keV，MeV，GeVが多く用いられる。
- 放射線計測では時間をフェムト秒で考えたり，電流をピコアンペアで用いたりすることもあるため，表2は倍数を幅広く示してある。

表2 SI単位の接頭語

倍数	記号	名称
10^{-18}	a	アト
10^{-15}	f	フェムト
10^{-12}	p	ピコ
10^{-9}	n	ナノ
10^{-6}	μ	マイクロ
10^{-3}	m	ミリ
10^{-2}	c	センチ
10^{-1}	d	デシ
10	da	デカ
10^{2}	h	ヘクト
10^{3}	k	キロ
10^{6}	M	メガ
10^{9}	G	ギガ
10^{12}	T	テラ
10^{15}	P	ペタ
10^{18}	E	エクサ

■ 質量とエネルギー

相対論によれば，物質の質量 m_0 とエネルギー E との関係は，真空中の光速度 c ($2.99792×10^8$ m・s^{-1}) を用いて次式で表される。

$$E = m_0 c^2$$

電子の静止質量を $9.1094×10^{-31}$ kg とすると，電子の静止エネルギーは $8.19×10^{-14}$ J = 0.511 MeV となる。

また，粒子の運動速度を v とすると運動エネルギー E および運動量 P は次式で表される。

$$E = \frac{1}{2}mv^2, \quad P = mv$$

電子のような軽い粒子では相対論で示される質量増加を考慮し，

$$E = mc^2 - m_0 c^2 = m_0 c^2 \left\{ \frac{1}{\sqrt{1-\left(\frac{v}{c}\right)^2}} - 1 \right\}$$

となる。

電子の運動エネルギー $E = 100$ keV の場合，光速度と電子の速度の比 β は 0.548，質量は約 1.2 倍である。$E = 1$ MeV の場合では $\beta = 0.941$，$E = 10$ MeV の場合では $\beta = 0.999$ に達し，質量はそれぞれ約 1.2 倍，2.9 倍となる。

■ 原子核崩壊のエネルギー

原子質量は中性炭素原子の質量を 12 として，その 1/12 を原子質量単位 (m_u: $1.66054×10^{-27}$ kg) という。1 原子質量単位のエネルギー E_m MeV は次のようになる。

$$E_m = \frac{1.66054×10^{-27} \times (2.99792×10^8)^2}{1.60218×10^{-19}} [\text{eV}] = 931.48 [\text{MeV}]$$

原子番号 Z，質量数 A の原子核 X が，α 壊変により原子核 Y になる場合の壊変エネルギー Q_α MeV は，それぞれの質量を M_X, M_Y, M_α とすると次のようになる。

$$Q_\alpha = (M_X - M_Y - M_\alpha) \times 931.48$$

α 壊変の壊変エネルギー Q_α は α 線エネルギー E_α と生成核 M_Y の反跳エネルギー E_Y に分配され，それぞれのエネルギーは次のようになる。

$$E_\alpha = \frac{M_Y}{M_\alpha + M_Y} Q_\alpha, \quad E_Y = \frac{M_\alpha}{M_\alpha + M_Y} Q_\alpha$$

また，軌道電子捕獲と β 壊変の場合の壊変エネルギー Q_β MeV は次のように示される。

$$Q_\beta = (M_X - M_Y) \times 931.48$$

図3に示したβ⁺壊変図のように，β⁺壊変の場合ではβ⁺線のエネルギーは消滅放射線のエネルギー1.022 MeVを差し引いた値となる。

図3 β⁺壊変図

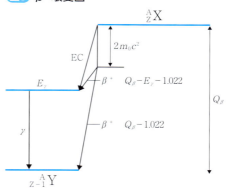

■ 電磁放射線のエネルギー

電磁放射線の場合，エネルギーEと振動数ν，波長λの関係は次のようになる。

$$E = h\nu = \frac{hc}{\lambda}$$

ここで，hはプランク定数(6.62607×10^{-34} J・s)である。また，電磁放射線の波長λ nmとエネルギーE keVの関係は次のように表すことができる。

$$\lambda = \frac{1.24}{E}$$

■ 温度とエネルギーとは？

物質に入射した放射線のエネルギーは，物質内でのエネルギー授受により最終的に熱に変換される。エネルギーEと物質温度Tとの関係は次のようになる。

$$E = kT$$

ここで，kはボルツマン定数(1.38066×10^{-23} J・K^{-1})である。

3 「放射線の量」とは？

放射線の量は，場の量を表す「**ラジオメトリック量**」とよばれる放射計測量と，その場に置かれた物体に与える効果を予測・評価するための放射線エネルギー授受の結果に関する「**ドジメトリック量**」とよばれる線量計測量がある。

ラジオメトリック量で規定された場に物体が置かれた場合，放射線と物体との相互作用や反応に基づきエネルギー授受が行われ，ドジメトリック量として表すことができる。この概念を図4に示す。

図4 放射線の量の概念

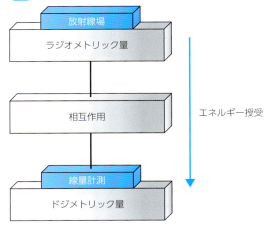

放射線の量と単位に関してはICRUが定義するものを用いる。「ICRU Report 60（1998）」に記載されているラジオメトリック量とドジメトリック量の定義に従う。この定義については次項で述べる。

4 「放射能」とは？

放射能とは，原子核が壊変する割合である。1986年にウランの放射能を発見した「ベクレル（Antoine Henri Becquerel）」の名前から，放射能の単位は「**Bq**（ベクレル）」とされた。

原子核の壊変で発生する放射線量は，壊変当たりの放射線放出比で決定される。この放射線放出比は原子核に固有であり，放射線計測の際には放射性同位元素の壊変図式をよく理解しておく必要がある。壊変図には，放射性同位元素の壊変形式，割合，エネルギー準位，放出される放射線のエネルギー，放出比などが示されている。図5は ^{137}Cs の壊変図である。

図5 壊変図式と ^{137}Cs の壊変図例

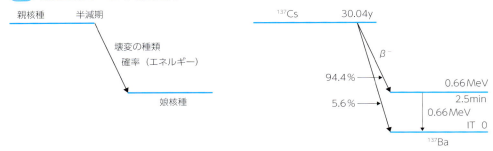

5 「放射線防護量」とは？

　放射線防護を目的とした評価量を「**放射線防護量**」という。放射線防護の諸量と単位に関して，「**国際放射線防護委員会**（**ICRP**：International Commission on Radiation Protection）」のICRP Publication 74「外部放射線に対する放射線防護に用いるための換算係数」にまとめられており，ICRUが計量可能量として「ICRU Report 60：1998」に定義している。

　放射線防護量を計量するための独特の定義がある。実際の放射線場はあらゆる方向から放射線が入射するが，放射線防護量はある1点の測定値を評価する。そのため，測定点を含む空間内のどの点における線量も等しいものとして，すべての放射線が一方向から入射するものとする。この場を「**整列拡張場**」とよぶ。

　整列拡張場にICRUが定義したICRU球を置き，放射線の入射方向に対向する深さdの点pにおける線量，またはある角度$α$をなす深さdの点pにおける線量を「**放射線防護量**」とする（図6）。それぞれ，「**周辺線量当量（図6a）**」，「**方向性線量当量**（図6b）」とよぶ。

　また，個人の放射線防護量を計量するための量として，「ICRUスラブ」とよばれる縦30cm，横30cm，厚さ15cmの立方体のファントム中の放射線の入射方向に対向する深さdにおけるp点の線量を「**個人線量当量**（図6c）」とよぶ。ICRUスラブの質量組成はICRU球と同じである。

　ICRU球とは，直径30cmの球状で，密度1g・cm^{-3}の均質な組織等価物質（酸素76.2%，炭素11.1%，水素10.1%，窒素2.6%）で構成された仮想ファントムである。個人線量当量では，ICRUスラブなどに置き換える。

　方向性線量当量，個人線量当量には，放射線の入射角度が関与し，図6に示すように一方向から平行に入射する放射線に対して，深さd，角度$α$として規定されている。方向性線量当量は$H'(d, α)$，個人線量当量は$H_p(d, α)$と示される。深さdは，強透過性放射線に対して10mm，弱透過性放射線に対して3mm，0.07mmがとられている。

　これらの放射線防護量は，モニタリング測定のための「実用量」である。ICRU球のモニタリング線量については空気カーマに対する換算係数が与えられている。個人線量当量については，PMMA製ファントムを用いた校正が推奨されている。

図6 測定の実用量

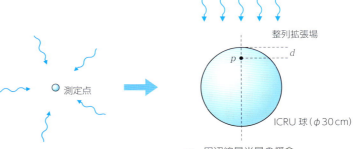

a　周辺線量当量の概念

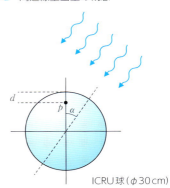

b　方向性線量当量の概念

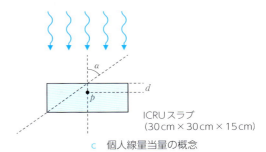

c　個人線量当量の概念

MEMO

深さ10mmの周辺線量当量，個人線量当量は強透過性放射線による実効線量，深さ0.07mmの方向性線量当量，個人線量当量が弱透過性放射線による皮膚の等価線量に対応する。深さ0.07mmの個人線量当量が実効線量の10倍以上であると強透過性放射線，10倍より小さい場合が弱透過性放射線といわれる。深さ3mmの表層部の個人線量当量が眼の水晶体等価線量に対応するとされる。

例題

Q 中性子検出器として用いられるBF$_3$比例計数管は^{10}B(n, α)^{7}Li反応を利用している。この反応は発熱反応であり，中性子のエネルギーEと2.78 MeVを加えたエネルギーが放出される。この反応に際して，α粒子が受け取るエネルギーはいくつか。

A ^{10}B(n, α)^{7}Li反応に伴い，0.48 MeVのγ線が放出され，粒子の運動エネルギーは2.78－0.48＝2.30 MeVとなる。アルファ粒子と^{7}Li核のエネルギー$E_α$, E_{Li}, 速度$V_α$, V_{Li}, 質量$M_α$, M_{Li}とすると，

$$\frac{E_α}{E_{Li}} = \frac{\frac{1}{2}M_α V_α}{\frac{1}{2}M_{Li}V_{Li}} = \frac{M_{Li}}{M_α}$$

$$E_α = \frac{M_{Li}}{M_α + M_{Li}} \times 2.30 = \frac{7}{4+7} \times 2.30 = 1.46 \text{ MeV}$$

$$E_{Li} = \frac{M_α}{M_α + M_{Li}} \times 2.30 = \frac{4}{4+7} \times 2.30 = 0.84 \text{ MeV}$$

放射線計測の基礎

放射線に関する量と単位

「放射線の量と単位（ICRU Report 60, 1998）」に示されている。「❶放射線場の量」，「❷放射線相互作用係数」，「❸線量測定量」，「❹放射能」，「❺放射線防護量」について，それらの定義を以下に示す（表1）。

表1 放射線の量と単位（ICRU Report 60, 1998）

❶ 放射線場の量（ラジオメトリック量）

	記号	単位
粒子数	N	1
放射エネルギー	R	J
束	$\dot{N}$	s^{-1}
エネルギー束	$\dot{R}$	W
フルエンス	Φ	m^{-2}
フルエンス率	$\dot{\Phi}$	$m^{-2} \cdot s^{-1}$
エネルギーフルエンス	Ψ	$J \cdot m^{-2}$
エネルギーフルエンス率	$\dot{\Psi}$	$W \cdot m^{-2}$

❷ 放射線相互作用係数

	記号	単位
断面積	σ	m^2
質量減弱係数	μ/ρ	$m^2 \cdot kg^{-1}$
質量エネルギー転移係数	μ_{tr}/ρ	$m^2 \cdot kg^{-1}$
質量エネルギー吸収係数	μ_{en}/ρ	$m^2 \cdot kg^{-1}$
質量阻止能	S/ρ	$J \cdot m^2 \cdot kg^{-1}$
線エネルギー付与	$L\Delta$	$J \cdot m^{-1}$
放射化学収量	$G(x)$	$mol \cdot J^{-1}$
W値	W	J

❸ 線量計測量（ドジメトリック量）

	記号	単位
付与エネルギー	ε	J
線エネルギー	ψ	$J \cdot m^{-1}$
比エネルギー	Z	$J \cdot kg^{-1}$
カーマ	K	$J \cdot kg^{-1}$
カーマ率	$\dot{K}$	$J \cdot kg^{-1} \cdot s^{-1}$
照射線量	X	$C \cdot kg^{-1}$
照射線量率	$\dot{X}$	$C \cdot kg^{-1} \cdot s^{-1}$
吸収線量	D	$J \cdot kg^{-1}$
吸収線量率	$\dot{D}$	$J \cdot kg^{-1} \cdot s^{-1}$
シーマ	C	$J \cdot kg^{-1}$
シーマ率	$\dot{C}$	$J \cdot kg^{-1} \cdot s^{-1}$

1 「放射線場の量（ラジオメトリック量）」とは？

「**場**」とは，時空間座標の関数として表現される物理量の総称で，放射線計測では，「放射線が飛来するある空間領域内の中に存在する微小な空間または点」を考える。その場に対して，放射線粒子の数やエネルギーの量またはそれらの時間変化量としてラジオメトリック量を定義している。

① 粒子数　N

放出，付与，入射する粒子の数。

② 放射エネルギー　R [J]

放出，付与，入射する粒子のエネルギー。

③ 束　$\dot{N}$ [s^{-1}]

時間間隔dtにおける粒子数の増加分dN。

$$\dot{N} = \frac{dN}{dt}$$

④ エネルギー束　$\dot{R}$ [W=J・s^{-1}]

時間間隔dtにおける放射エネルギーの増加分dR。

$$\dot{R} = \frac{dR}{dt}$$

⑤ フルエンス　Φ [m^{-2}]

断面積daの球に入射する粒子の数dN。

$$\Phi = \frac{dN}{da}$$

⑥ フルエンス率　$\dot{\Phi}$ [m^{-2}・s^{-1}]

時間間隔dtにおけるフルエンス増加分$d\Phi$。

$$\dot{\Phi} = \frac{d\Phi}{dt}$$

⑦ エネルギーフルエンス　Ψ [J・m^{-2}]

断面積daの球に入射する放射エネルギーdR。

$$\psi = \frac{dR}{da}$$

⑧エネルギーフルエンス率　$\dot{\Psi}$ [W・m^{-2}＝J・s^{-1}・m^{-2}]

時間間隔dtにおける放射エネルギーの増加分$d\Psi$。

$$\dot{\Psi} = \frac{d\Psi}{dt}$$

2 「相互作用係数」とは？

「**相互作用係数**」は，放射線場に物体が存在した場合の放射線と物質との相互作用を特徴づける量で，物質固有の量である。この量は，放射線の種類，エネルギーと生じる相互作用の種類，着目する対象により，それぞれ定義されている。

①断面積　σ [m^2]

粒子フルエンスΦ中の物質との相互作用の確率P。

$$\sigma = \frac{P}{\Phi}$$

②質量減弱係数　μ/ρ [m^2・kg^{-1}]

N個の非荷電粒子が密度ρの物質中の距離dlを通過する間に相互作用を起こす粒子の数dNの割合。

$$\frac{\mu}{\rho} = \frac{1}{\rho dl}\frac{dN}{N}$$

③質量エネルギー転移係数　μ_{tr}/ρ [m^2・kg^{-1}]

放射エネルギーRの非荷電粒子が密度ρの物質中の距離dlを通過する間に，相互作用により荷電粒子の運動エネルギーに付与される放射エネルギーdRの割合。

$$\frac{\mu_{tr}}{\rho} = \frac{1}{\rho dl}\frac{dR_{tr}}{R}$$

④質量エネルギー吸収係数　μ_{en}/ρ [m^2・kg^{-1}]

非荷電粒子が密度ρの物質中の距離dlを通過する間に物質に吸収されるエネルギー。gは物質中で制動放射により失われる二次荷電粒子のエネルギー割合。

$$\frac{\mu_{en}}{\rho} = \frac{\mu_{tr}}{\rho}(1-g)$$

⑤ 質量阻止能　S/ρ [J・m²・kg⁻¹]

荷電粒子が密度ρの物質中の距離dlを通過する間に荷電粒子が失うエネルギーdE。

$$\frac{S}{\rho} = \frac{1}{\rho}\frac{dE}{dl}$$

S：線阻止能 J・m⁻¹

⑥ 線エネルギー付与　L_Δ [J・m⁻¹]

荷電粒子が物質中の距離dlを通過する間に電子との衝突により失うエネルギー。Δを超える運動エネルギーを有する二次電子の運動エネルギーの合計を差し引いた値。

$$L_\Delta = \frac{dE_\Delta}{dl}$$

⑦ 放射化学収率　$G(x)$ [mol・J⁻¹]

物質に与えられた平均エネルギーεにより生成，分解，変化した物質xの平均量$n(x)$。

$$G(x) = \frac{n(x)}{\varepsilon}$$

⑧ W値　W [J]（または[eV]）

荷電粒子の初期運動エネルギーEに対する荷電粒子が気体中で完全に消失したときに生成されるイオン対数の平均値N。気体中で1イオン対を生成するときに消費される平均エネルギーである。

$$W = \frac{E}{N}$$

例題 ①

　次の量と単位の関係で誤っているものはどれか。
1. 質量阻止能 ──────── J・m²・kg⁻¹
2. 線減弱係数 ──────── m
3. 粒子フルエンス ──────── m⁻²
4. 線エネルギー付与 ──────── eV・m⁻¹
5. 質量エネルギー吸収係数 ──── m²・kg⁻¹

　2. m⁻¹

3 「線量測定量(ドジメトリック量)」とは？

　放射線場に置かれた物体に与える効果を予測，評価するための放射線エネルギー授受の結果に関する量である。これらのエネルギー授受は，間接電離放射線はエネルギー変換により，直接電離放射線はエネルギー付与により記述され，ドジメトリック量として定義されている。

①カーマ K [J・kg^{-1}]（特別名称：グレイ[Gy]）

　非荷電粒子により，質量dmの物質中で生成されたすべての荷電粒子の初期運動エネルギーの総和dE_{tr}。

$$K = \frac{dE_{tr}}{dm}$$

②カーマ率 $\dot{K}$ [J・kg^{-1}・s^{-1}]

　時間間隔dtにおけるカーマの増加分dK。

$$\dot{K} = \frac{dK}{dt}$$

③照射線量 X [C・kg^{-1}]（特別名称：レントゲン[R] 1 R = 2.58×10^{-4} C・kg^{-1}）

　光子により，質量dmの空気中で発生したすべての二次電子が完全に停止するまでに空気中で生成する正または負の全電荷の絶対値dq。

$$X = \frac{dq}{dm}$$

④照射線量率 $\dot{X}$ [C・kg^{-1}・s^{-1}]

　時間間隔dtにおける照射線量の増加分dX。

$$\dot{X} = \frac{dX}{dt}$$

⑤吸収線量 D [J・kg^{-1}]（特別名称：グレイ[Gy]）

　電離放射線により質量dmの物体に付与された平均エネルギー$d\bar{\varepsilon}$。

$$D = \frac{d\bar{\varepsilon}}{dm}$$

⑥ **吸収線量率　$\dot{D}$ [J・kg^{-1}・s^{-1}]**

時間間隔dtにおける吸収線量の増加分dD。

$$\dot{D} = \frac{dD}{dt}$$

⑦ **シーマ　C [J・kg^{-1}]**

荷電粒子が質量dmの物体中で電子衝突によるエネルギー損失dEc（二次電子を除く）。

$$C = \frac{dEc}{dm}$$

⑧ **シーマ率　$\dot{C}$ [J・kg^{-1}・s^{-1}]**

時間間隔dtにおけるシーマの増加分dC。

$$\dot{C} = \frac{dC}{dt}$$

4 「放射能」とは？

放射能は，原子核が放射線を放出する性質・能力とその量を意味する（表2）。放射能を有する原子を「放射性同位体」，「放射性同位元素」，「放射性物質」などとよぶ。

表2 放射能

	記号	単位
壊変定数	λ	s^{-1}
放射能	A	s^{-1}
空気カーマ率定数	Γ_δ	m^2・J・kg^{-1}

① **壊変定数　λ [s^{-1}]**

原子核が時間間隔dtの間に，そのエネルギー状態から自然核変換する確率dP。

$$\lambda = \frac{dP}{dt}$$

② **放射能　A [s^{-1}]（特別名称：ベクレル[Bq]）**

原子核が時間間隔dtの間に，そのエネルギー状態から自然核変換する数dN。

$$A = \frac{dN}{dt}$$

2 放射線に関する量と単位

③空気カーマ率定数　Γ_δ [m² · J · kg⁻¹]（[m² · Gy · Bq⁻¹ · s⁻¹]）

放射能 A の核種の点線源から真空中で距離 l の場所で δ より高いエネルギーの光子による空気カーマ率 $\dot{K}_\delta$。

$$\Gamma_\delta = \frac{l^2 \dot{K}_\delta}{A}$$

例題 ②

Q 次の量と単位の関係で誤っているものはどれか。
1. 熱量　――――　J
2. カーマ　――――　J · kg⁻¹
3. 放射能　――――　s⁻¹
4. 吸収線量　――――　Sv · kg⁻¹
5. 照射線量　――――　C · kg⁻¹

A 4. J · kg⁻¹

5　「放射線防護量」とは？

放射線防護の評価量，放射線管理を目的とした測定のための実用量である。独特の定義がなされていることはすでに述べた。これまでにもその時代の知見と社会的背景などを考慮に入れてこれらの評価量と，用いる係数が修正，変更されており，**今後も変わる可能性がある**とされている（表3）。

表3 放射線防護量

	記号	単位
周辺線量当量	$H^*(d)$	J · kg⁻¹ [Sv]
方向性線量当量	$H'(d, \Omega)$	J · kg⁻¹ [Sv]
個人線量当量	$H_p(d)$	J · kg⁻¹ [Sv]
線量当量	H	J · kg⁻¹ [Sv]
等価線量	$H_{T,R}$	J · kg⁻¹ [Sv]
実効線量	E	J · kg⁻¹ [Sv]

①**周辺線量当量**　$H^*(d)$ [J · kg⁻¹]（特別名称：シーベルト[Sv]）
拡張整列場でICRU球の対向する半径上の深さ d における線量当量。

②**方向性線量当量**　$H'(d, \Omega)$ [J · kg⁻¹]（特別名称：シーベルト[Sv]）
拡張整列場でICRU球の特定方向 Ω の半径上の深さ d における線量当量。

③**個人線量当量**　$H_p(d)$ [J · kg⁻¹]（特別名称：シーベルト[Sv]）
人体の特定された点の深さ d における線量当量。

④**線量当量**　H [J · kg⁻¹]（特別名称：シーベルト[Sv]）
組織中の1点における吸収線量 D と線質係数 Q との積。

⑤ **等価線量** $H_{T,R}$ **[J・kg^{-1}]**(特別名称:シーベルト[Sv])

放射線の種類Rによる臓器・組織Tの吸収線量$D_{T,R}$と該当する放射線加重係数W_R(**表4**)との積。

$$H_{T,R} = W_R D_{T,R}$$

表4 ICRP 2007年勧告における放射線加重係数W_R

放射線の種類	放射線加重係数W_R
光子	1
電子, μ粒子	1
陽子, 荷電π中間子	2
α粒子, 核分裂片, 重イオン	20
中性子	$2.5 + 18.2\,e^{-[\ln(E_n)^2/6]}$, $E_n < 1$ MeV $5.0 + 17.0\,e^{-[\ln(2E_n)^2/6]}$, 1 MeV $\leq E_n \leq 50$ MeV $2.5 + 3.25\,e^{-[\ln(0.04E_n)^2/6]}$, $E_n > 50$ MeV 中性子エネルギーの連続関数(**図1**)

(ICRP 2007年勧告より引用)

図1 中性子に対する放射線加重係数W_Rと中性子エネルギーの関係

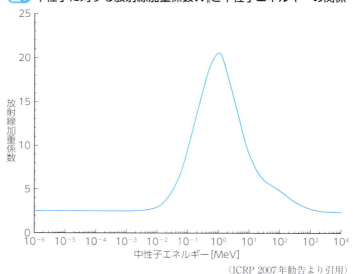

(ICRP 2007年勧告より引用)

⑥ **実効線量** E **[J・kg^{-1}]**(特別名称:シーベルト[Sv])

等価線量H_Tと該当する組織加重係数W_T(**表5**)との積を人体すべての臓器・組織について合計した値。

$$E = \sum_T W_T H_T$$

2 放射線に関する量と単位

表5 ICRP 2007年勧告における組織加重係数W_T

組　織	組織加重係数W_T	組織加重係数の和ΣW_T
骨髄，結腸，肺，胃，乳房，残りの組織*	0.12	0.72
生殖腺	0.08	0.08
膀胱，食道，肝臓，甲状腺	0.04	0.16
骨表面，脳，唾液腺，皮膚	0.01	0.04
合　計	—	1.00

＊残りの組織：副腎，胸郭外領域，胆嚢，心臓，腎臓，リンパ節，筋肉，口腔粘膜，膵臓，前立腺(男性)，小腸，脾臓，胸腺，子宮/頸部(女性)

（ICRP 2007年勧告より引用）

例題③

Q 放射線防護のための量には人体影響評価に主眼をおいた防護量と，測定に主眼をおいた実用量がある。実用量はどれか。
1. 等価線量
2. 実効線量
3. 周辺線量等量
4. 個人線量等量
5. 方向性線量等量

A 3，4，5
1，2は防護量である。

おさらい

1 放射線計測の目的と対象

1 放射線種

●電離放射線	⇒	電磁放射線と粒子線に大別される
●電磁放射線	⇒	γ線，X線
●粒子線	⇒	荷電粒子は電荷を有する，中性子線は電荷をもたない非荷電粒子
●直接電離放射線	⇒	荷電粒子
●間接電離放射線	⇒	電磁放射線，非荷電粒子

2 放射線のエネルギー

●電子ボルト	⇒	電子が1Vの電位差により加速されて得る運動エネルギー
●電子の静止エネルギー	⇒	0.511 MeV
●原子質量単位のエネルギー	⇒	931.48 MeV
●電磁放射線のエネルギー	⇒	振動数，波長，プランク定数で示される
●温度とエネルギー	⇒	ボルツマン定数を用いる

3 放射線の量

●ラジオメトリック量	⇒	放射線の場の量を表す
●ドジメトリック量	⇒	エネルギー授受の結果を表す
●相互作用係数	⇒	放射線と物質との相互作用を特徴づける

4　放射能

●壊変図	⇒	放射性同位元素の壊変形式，割合，エネルギー準位，放射線の種類とエネルギー，放出比が示されている
●壊変	⇒	α壊変，β壊変，軌道電子捕獲，核異性体転移

5　放射線防護量

●ICRP	⇒	国際放射線防護委員会
●ICRU	⇒	国際放射線単位測定委員会
●整列拡張場	⇒	評価点を含む空間のどの点における線量も等しく，すべての放射線が1方向から入射するものとした場
●周辺線量当量	⇒	整列拡張場に置かれたICRU球の放射線入射方向に対向する深さdの点における線量
●方向性線量当量	⇒	整列拡張場に置かれたICRU球の放射線入射方向に対するある角度をなす深さdの点における線量
●ICRU球	⇒	直径30 cmの球状で，密度1 g・cm^{-3}の均質な組織等価物質（酸素76.2 %，炭素11.1 %，水素10.1 %，窒素2.6 %）で構成されたファントム
●ICRUスラブ	⇒	縦30 cm，横30 cm，厚さ15 cmの立方体ファントム（組成はICRU球と同じ）
●個人線量当量	⇒	ICRUスラブファントム中の放射線入射方向に対向する深さdにおける線量

2　放射線に関する量と単位

●ラジオメトリック量	⇒	制動放射
	⇒	粒子数，放射エネルギー，束，エネルギー束，フルエンス，フルエンス率，エネルギーフルエンス，エネルギーフルエンス率。放射線の場を表す
●ドジメトリック量	⇒	カーマ，カーマ率，照射線量，照射線量率，吸収線量，吸収線量率，シーマ，シーマ率。エネルギー授受の結果を表す
●相互作用係数	⇒	断面積，質量減弱係数，質量エネルギー転移係数，質量エネルギー吸収係数，質量阻止能，線エネルギー付与，放射化学収量，W値（放射線種，エネルギー，物質などに依存した量で，放射線と物質が相互作用を起こす確率）
●放射能	⇒	毎秒壊変する原子の個数
●空気のW値	⇒	33.97 eV
●照射線量	⇒	1 R = 2.58×10^{-4} C・kg^{-1}
●空気カーマ	⇒	$K_{air} = 33.97 X$

2章
放射線計測の理論

放射線検出の基本原理

1 放射線計測の理論

1 放射線の種類と発生源

■ 放射線の分類（図1）

　放射線は「**電離放射線**」と「**非電離放射線**」に分類することができ，通常，放射線というときは，電離放射線のことを示すことが多い。

　電離放射線は「**粒子線**」と「**電磁波**」に分類することができ，粒子線はさらに「**荷電粒子線**」と「**非荷電粒子線**」に分けることができる。これらの電離放射線は，放射線発生装置などから人工的に発生するものと「**放射性同位元素**[*1]」から自然に発生するものがある。

Term a la carte

＊1　放射性同位元素（RI：radioisotope）
同位元素のうち「放射能（放射線を放出する能力）」をもっている核種のことで，「**放射性核種**」ともよばれる。放射性同位元素は，放射性崩壊（自発的に放射線を放出して別の種類の核種に変わる現象）を起こし，安定な核種に変化しようとする。

図1　放射線の分類

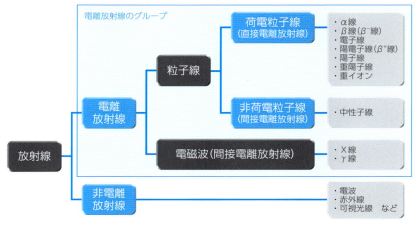

①電離放射線と非電離放射線

　電離とは，原子内の軌道電子を放出させることで原子をイオン化する現象である。放射線が物質と相互作用をするとき，物質を構成している原子をイオン化する能力をもつ放射線を電離放射線といい，電離能力をもたないものを非電離放射線という。非電離放射線には，電波，赤外線，可視光線などがある。

②粒子線と電磁波（図2）

　電離放射線のうち，質量があるものを粒子線といい，質量がないものを電磁波として区別する。電磁波であるエックス線（X線）とガンマ線（γ線）は「**電磁放射線**」とよばれ，2つとも電荷をもっていない。そのため，X線やγ線が物質と相互作用を起こすときは，二次的に発生した電子などの荷電粒子によって間接的に多くの電離を引き起こすことから「**間接電離放射線**」とよばれている。

図2 粒子線と電磁波

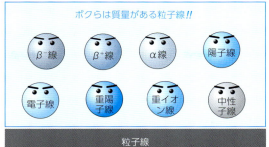
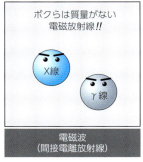

> **MEMO**
> 不安定な原子核が放射線を放出して安定な原子核に変化することを放射性崩壊（radioactive decay）または放射性壊変（radioactive disintegration）という。

③荷電粒子線と非荷電粒子線（図3）

荷電粒子線には，アルファ線（α線），ベータ線（β線あるいは$β^-$線），電子線，陽電子線（$β^+$線），陽子線，重陽子線，および重イオン線などがある。これらの粒子線のうち，粒子の質量が電子，あるいは陽電子よりも大きい粒子線（α線，陽子線，重陽子線，重イオン線など）は「**重荷電粒子線**」あるいは「**荷電重粒子線**」とよばれている。

荷電粒子線は，その粒子が物質中を通過するとき電荷をもっていることから，直接多くの電離を引き起こすため「**直接電離放射線**」とよばれている。

中性子線は粒子線であるが，電荷をもたない非荷電粒子線である。そのため，物質中を通過するとき間接的に多くの電離を引き起こすことから「**間接電離放射線**」とよばれている。

図3 荷電粒子線と非荷電粒子線

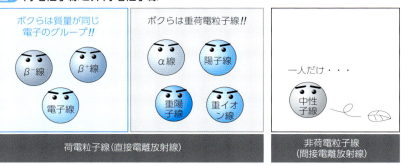

■ アルファ線（α線）

α線は，放射性同位元素が放射性崩壊の一種である「**アルファ崩壊（α崩壊）**[*2]」をすることによって原子核から放出される（図5）。α線の粒子は「**アルファ粒子（α粒子）**」とよばれ，その実体はプラスの電荷をもった陽子2個と電荷をもたない中性子2個で構成されている。そのため，α粒子はプラスの電荷（陽子2個なので「＋2」の電荷）をもっている。また，α粒子は，ヘリウム（^4He）の原子核と同じ構成であるため，α粒子のことを「**ヘリウムの原子核**」と表すことがある。

Term a la carte

＊2 アルファ崩壊（α崩壊）
α崩壊は，ウラン（^{238}U）などのように原子番号が高い，すなわち陽子と中性子の数が多い原子核の放射性同位元素で起こる。崩壊が起こると元の放射性同位元素は「原子番号が2減少」し，「質量数が4減少」した別の種類の核種に変化する（図4）。これは，α崩壊で放出されるα線が原子番号を決める陽子2個と中性子2個の合計4個の粒子で構成されているからである。

図4 α崩壊の例

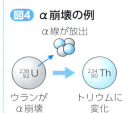

図5 α線

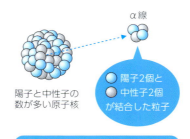

Term a la carte

*3 陰電子崩壊（β⁻崩壊）
β⁻崩壊は，陽子より中性子の数が多い原子核の放射性同位元素で起こる。崩壊時には原子核から電子（陰電子）が放出され，原子核の中性子が陽子に変わる（図6）。崩壊後は「原子番号が1増加」し，「質量数が変わらない」別の核種に変化する。

図6 β⁻崩壊後の原子核

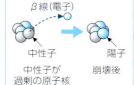

*4 加速器
加速器は，電荷をもった粒子を人工的に作った電場や磁場の中で加速する装置で，加速された荷電粒子は運動エネルギーをもった放射線となる。近年の加速器は，小型で軽量化された「直線加速器（リニアック）」から非常に大きな敷地を必要とするものまでさまざまである。また，加速器の種類によっては，放射線を原子核に衝突させることで人工的に放射性同位元素を生成したり，核分裂を引き起こしたりすることもできる。

■ ベータ線（β⁻線，β線）

β⁻線は，放射性同位元素がベータ崩壊の一種である「**陰電子崩壊（β⁻崩壊）**」*³をすることによって原子核から放出される（図7）。β⁻線の粒子は「**ベータ粒子（β⁻粒子）**」とよばれ，その実体は電子（陰電子）である。そのため，β⁻粒子の電荷はマイナス電荷（電子1個なので「−1」の電荷）である。また，β⁻線は，連続エネルギーをもつという特徴があり，単に「**β線**」と表記されることも多い。

図7 β⁻線

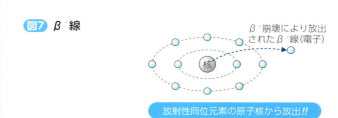

■ 電子線

電子線は，「**加速器***⁴」で人工的に発生させる高速の電子で，その粒子はマイナスの電荷をもった電子（陰電子）である（図8）。

図8 電子線

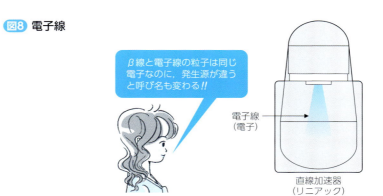

■ 陽電子線（β⁺線）

陽電子線は，放射性同位元素がベータ崩壊の一種である「**陽電子崩壊（β⁺崩壊）**」*⁵をすることによって原子核から放出される（図10）。陽電子線の粒子である陽電子は，プラスの電荷（陽電子1個なので「+1」の電荷）をもった電子なので，粒子の質量はもとより粒子の特徴も電子と同じである。

ただし，陽電子線は運動エネルギーを失うと「**陽電子消滅**（59ページ）」という陽電子特有の現象を引き起こす。

図10 陽電子線

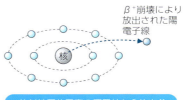

Term a la carte

*5　陽電子崩壊
　　（β⁺崩壊）

β⁺崩壊は，中性子より陽子の数が多い原子核の放射性同位元素で起こる。崩壊時には原子核から陽電子が放出され，原子核の陽子が中性子に変わる（図9）。崩壊後は「原子番号が1減少」し「質量数が変わらない」別の核種に変化する。

図9 β⁺崩壊後の原子核

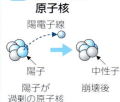

MEMO

β崩壊には，これまでに解説した「陰電子崩壊（β⁻崩壊）」と「陽電子崩壊（β⁺崩壊）」のほかに「**電子捕獲（軌道電子捕獲）**」という崩壊形式がある。電子捕獲は，原子核内の陽子が主に原子核に最も近いK殻の軌道電子を吸収し，中性子に変わる現象である（図11）。吸収された軌道電子の場所は「空席（「**空孔**」という）」となる。電子捕獲後は，陽電子崩壊（β⁺崩壊）と同じように元の核種は「原子番号が1減少」し「質量数が変わらない」別の核種に変化する。

図11 電子捕獲

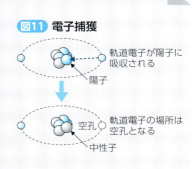

■ 陽子線，重陽子線および重イオン線

重荷電粒子線である，①陽子線，②重陽子線，③重イオン線は，加速器で人工的に発生させる高速の粒子線である。

陽子線の粒子は，プラスの電荷（陽子1個なので「＋1」の電荷）をもった陽子で，水素（¹H）の原子核と同じ構成である（図12a）。

重陽子線の粒子は，プラスの電荷をもった陽子1個と電荷をもたない中性子1個で構成されているため，重陽子線はプラスの電荷（陽子1個なので「＋1」の電荷）をもっている。また，重陽子線の粒子は「重水素（²H）」の原子核と同じ構成である（図12b）。

重イオン線とは，α粒子より重い粒子を重イオン発生装置によって強制的に電離することで電荷をもたせ，加速器で加速したものである。現在，重イオン線として主に用いられているものに「**炭素イオン線**」がある（図12c）。

図12 陽子線，重陽子線および重イオン線

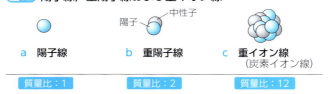

■ エックス線（X線）とガンマ線（γ線）

　X線とγ線は電荷と質量が「0」の電磁波であり，空間を進むとき振動しながら波のように移動していく。電磁波（電磁放射線）であるX線とγ線は波としての特徴（波動性）をもっているが，一方で素粒子としての粒の特徴（粒子性）ももっている。そのため，X線とγ線は「**光子**」ともよばれている。

　電磁波には，赤外線，可視光線，紫外線などがあり，紫外線より波長（1回の振動で進む距離）が短い電磁波をX線やγ線という（図13）。

図13 電磁波

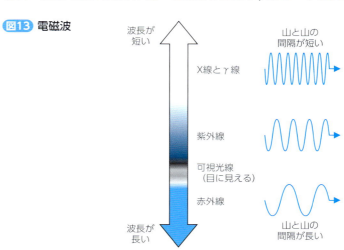

　X線とγ線は，非常によく似た特性をもっている。そのため，これらの電磁放射線の区別は発生する場所の違いで行っており，原子核外の軌道電子の領域から発生したものを「**X線**」，原子核から発生したものを「**γ線**」とよんでいる（図14）。また，軌道電子の領域から発生するX線は，発生の仕方により，さらに「**特性X線**」と「**連続X線（制動X線）**」に分類される（図15）。

図14 X線とγ線

Term a la carte

*6　内部転換（図17）
興奮状態（励起状態）にある原子核はγ線を発生させ，安定な状態に戻ろうとする。このとき，γ線が発生する代わりに原子核がもつエネルギーを軌道電子に与えることで，軌道電子が原子の外に放出されることがある。この現象を「**内部転換**」といい，高原子番号の放射性同位元素が放射性崩壊をするときに起きやすい。また，内部転換で放出される軌道電子を「**内部転換電子**」とよぶ。

図17 内部転換

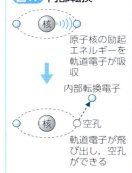

図15 特性X線と連続X線

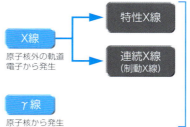

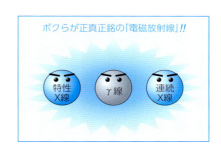

①特性エックス線（特性X線）

特性X線は，原子内の軌道電子が失われた場所（「空孔」）に，その外側の軌道電子が移動（「遷移」）したときに発生する（図16）。この現象は，軌道電子を失った不安定な状態の原子が，空孔を外側の軌道電子で埋めることで安定した状態になろうとするために起こる。

原子内に空孔を生じる現象には，「電子捕獲（33ページ）」，「内部転換[*6]」，あるいは「光電効果（42ページ）」などがあり，これらの現象の後に特性X線が発生する。また，原子番号の低い元素では発生した特性X線がさらに軌道電子を放出する「オージェ効果[*7]」を起こすことがある。

特性X線のエネルギーは，遷移前後における外側と内側の軌道電子の結合エネルギーの差に等しく一定のエネルギーである。また，特性X線は元素の種類ごとに固有のエネルギーをもっていることから「固有X線」ともよばれ，「蛍光X線分析[*8]」などに利用されている。

Term a la carte

*7 オージェ効果（図18）

オージェ効果とは，遷移により特性X線が発生する代わりにそのエネルギーを軌道電子に与え，エネルギーをもらった軌道電子が原子の外に放出される現象である。このとき放出される電子を「オージェ電子」という。

図18 オージェ効果

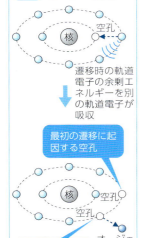

*8 蛍光X線分析

物質（元素）に外部から人工的にX線や荷電粒子を照射すると照射を受けた物質は電離や励起を起こし，元素ごとに固有のエネルギーをもった特性X線（固有X線）を発生する。この現象を利用して元素分析を行うことを蛍光X線分析といい，このとき発生する特性X線を「蛍光X線」という。

図16 特性X線

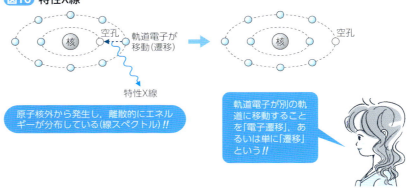

②連続エックス線（連続X線）

連続X線は「制動X線」ともよばれ，原子核の近くを通る電子線などの荷電粒子線が主に原子核からの強い力（「クーロン力」）で引っ張られ，進行方向が変わるときに発生する（図19）。

図19 連続X線

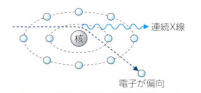

連続X線のエネルギーは，荷電粒子線がもつ運動エネルギーの一部が電磁波として放出されたものである。放出されるエネルギーは常に一定のエネルギーではなく，そのエネルギー分布は荷電粒子線が最初にもっている運動エネルギーを最大値として連続的に変化する。

連続X線の主な発生源としては，X線発生装置がある。X線発生装置か

ら発生するX線の主成分は連続X線であるが，ターゲット物質からの特性X線が同時に発生する場合がある。

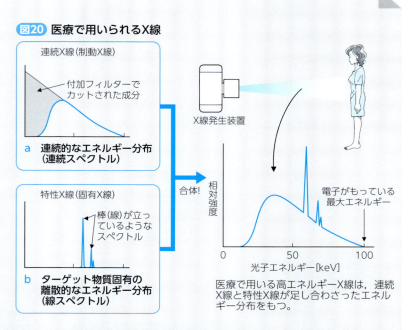

MEMO

● X線発生装置によるX線は，電子を高速に加速してターゲット（通常タングステンを使用）に衝突させることで発生させる。このとき発生するX線は，加速された電子の運動エネルギーに応じた連続X線である。一般に医療で用いるX線発生装置には，アルミニウムや銅などのフィルター（「付加フィルター」）※ が装着されている。そのため，発生する連続X線は，付加フィルターによって低エネルギー成分が吸収された山形のエネルギー分布となる（図20a）。また，ターゲットに高エネルギーの電子線が衝突すると，連続X線だけでなく特性X線も同時に発生する。ただし，X線発生装置から発生する特性X線も付加フィルターによって低エネルギー成分が吸収されるため，軌道電子がL殻からK殻に移動（遷移）することで発生する特性X線が顕著である（図20b）。

※付加フィルターは，診断画像上あまり関係がない低エネルギー成分のX線をカットするだけでなく，人体への被ばくを軽減するという役目もある。

③ガンマ線（γ線）

放射性同位元素がα崩壊やβ崩壊などの放射性崩壊の後，崩壊によって生成された核種がまだ興奮状態（励起状態）の場合がある。励起状態にある原子核は過剰なエネルギーをもっているため，その余分なエネルギーを電磁波として放出し安定な状態になろうとする。このとき原子核から放出される電磁波を「γ線」という（図21）。γ線の放出では「原子番号や質量数が変わらない」ため，別の核種に変わることはない。

図21 γ線

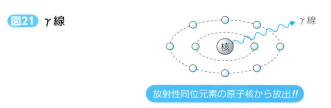

放射性同位元素の原子核から放出!!

■中性子線

中性子線の粒子である「中性子」は電荷をもたないが，質量をもつ粒子である。中性子線は，放射性同位元素が起こす放射線崩壊の過程で放出されないため，一般的には「**原子核反応（核反応）**」とよばれる現象を利用して得

Term a la carte

＊9 核分裂反応
ウラン（^{235}U）やプルトニウム（^{239}Pu）に熱中性子（0.025 eVのエネルギーをもった中性子）を照射することで，その原子核が2個（まれに3個以上）の原子核（「核分裂生成物」という）に分裂する現象で，そのとき2～3個の中性子が放出される。

＊10 核融合反応
原子核が軽い元素（水素やヘリウムなど）同士が合体することで重い原子核になる現象で，特殊な条件下で起こる反応である。太陽では核融合が起こっているため，高温を持続していると考えられている。

られる。原子核反応とは，高速の粒子を原子核に衝突させることで起こる反応で，「**核分裂反応（核分裂）**」＊9 や「**核融合反応（核融合）**」＊10 なども原子核反応の一種である。通常，これらの反応を起こすためには，高速粒子の衝突が引き金となるが，高エネルギーの光子が原子核と反応して起こす「**光核反応**」（43ページ）でも中性子線が得られる。また，人工的に作られた超ウラン元素は，ある程度の確率で自然に核分裂を起こすことで中性子線を放出する。この核分裂を「**自発核分裂**」という。

①原子核反応による中性子線

一般的な中性子線の発生源として，例えば「ラジウム－ベリリウム（Ra-Be）中性子線源」というのがある。これは，放射性同位元素の「ラジウム（^{226}Ra）」から α 崩壊にて放出される「α 線（^{4}He）」と「ベリリウム（^{9}Be）」とで原子核反応を起こさせ中性子線を発生させる線源である（図22）。

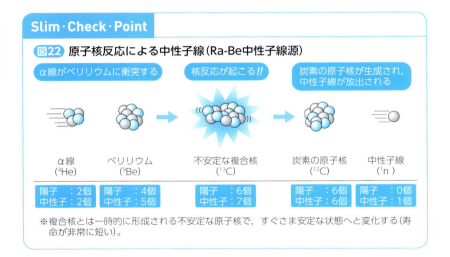

図22 原子核反応による中性子線（Ra-Be中性子線源）

※複合核とは一時的に形成される不安定な原子核で，すぐさま安定な状態へと変化する（寿命が非常に短い）。

この反応を式で表すと次のようになる。

$$^{9}_{4}\text{Be} + ^{4}_{2}\text{He} \rightarrow ^{12}_{6}\text{C} + ^{1}_{0}\text{n}$$

また，この式は次のようにも表せる。

$$^{9}_{4}\text{Be}(\alpha, \text{n})^{12}_{6}\text{C}$$

Ra-Be中性子線源の使用では，ラジウムからエネルギーの高い γ 線が放出されているため，取り扱いには注意が必要である。そのほかの中性子線源としては，放射性同位元素であるアメリシウム（^{241}Am）とベリリウムを用いた「Am-Be中性子線源」もよく使用されている。この線源もラジウムの場合と同じように，アメリシウムから放出される α 線とベリリウムとで原子核反応を起こさせ，中性子線を得る線源である。

②核分裂反応による中性子線

核分裂反応により中性子線を得る手段とし「**原子炉**」を用いる場合がある。

Term a la carte

＊11 減速材
中性子線を吸収しやすい材料を用いており、エネルギーの大きい中性子線（高速中性子線）を減速させ熱中性子線に変える材料。水素を多く含んだ材料が用いられ、原子炉では軽水、重水、グラファイトなどが用いられる。
・軽水：普通の水
・重水：水より比重の大きい水
・グラファイト：「黒鉛」ともよばれ、鉛筆の芯などにも用いられている

MEMO

核分裂反応で生成された核分裂生成物は、質量数95付近と140付近の2個の原子核に分裂する傾向がある。例えば、ウラン-235（^{235}U）の核分裂反応ではイットリウム-95（^{95}Y）とヨウ素-139（^{139}I）、クリプトン-92（^{92}Kr）とバリウム-141（^{141}Ba）などの組み合わせで生成される。このように、質量数「95」と「140」付近に分かれるのは、「魔法数」とよばれる安定した数の原子核になろうとするためである。

原子炉とは、ウラン（^{235}U）やプルトニウム（^{239}Pu）を燃料として「**減速材**＊11」を用いることで核分裂の連鎖反応を制御し、連続的に分裂反応を起こさせる装置である。例えば、原子炉のウラン（^{235}U）に中性子を衝突させると核分裂反応が起こる。核分裂反応によりウラン（^{235}U）は2個の核分裂片（核分裂生成物）に分裂し、同時に2～3個の中性子線を放出する。放出された2～3個の中性子線が、またウランに衝突するとさらに核分裂反応が起こる（図23）。

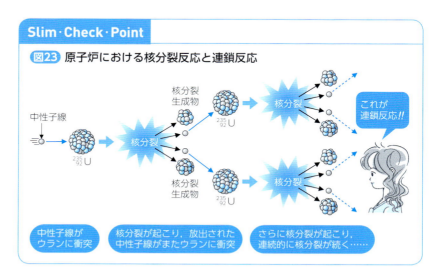

Slim・Check・Point
図23 原子炉における核分裂反応と連鎖反応

このように1回の核分裂反応が2～3回の核分裂を引き起こし、ネズミ算式に分裂反応が連続して起こる現象を「**連鎖反応**」という。原子炉からは、この連鎖反応により多くの中性子線を得ることができるが、同時に核分裂反応によって発生する膨大なエネルギーを得ることもできる。そのため原子炉は研究や実験などにも利用されているが、主に原子力発電所の発電に利用されている。

③自発核分裂による中性子線

自発核分裂は、ウランより原子番号が大きい（原子番号92以上）放射性同位元素で起こり、原子核が2つに分裂し同時に数個の中性子線が放出される。分裂後の原子核は、中性子が過剰なものが多く不安定である。

自発核分裂を起こす中性子線源として用いられている放射性同位元素に、カリホルニウム（^{252}Cf）がある。カリホルニウムは、1回の自発核分裂で平均約3.8個の中性子線を放出する。

■ 医療における放射線

医療における放射線の利用は、①診療画像検査、②核医学検査、③放射線治療の3つの領域に分けることができる。診療画像検査では、X線発生装置から発生するX線が利用されている。核医学検査では、放射性同位元素から放出されるβ線やγ線などが利用されている。また、陽電子線を放出する放射性同位元素も用いられるが、陽電子線自体を利用するのではな

く陽電子が引き起こす陽電子消滅（59ページ）によって発生する消滅放射線が利用されている。放射線治療では，加速器や高エネルギーのγ線を放出する放射性同位元素が用いられ，電磁放射線であるX線やγ線だけでなく粒子線も利用されている。

①診療画像検査における放射線

診療画像検査には，一般撮影，透視，血管撮影，CT（computed tomography）などがある。これらの検査では，X線発生装置からのX線を用いているが，主に連続X線の成分が利用されている（図24）。

図24 診療画像検査に用いられる放射線

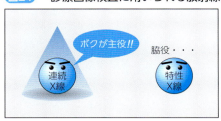

②核医学検査における放射線

核医学検査には，診断あるいは治療目的で人体に放射性同位元素を含んだ放射性医薬品を投与する「**生理学的検査（インビボ検査）**」と血液などの試料を採取して試験管内で放射性同位元素と反応させる「**生化学的検査（インビトロ検査）**」がある。

診断目的で行われるインビボ検査は，主にγ線と陽電子線，治療目的で行われるインビボ検査はα線とβ線，そしてインビトロ検査では低エネルギーのγ線を放出する放射性同位元素が用いられている（図25）。

図25 核医学検査で用いられる主な放射性同位元素

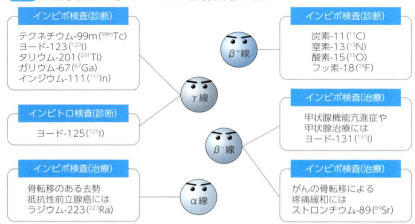

> **MEMO**
> インビボ核医学検査でγ線を放出する放射性同位元素は，「SPECT（single photon emission computed tomography）検査」などに用いられ，陽電子線を放出する放射性同位元素は，「PET（positron emission tomography）検査」に用いられている。現在，PET検査でよく用いられている「^{18}F-FDG」という放射性医薬品は腫瘍に集まることから，「がん」の発見などに利用されている。

③放射線治療における放射線

放射線治療では，高エネルギーのX線や電子線を発生する直線加速器（「**リニアック**」あるいは「**ライナック**」ともよばれる）が，多くの医療施設で

用いられている。X線は人体の深部治療に用いられるが、電子線はケロイドや表在性腫瘍など人体の浅い部分の治療に用いられている。

放射性同位元素のコバルト-60（^{60}Co）を用いた「**ガンマナイフ**」とよばれる定位放射線治療（「**ラジオサージェリー**」）は、脳などの腫瘍に対して集中的に照射することができる治療法である。また、定位放射線治療では、直線加速器からのX線を用いる場合もある。

近年では、陽子線や重イオン線を用いた「**重粒子線治療**」とよばれる治療法が脚光を浴びている。この重粒子線治療は、X線やγ線を用いた治療法に比べて腫瘍を集中的に攻撃し、周囲の正常臓器へのダメージを軽減できるという特徴がある。現在、重イオン線である炭素イオン線を用いた重粒子線治療は、腫瘍の形状に合わせた精密な治療ができ、頭頸部、肺、肝臓、前立腺など多くの腫瘍に対する治療効果が高いことから最先端治療として注目を集めている。このように、重粒子線治療はとても有効な治療法であるが、重粒子線を発生させる加速器が非常に大型のため（**図26**）、一部の施設でしか実施できないのが現状である。そのため現在では、加速器の大幅な小型化の開発が進んでいる。

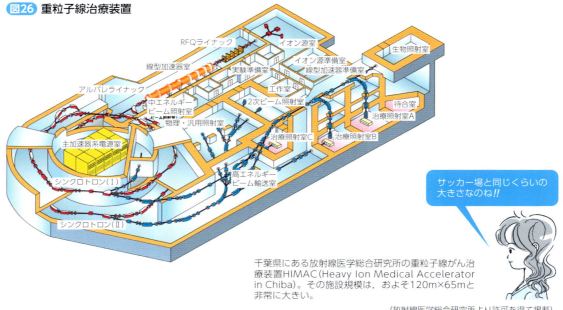

図26　重粒子線治療装置

千葉県にある放射線医学総合研究所の重粒子線がん治療装置HIMAC（Heavy Ion Medical Accelerator in Chiba）。その施設規模は、およそ120m×65mと非常に大きい。

（放射線医学総合研究所より許可を得て掲載）

MEMO

● 放射線源を取り扱う場合，利用者が無用な被ばくをしないためにも放射線の性質を知ることは重要である。一般的には，放射線源からの外部被ばくを低減する方法として「①遮へい，②距離，③時間」といわれる「**外部被ばく防護の3原則**」が知られている。これは，「放射線源からの放射線を遮へいする」，「放射線源との距離をとる」，「放射線源を取り扱う時間を短くする」ということである。また，放射線の遮へいは，放射線の種類やエネルギーによっても異なるため注意が必要である（図27）。

図27 主な放射線の透過能力（同じエネルギーでの比較）

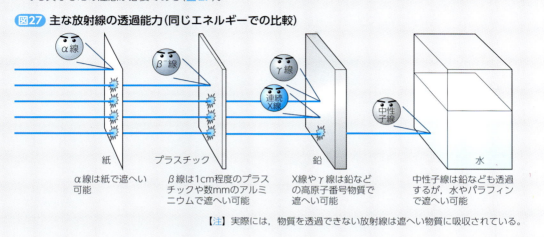

α線は紙で遮へい可能／β線は1cm程度のプラスチックや数mmのアルミニウムで遮へい可能／X線やγ線は鉛などの高原子番号物質で遮へい可能／中性子線は鉛なども透過するが，水やパラフィンで遮へい可能

【注】実際には，物質を透過できない放射線は遮へい物質に吸収されている。

2 光子と物質との相互作用

■ 光子の吸収と散乱

X線やγ線が物質中を通過するとき物質を構成している原子レベルで相互作用を起こす。相互作用を起こしたX線やγ線は，その結果，物質内で「**吸収**」あるいは「**散乱**」を起こす（図28）。

この吸収と散乱は，電磁波であるX線とγ線が光子として粒子的な振る舞いをするために生じる現象である。

①光子の吸収（図29）

光子が物質と起こす主な吸収現象には，「**光電効果**」，「**電子対生成**」，および「**光核反応**」がある。

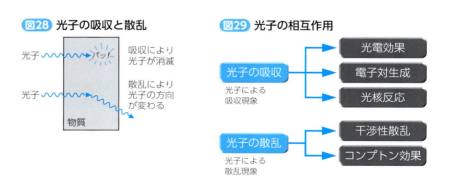

図28 光子の吸収と散乱／図29 光子の相互作用

②**光子の散乱**(図29)

光子が物質と起こす主な散乱現象には,「**干渉性散乱**」と「**コンプトン効果**」がある。

光電効果

光電効果は「**光電吸収**」ともよばれ,光子が原子内の軌道電子に吸収されて消滅し,その軌道電子を原子の外に放出させる現象である(図30)。

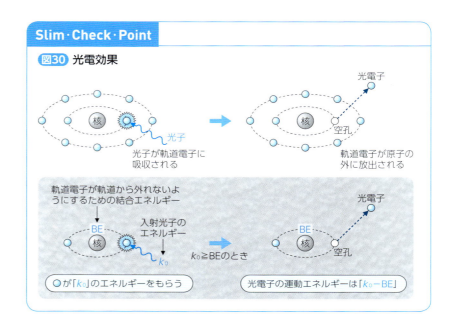

このとき放出された電子は「**光電子**」とよばれる。光電子がもつ運動エネルギーは,吸収した光子の全エネルギーから軌道電子として束縛されていた結合エネルギーを引き算したエネルギーである。そのため,光電効果は光子のエネルギーが軌道電子の結合エネルギー以上の軌道で起こる。また,光子のエネルギーが高く,複数の軌道で光電効果が起きる場合には,原子核に近い内側の軌道で起こりやすいという特徴がある。

光電効果により光電子の放出が起きると電子の軌道に空孔ができ,外側の軌道電子が遷移する。そのため,光電効果が起きた後は特性X線やオージェ電子,あるいは特性X線とオージェ電子の両方が放出されたりする。

電子対生成

電子対生成とは,原子核の近くを「1.022 MeV」より高いエネルギーをもった光子が通るとき,原子核からの強い力(「**クーロン力**」)によって光子自体が消滅し,その代わりに電子(陰電子)と陽電子の1対を生み出す現象である(図31)。

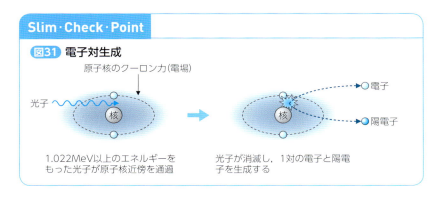

Slim・Check・Point

図31 電子対生成

1.022MeV以上のエネルギーをもった光子が原子核近傍を通過

光子が消滅し，1対の電子と陽電子を生成する

この現象は，光子エネルギーの物質への変換現象であり，光子のエネルギーが高くなると発生確率がしだいに増加する傾向がある。また，「2.044 MeV」より高いエネルギーの光子が軌道電子の周辺で電子対生成を起こすと，軌道電子を弾き飛ばすことがある。この現象は「**三電子生成**」とよばれ，電子と陽電子の1対と飛ばされた電子の計3個の粒子が発生する。

電子対生成で放出された電子と陽電子がもつ運動エネルギーの合計は，光子のエネルギーから「1.022 MeV」のエネルギーを引いた値であり，残った運動エネルギーが電子と陽電子で均等に分配されることはほとんどない。また，電子対生成が起こるための閾値である1.022 MeVのエネルギーは，電子と陽電子がもつ「**静止エネルギー**[*12]」の合計である。ただし，電子と陽電子の静止エネルギーは，両方とも0.511 MeVである（図32）。

Term a la carte

＊12 静止エネルギー
物質が質量をもつことによって生じるエネルギーである。粒子線は粒子自体に質量が存在するため，質量に応じた静止エネルギーをもっている。ちなみに，電磁放射線であるX線やγ線は，質量が「0」であるため静止エネルギーをもっていない。

図32 電子対生成の閾値

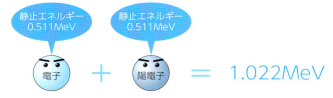

■ **光核反応**

光核反応は，非常にエネルギーの高い光子が原子核に入射することで原子核が変化する現象である（図33）。光核反応によって原子核から放出される粒子は主に中性子であるが，陽子やα粒子などが放出されることもある。

図33 光核反応

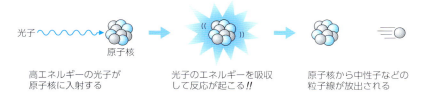

高エネルギーの光子が原子核に入射する

光子のエネルギーを吸収して反応が起こる!!

原子核から中性子などの粒子線が放出される

光核反応を起こす光子のエネルギーは，原子核を構成している陽子と中

性子の結合エネルギーを上回る必要があり，数MeV～数十MeV以上のエネルギーにより反応が起こる。また，核種によって光核反応が起こるエネルギーは変化する。

■ 干渉性散乱

干渉性散乱とは，光子のエネルギーが変わらずに方向だけが変わる現象で（図34），電子による「**光子の弾性散乱**」としてあつかわれる。この散乱は，電磁波である光子の波動性が電子を振動させることで生じると考えられており，散乱前後で波長の変化がない。

図34 干渉性散乱（レイリー散乱）

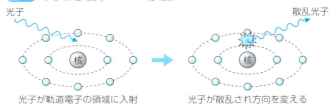

干渉性散乱は，「**トムソン散乱**」と「**レイリー散乱**」に分けて用いることもある。

> **トムソン散乱**：光子と自由電子との干渉性散乱
> **レイリー散乱**：光子と軌道電子との干渉性散乱

干渉性散乱は，エネルギーが低い光子で起こる確率が高く，さらに原子番号が大きい物質では小さい物質に比べて起こる確率が高い。

■ コンプトン効果

コンプトン効果は，光子と電子が衝突することで光子の方向だけでなくエネルギーも変化する現象である（図35）。そのため，コンプトン効果は

Slim・Check・Point

図35 コンプトン効果

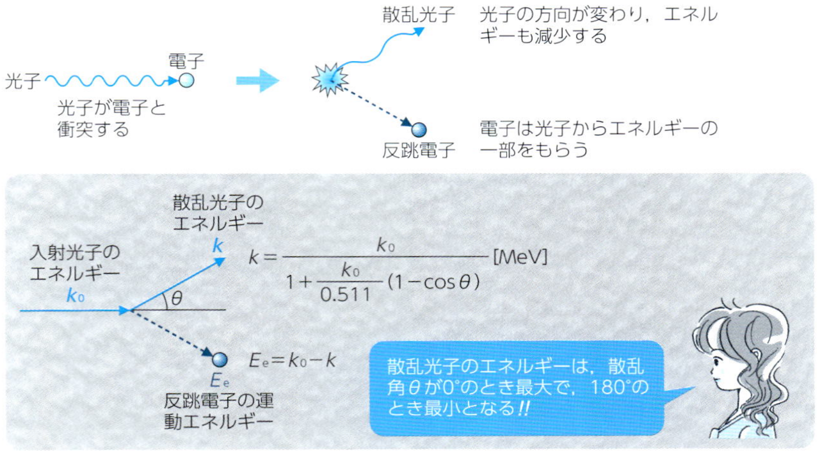

$$k = \frac{k_0}{1 + \frac{k_0}{0.511}(1-\cos\theta)} \text{[MeV]}$$

$E_e = k_0 - k$

散乱光子のエネルギーは，散乱角θが0°のとき最大で，180°のとき最小となる!!

「光子の非弾性散乱」としてあつかわれ，光子の波動性による影響がないことから「非干渉性散乱」ともよばれる。

コンプトン効果による光子の散乱は「コンプトン散乱」とよばれ，光子によって弾き飛ばされた電子は「反跳電子」とよばれる。コンプトン効果で反跳される電子は，自由電子あるいは軌道電子の両方である。

コンプトン効果は，光子が物質中の電子と衝突してエネルギーの一部を電子に与えるため，光子のエネルギーは減少する。エネルギーが減少した光子は，はじめと異なった方向に散乱され，散乱後の波長は長くなる。例えば図35より，1 MeVのエネルギーをもった入射光子k_0が自由電子と衝突し，コンプトン散乱を起こしたとする。このとき，衝突した光子が60°方向（$\cos 60° = 0.5$）に散乱されたとすると散乱光子のエネルギーkは，

$$k = \frac{1}{1 + \frac{1}{0.511}(1 - \cos 60°)} = 0.505 \, [\text{MeV}]$$

となる。また，反跳電子の運動エネルギーE_eは，

$$E_e = 1 - 0.505 = 0.495 \, [\text{MeV}]$$

となる。

コンプトン効果後の散乱光子と反跳電子は，両方ともエネルギー分布が連続となる（「連続スペクトル」）。

MEMO

● これまでに解説した光子と物質との相互作用は，図36のように分類できる。これらの反応で特に重要なのは「光電効果」，「コンプトン効果」，および「電子対生成」の3種類である。

図36 光子と物質との相互作用

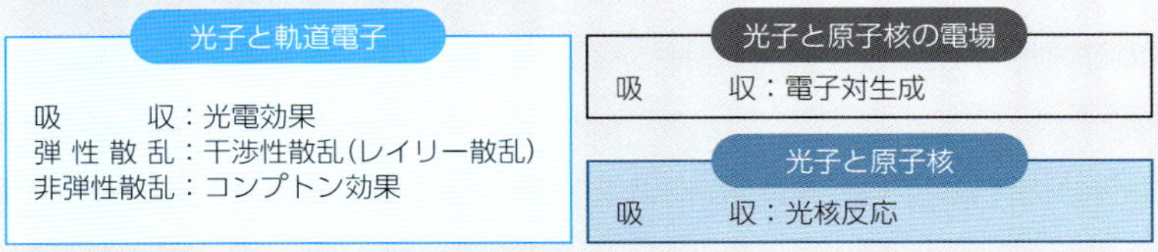

光子と軌道電子	光子と原子核の電場
吸　　　収：光電効果 弾 性 散 乱：干渉性散乱（レイリー散乱） 非弾性散乱：コンプトン効果	吸　　　収：電子対生成
	光子と原子核
	吸　　　収：光核反応

● 「光電効果」，「コンプトン効果」，および「電子対生成」の反応は，物質の種類や光子のエネルギーによってその反応の起こる確率が変化する。図37は，この3種類の相互作用の関係を表したものである。各相互作用の境界を示す曲線（$\sigma = \tau$，$\sigma = \kappa$）は，相互作用に対する断面積[※]が等しくなる部分を表している。この断面積は「反応断面積」ともよばれ，簡単にいうと「反応の起こる確率」という意味である。例えば，原子番号$Z = 82$の鉛（Pb）と光子の相互作用の場合，光子エネルギー0.1 MeVでは光電効果，1 MeVではコンプトン効果，10 MeVでは電子対生成が主に起こるということである。

[※]断面積の単位は，通常「バーン（barn）」とよばれる特別な単位が用いられ，「b」と表記する（1 b = 10^{-24} cm^2 または 10^{-28} m^2）。また，一般に断面積は「σ（シグマ）」という記号で表されることが多いが，ここでは光電効果断面積を「τ（タウ）」，コンプトン効果断面積を「σ（シグマ）」，電子対生成断面積を「κ（カッパ）」としている。

MEMO

図37 光電効果，コンプトン効果および電子対生成の関係

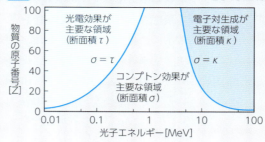

3 物質内における光子の減弱

■ 光子の減弱

光子が物質中を通過するとき物質との相互作用により吸収や散乱を起こす。光子は吸収されると消滅し，散乱（「コンプトン散乱」）されると光子がもつエネルギーが減少する。また，エネルギーが減少した光子は，より吸収される確率が高くなるため物質を通過していく間に光子の数はしだいに減少していく（図38）。この光子の数のことを「**強度**」といい，光子は物質を通過することで強度が減弱する。

光子の減弱に関する係数にはいくつかの種類があるため，その用途には注意が必要である。

図38 光子の減弱

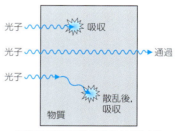

物質内で光子の数（強度）は減弱する

■ 線減弱係数

「**線減弱係数（記号：μ）**」は，物質中を通過する光子が単位長さ当たりに相互作用する確率であり，単位は「cm^{-1}」である。この相互作用とは，主に「光電効果」，「干渉性散乱とコンプトン効果」，「電子対生成」の吸収・散乱現象に分けられ，これらの現象ごとの線減弱係数の合計が線減弱係数μとなる。今，これらの相互作用ごとの線減弱係数を以下のようにすると，

① μ_τ：光電効果
② μ_ε：干渉性散乱
　 μ_σ：コンプトン効果
③ μ_κ：電子対生成

線減弱係数 μ は，

$$\mu = \mu_\tau + (\mu_\varepsilon + \mu_\sigma) + \mu_\kappa$$

と表すことができる。また，線減弱係数は「**平均自由行程**[*13]」の逆数として表すことができ，平均自由行程を $\overline{L}$ (cm) とすると，

$$\mu = \frac{1}{\overline{L}}$$

となる。

線減弱係数の使用例として，厚み x cm の物質を一定のエネルギーの光子が通過したとする（図39）。

> **Term a la carte**
>
> *13　平均自由行程
> 光子が物質に入射したとき最初に相互作用を起こすまでの距離の平均値である。

図39 指数関数的な減弱

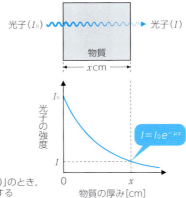

物質の線減弱係数が「μ (cm^{-1})」のとき，光子の強度は「$I_0 e^{-\mu x}$」に減弱する

通過前の光子の強度を I_0，線減弱係数を μ とすると，物質を通過後の光子の強度 I は以下のように表すことができる。

$$I = I_0 e^{-\mu x}$$

これは，物質を通過することによって光子の強度が指数関数的に減弱することを表しており，その減衰割合は「$e^{-\mu x}$」である。ただし，線減弱係数は物質の種類や光子のエネルギーによって変化するという特徴をもっている。そのため，光子のエネルギーがいろいろ混ざっている場合は，この単純な指数関数的な減弱を示さない。また，この指数関数的な関係は光子の線束が細い場合に成り立ち，光子の線束が広い場合も成り立たない。光子の線束が広い場合は散乱線の影響が無視できなくなるため，「**ビルドアップ係数**」を用いた補正が必要となる。ビルドアップ係数を「B」とすると，物質通過後の光子の強度は，以下のように表せる。

$$I = B \cdot I_0 e^{-\mu x}$$

光子の線束が細い場合は「$B = 1$」である。光子の線束が広くなると散乱線の量が多くなり，光子の強度が増加するため（図40），「$B > 1$」のビルドアップ係数で光子の強度を補正する必要がある。

図40 光子の線束における散乱線の影響

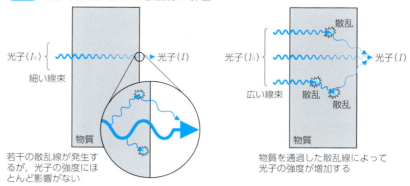

若干の散乱線が発生するが，光子の強度にほとんど影響がない

物質を通過した散乱線によって光子の強度が増加する

> **MEMO**
>
> 線質は，物質の透過性によって「硬い」，あるいは「軟らかい」と表現される。例えば，物質を透過しやすいX線の場合は「硬いX線（硬X線）」，透過しにくいX線は「軟らかいX線（軟X線）」と表現する。

Term a la carte

*14　実効エネルギー
連続的なエネルギー分布をもつ連続X線の代表値としてのエネルギー。

■ 半価層

　半価層とは，光子の強度が半分になる物質の厚さである（図41）。半価層は，測定によって求めることが比較的容易であるため，光子の透過性である「**線質**」を表す手段としてよく用いられる。また，半価層の測定はエネルギー分布が連続的である連続X線にも用いられ，得られた半価層から連続X線の「**実効エネルギー**[*14]」を求めることができる（図42）。診断領域における連続X線の半価層測定では，物質としてアルミニウムがよく用いられる。

図41 半価層

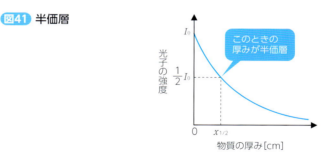

Slim・Check・Point

図42 連続X線の半価層

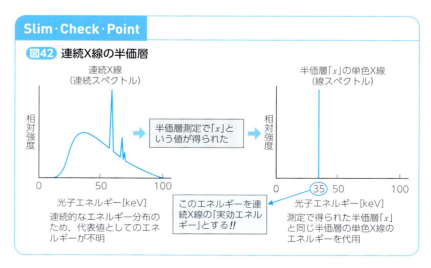

　今，半価層を「$x_{1/2}$」とすると，物質を通過後の光子の強度が「$1/2\ I_0$」になることから，半価層と線減弱係数 μ の関係は，

$$\frac{1}{2}I_0 = I_0 e^{-\mu x_{1/2}}$$

となり，両辺のI_0を消して整理すると，

$$x_{1/2} = \frac{\ln 2}{\mu}$$
$$= \frac{0.693}{\mu}$$

となる。また，半価層$x_{1/2}$と平均自由行程$\bar{L}$との間には，

$$\bar{L} = 1.44 x_{1/2}$$

という関係がある。

■ 質量減弱係数

「**質量減弱係数**（記号：μ_m）」は，物質中を通過する光子が単位質量当たりに相互作用する確率で，単位は「$cm^2 \cdot g^{-1}$」である。

質量減弱係数は，線減弱係数μ（cm^{-1}）を物質の密度ρ（$g \cdot cm^{-3}$）で割った「μ/ρ」であるため，同じ物質の場合，密度の違いによって値が変化しない。そのため，質量減弱係数は同じ物質でも密度の違いで値が変化する線減弱係数より物質での相互作用を比較するときによく用いられる。

■ 線エネルギー転移係数

「**線エネルギー転移係数**（記号：μ_{tr}）」は「**エネルギー転移係数**」ともよばれ，単位長さ当たりに光子のエネルギーが二次電子の運動エネルギーに変化する割合で，単位は「cm^{-1}」である。また，二次電子の運動エネルギーに変化する割合は光子の相互作用ごとに異なる。そのため，線エネルギー転移係数μ_{tr}は，光子の相互作用ごとの線減弱係数に光子から電子へ移行するエネルギーの割合を乗じて合計した値となる。

例えば，入射光子のエネルギーを「k_0」とすると，相互作用ごとの線エネルギー転移係数は次のようになる。

①光電効果の線エネルギー転移係数

光電効果では，**図43**のようにk_0の一部のエネルギーが光電子の運動エネルギーに転移される。転移されなかった残りのk_0のエネルギーとは，光電子を放出した軌道の結合エネルギーである。この結合エネルギーは光電子の放出で生じる空孔を満たすために，軌道電子が再配列することで発生する特性X線のエネルギーとして近似できる。ただし，軌道電子の再配列で発生する特性X線は，1個以上発生することに注意する。また，特性X線が発生する代わりにオージェ電子が放出されることもある。このオージェ電子も一種の光電効果による放出電子であるため，間接的ではあるがk_0の一部のエネルギーが転移したものとして取り扱う。このように，光電効果におけるk_0から光電子とオージェ電子に転移した運動エネルギーの

算出は非常に複雑なため，k_0から特性X線の平均エネルギーを引き算した値として近似する。

光電効果の線減弱係数を「μ_τ」，特性X線の平均エネルギーを「$\bar{\delta}$」とすると光電効果の線エネルギー転移係数は，

$$\mu_\tau\left(1-\frac{\bar{\delta}}{k_0}\right)$$

となり，「$1-\bar{\delta}/k_0$」が電子の運動エネルギーに転移した割合である。

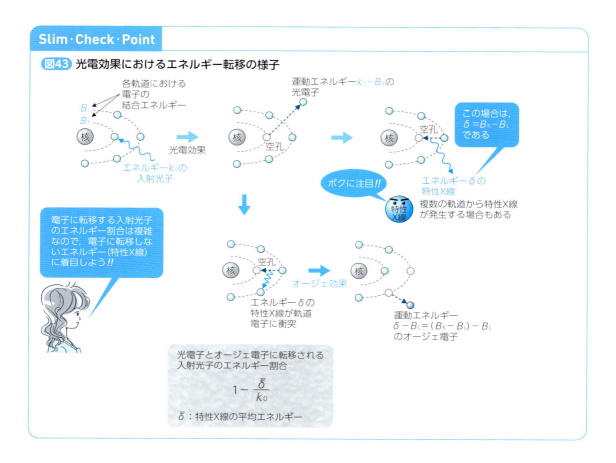

②干渉性散乱とコンプトン効果の線エネルギー転移係数

干渉性散乱では，散乱前後でk_0のエネルギーに変化がなく，電子へのk_0の転移はない。

一方，コンプトン効果では，散乱後の反跳電子にk_0の一部のエネルギーが転移する。そのため，k_0の散乱で電子へのエネルギー転移が生じるのはコンプトン効果の場合だけである。

コンプトン効果の線減弱係数を「μ_σ」，k_0から転移した反跳電子の運動エネルギーを「E_e」とすると，コンプトン効果の線エネルギー転移係数は，

$$\mu_\sigma\left(\frac{E_e}{k_0}\right)$$

となり,「E_e/k_0」が電子の運動エネルギーに転移した割合である。

③電子対生成の線エネルギー転移係数

電子対生成では,k_0のすべてが生成される電子と陽電子の静止・運動エネルギーに転移される。そのため,電子と陽電子の運動エネルギーは,k_0から電子と陽電子の静止エネルギーを引き算した残りである。

電子対生成の線減弱係数を「μ_κ」とすると,電子と陽電子の静止エネルギーの合計「1.022 MeV」より,電子対生成の線エネルギー転移係数は,

$$\mu_\kappa \left(1 - \frac{1.022}{k_0}\right)$$

となり,「$1 - 1.022/k_0$」が電子と陽電子の運動エネルギーに転移した割合である。このとき,静止エネルギーの単位が「MeV」なので,k_0も「MeV」であることに注意する。

以上より,線エネルギー転移係数μ_{tr}は,

$$\mu_{tr} = \mu_\tau \left(1 - \frac{\overline{\delta}}{k_0}\right) + \mu_\sigma \left(\frac{E_e}{k_0}\right) + \mu_\kappa \left(1 - \frac{1.022}{k_0}\right)$$

となり,光子による光電効果,コンプトン効果,および電子対生成ごとの線エネルギー転移係数を合計した値となる。

■質量エネルギー転移係数

「**質量エネルギー転移係数**」は,単位質量当たりに光子のエネルギーが二次電子の運動エネルギーに変化する割合で,単位は「**cm² · g⁻¹**」である。

質量エネルギー転移係数は,線エネルギー転移係数μ_{tr}(cm⁻¹)を物質の密度ρ(g·cm⁻³)で割った値(μ_{tr}/ρ)であるため,密度の違いに依存しない。

■線エネルギー吸収係数

「**線エネルギー吸収係数**(記号:μ_{en})」は「**エネルギー吸収係数**」ともよばれ,単位長さ当たりに二次電子の運動エネルギーが物質に吸収される割合で,単位は「**cm⁻¹**」である。

線エネルギー吸収係数μ_{en}は,入射光子のエネルギーが光電効果,コンプトン効果,および電子対生成によって電子にエネルギーが転移した後,この電子が物質に吸収される割合である。もし,光子エネルギー転移後の電子が,物質内の電子との衝突でエネルギーを失っていけば,線エネルギー吸収係数μ_{en}と線エネルギー転移係数μ_{tr}は等しくなる。しかし,移動している(運動エネルギーをもっている)電子が物質中の原子核や電子からのクーロン力の影響を受けると進行方向が曲げられ,運動エネルギーの一部を連続X線(制動X線)として放出してしまう。この現象を「**制動放射**」(56ページ)といい,線エネルギー吸収係数μ_{en}は,線エネルギー転移係数μ_{tr}から制動放射で失われる二次電子の運動エネルギーの割合を引いたもので

ある。この制動放射で失われる二次電子の運動エネルギーの割合を「g」とすると，線エネルギー吸収係数μ_{en}は，

$$\mu_{en}=(1-g)\mu_{tr}$$

となる。

■ 質量エネルギー吸収係数

「**質量エネルギー吸収係数**」は，単位質量当たりに二次電子の運動エネルギーが物質に吸収される割合で，単位は「$cm^2 \cdot g^{-1}$」である。

質量エネルギー吸収係数は，線エネルギー吸収係数μ_{en}（cm^{-1}）を物質の密度ρ（$g \cdot cm^{-3}$）で割った値（**μ_{en}/ρ**）であるため，密度の違いに依存しない。

これまでに解説した光子の減弱に関する係数をまとめると図44のようになる。

図44 光子の減弱に関する係数まとめ

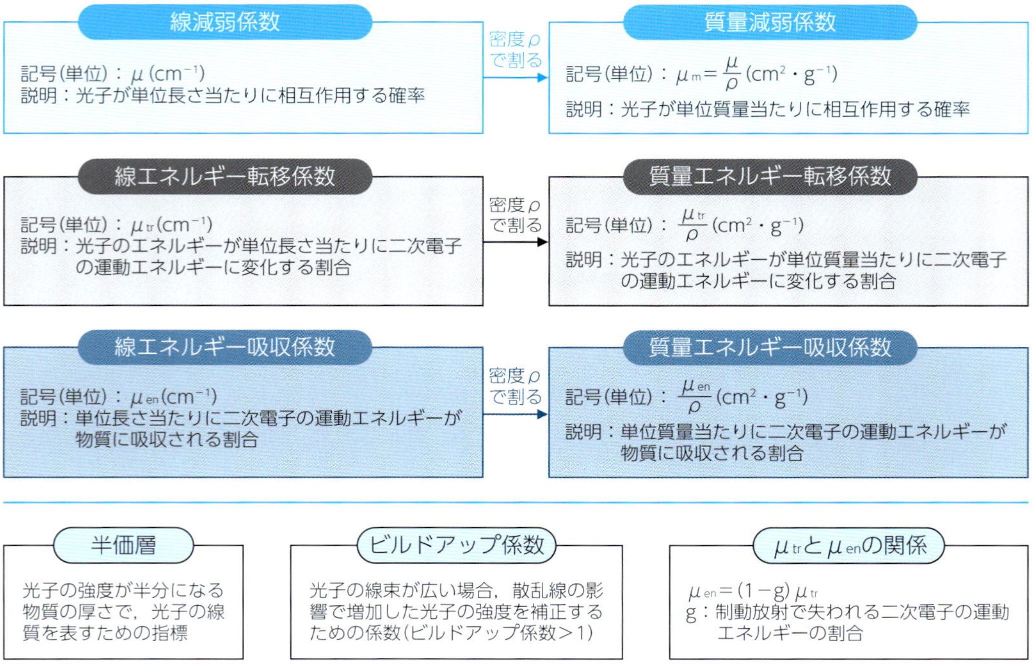

線減弱係数	質量減弱係数
記号(単位)：μ（cm^{-1}） 説明：光子が単位長さ当たりに相互作用する確率	記号(単位)：$\mu_m = \dfrac{\mu}{\rho}$（$cm^2 \cdot g^{-1}$） 説明：光子が単位質量当たりに相互作用する確率
線エネルギー転移係数	質量エネルギー転移係数
記号(単位)：μ_{tr}（cm^{-1}） 説明：光子のエネルギーが単位長さ当たりに二次電子の運動エネルギーに変化する割合	記号(単位)：$\dfrac{\mu_{tr}}{\rho}$（$cm^2 \cdot g^{-1}$） 説明：光子のエネルギーが単位質量当たりに二次電子の運動エネルギーに変化する割合
線エネルギー吸収係数	質量エネルギー吸収係数
記号(単位)：μ_{en}（cm^{-1}） 説明：単位長さ当たりに二次電子の運動エネルギーが物質に吸収される割合	記号(単位)：$\dfrac{\mu_{en}}{\rho}$（$cm^2 \cdot g^{-1}$） 説明：単位質量当たりに二次電子の運動エネルギーが物質に吸収される割合

（左列から右列へ：密度ρで割る）

半価層
光子の強度が半分になる物質の厚さで，光子の線質を表すための指標

ビルドアップ係数
光子の線束が広い場合，散乱線の影響で増加した光子の強度を補正するための係数（ビルドアップ係数＞1）

μ_{tr}とμ_{en}の関係
$\mu_{en}=(1-g)\mu_{tr}$
g：制動放射で失われる二次電子の運動エネルギーの割合

4 電子と物質との相互作用

■ 電子の散乱と放射

放射性同位元素からのβ線と加速器からの電子線は粒子自体が同じ電子である。そのため，β線と電子線の運動エネルギーが同じ場合，物質内で引き起こす相互作用も同じである。また，光子の相互作用で生じた二次電子線も同様である。これらの電子線による相互作用は，物質内の原子を構成している電子あるいは原子核に対する「**散乱**」と「**放射**」に分類できる（図45）。

図45 電子の散乱と放射

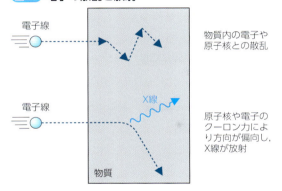

電子線による散乱現象には,「**弾性散乱**」と「**非弾性散乱**」があり,放射現象には「**制動放射**」がある(図46)。これらの相互作用のうち電子線の運動エネルギーが減少するのは非弾性散乱と制動放射であり,制動放射では減少した運動エネルギーを連続X線(制動X線)として放出する。

図46 電子線の相互作用

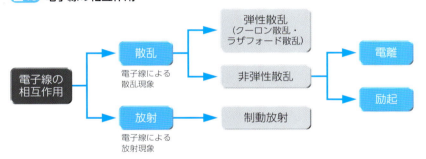

■ 電子の散乱

電子線による弾性散乱は,電子線がもつ運動エネルギーが変わらずに方向だけが変わる現象である(図47)。この弾性散乱は,原子核に対する散乱現象であり,原子核からのクーロン力によって起こることから「**クーロン散乱**」,あるいは「**ラザフォード散乱**」ともよばれる。

図47 電子の弾性散乱

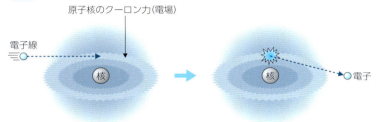

電子線による非弾性散乱は,物質内の電子に衝突することで電子線の方向だけでなく,運動エネルギーも変化する現象である(図48)。電子線がもつ運動エネルギーは衝突した電子に与えることで減少する。電子線が原

子を構成している軌道電子と非弾性散乱を生じると，その原子は「**電離**」，あるいは「**励起**」を起こす。

図48 電子の非弾性散乱

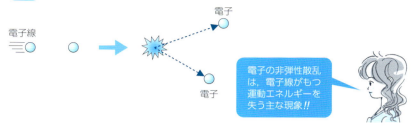

マイナス（−）の電荷をもった電子線は，その粒子質量もきわめて小さく（図49）原子核からのクーロン力の影響を受けやすいため，複数回の弾性散乱を起こす。

図49 電子の質量

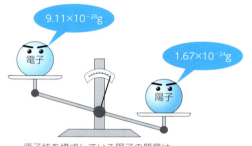

原子核を構成している陽子の質量は，電子の約1,800倍である

また，質量が同じ電子との衝突では1回の衝突で失う運動エネルギーも小さいため，複数回にわたり非弾性散乱を起こす。このように，多数回にわたる電子線の散乱は「**多重散乱**」とよばれ，電子線の飛跡は直線的ではない（図50）。

図50 電子の多重散乱

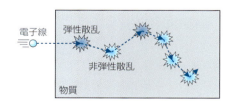

物質の表面付近で電子線の多重散乱が起きると入射方向である後方に散乱されることがある。この後方散乱は，電子線の測定に影響を与える原因となる。特に放射性同位元素からのβ線は，連続エネルギーであり，通常，加速器からの電子線より低エネルギーのものが多いため，後方散乱が起きやすい。また，β線による後方散乱の割合は，物質の原子番号が大きくなると増加し，物質の厚みが増すと飽和するという特徴がある。

■ 電離・励起

原子内の軌道電子が荷電粒子によって弾き出されると，その原子は「電離」あるいは「励起」を起こす。軌道電子は，荷電粒子との衝突，あるいはα線などの重荷電粒子が近傍を通過することで軌道から弾き出される。電離・励起は，通常，原子核から最も遠い外側の軌道電子で起こることが多いが，入射粒子のエネルギーが高いと原子核に近い内側の軌道電子で起こることもある。

①電離

電離とは，原子内の軌道電子が原子の外に弾き出された状態である（図51）。

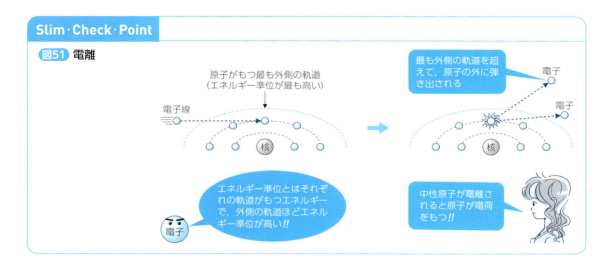

例えば，電気的に安定な中性原子の軌道電子に電子線が衝突したとする。電子線との衝突で電離された原子は，マイナス（－）荷電の軌道電子を失うため，プラス（＋）の電荷をもった原子となる。このように，電離された原子は電荷をもつという特徴があり，電荷をもった原子，あるいは分子は「イオン [*15]」とよばれる。また，原子核に近い内側の軌道電子で電離が起こると，電離によって生じた空孔に外側の軌道電子が遷移し，特性X線が発生する。

電離によって原子から弾き出された電子で運動エネルギーの高いものは「δ線（デルタ線）」とよばれ，さらに周辺の電子と相互作用を起こす。

②励起

励起とは，軌道電子が原子の外に弾き出されず，外側の軌道に飛び移った状態である（図52）。

Term a la carte

*15　イオン
原子内のマイナス電荷をもった軌道電子の数と原子核を構成するプラスの電荷をもった陽子の数が一致せず，原子，あるいは分子がマイナスやプラスの電荷をもった状態を「イオン」という。また，原子，分子でプラス電荷のものを「陽イオン（正イオン）」，マイナス電荷のものを「陰イオン（負イオン）」という。

Slim・Check・Point

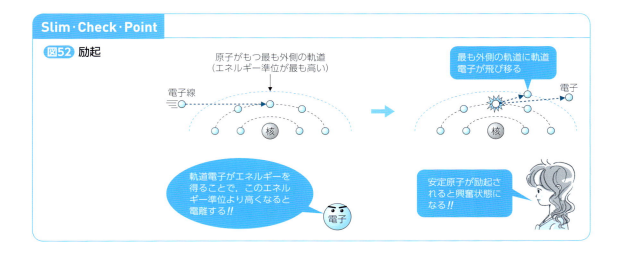

図52 励起

例えば，中性原子の軌道電子に電子線が衝突したとする。電子線との衝突で励起された原子は，軌道電子を失ったわけではないので電荷に変化はない。しかし，励起によって外側の軌道に遷移した電子は，電子線との衝突で運動エネルギーを得た状態にあるため原子自体のエネルギーは高くなる。このように，励起された原子はエネルギーの最も低い安定状態（基底状態）よりエネルギーが高い興奮状態（励起状態）になるという特徴がある。また，励起状態の原子は基底状態に戻ろうとするため外側の軌道電子が内側の空孔に遷移し，過剰なエネルギーを電磁波（光）として放出する。励起原子からの光は「**蛍光**」とよばれ（図53），この蛍光現象を「**ルミネセンス**[*16]」という。

Term a la carte

*16 ルミネセンス
物質に外部から光，熱，放射線などのエネルギーを与えたとき，励起された物質が吸収したエネルギーを光として放出する発光現象。また，発光時間の短いものを「蛍光」，長いものを「リン光」という。放射線測定で用いられる蛍光ガラス線量計，熱ルミネセンス線量計（TLD），およびシンチレーション検出器などは，この発光現象を利用した測定器である。

図53 蛍光

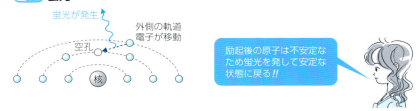

■ 制動放射

制動放射とは，原子核からの強いクーロン力によって電子線などの荷電粒子線の方向が大きく曲げられ，その粒子線がもつ運動エネルギーを連続X線として放出する現象である（図54）。

Slim・Check・Point

図54 制動放射

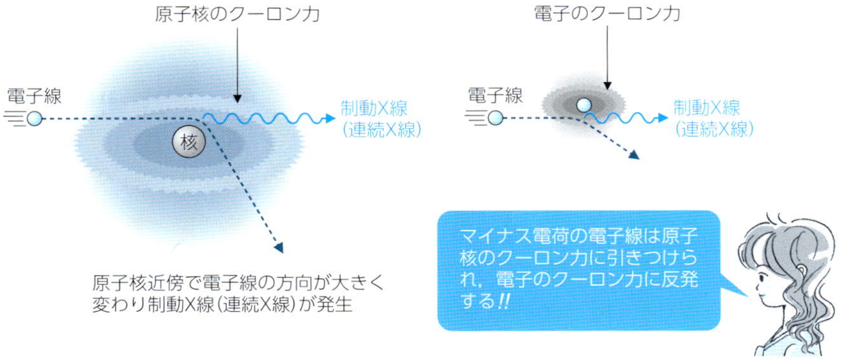

制動放射を引き起こす主な原因は，原子核からのクーロン力であるが，荷電粒子線の運動エネルギーが低いと物質内の電子からのクーロン力によっても起こることがある。制動放射は「**制動輻射**（せいどうふくしゃ）」ともよばれ，放出される連続X線は制動放射によって放出されることから「**制動X線**」とよばれる。また，制動X線のエネルギー分布は，連続的である（「**連続スペクトル**」）。

荷電粒子による制動放射の起こる確率は，一般に物質の原子番号の2乗に比例し，入射粒子の質量の2乗に反比例するという特徴がある（図55）。これは，鉛（${}_{82}Pb$）などの高原子番号の物質に電子線のような粒子質量の小さい荷電粒子が入射すると制動放射を起こす確率が高い，ということである。

図55 制動放射の確率

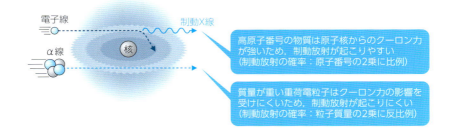

■ 衝突損失・放射損失

荷電粒子線が物質中を通過するとき，荷電粒子線がもつ運動エネルギーは電離・励起や制動放射に伴って失われる。このうち，電離・励起を伴う荷電粒子のエネルギー損失を「**衝突損失**」，制動放射を伴う荷電粒子のエネルギー損失を「**放射損失**」という。

荷電粒子のエネルギー損失は，「**阻止能**[*17]」によって表すことができる。この阻止能は，衝突損失と放射損失による阻止能に分けられ，衝突損失によるものを「**衝突阻止能**」，放射損失によるものを「**放射阻止能**」という。今，衝突阻止能を S_{col}，放射阻止能を S_{rad} とすると阻止能 S は，

$$S = S_{col} + S_{rad}$$

Term a la carte

*17 阻止能
阻止能とは，飛跡に沿った単位長さ当たりのエネルギー損失で，単位は「$MeV \cdot cm^{-1}$」ある。この阻止能は「**線阻止能**」ともよばれ，衝突阻止能と放射阻止能の和であることから「**全阻止能（全線阻止能）**」ともよばれる。

となる。また，阻止能Sを物質の密度ρで割ったものは「**質量阻止能**(S/ρ)」とよばれる。

①電子の衝突損失

電子線の衝突損失は，物質内の電子との非弾性散乱によるものである。電子線の非弾性散乱は原子の電離・励起を引き起こす。

②電子の放射損失

電子線の放射損失は，原子核や電子からのクーロン力によるものである。クーロン力による制動放射では，電子線のエネルギー損失を制動X線として放出する。

電子線の衝突阻止能をS_{col}，放射阻止能をS_{rad}とし，電子線の運動エネルギーをE(MeV)，物質の原子番号をZとすると，S_{col}とS_{rad}の比は，

$$\frac{S_{rad}}{S_{col}} \approx \frac{EZ}{820}$$

と近似的に表すことができる。また，電子線の衝突損失と放射損失が等しくなるエネルギーのことを「**臨界エネルギー**」といい，このときの衝突阻止能S_{col}と放射阻止能S_{rad}は，

$$S_{col} = S_{rad}$$

となる。例えば，原子番号Z=82の鉛における電子線の臨界エネルギーは，

$$E = \frac{820}{Z} = \frac{820}{82} = 10$$

となり，約10 MeVである。これは，図56に示す結果とも一致している。また，一般に物質内における電子線のエネルギーが臨界エネルギーまで「$S_{col} > S_{rad}$」であるが，臨界エネルギーを超えると「$S_{col} < S_{rad}$」となる。

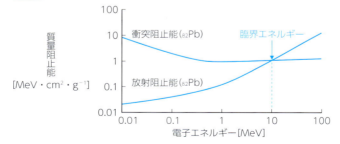

図56 鉛における電子のエネルギー損失

■ 電子の飛程

飛程とは，荷電粒子が物質中に入射した点から運動エネルギーを失って静止するまでの直線距離(cm)である(図57)。また，飛程に物質の密度

(g・cm⁻³)を乗じた「**g・cm⁻²**」の単位を用いるとあまり物質の種類に左右されないため，一般によく用いられる。

図57 電子線の飛程

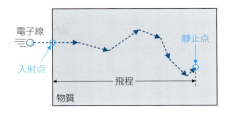

電子線は，多重散乱によってその飛跡が直線的ではないため，入射点から静止点までの最大値を「**最大飛程**」という。連続エネルギーであるβ線の場合も，それぞれのエネルギーにおける飛程で最も値が大きいものが最大飛程である。

β線の最大飛程の測定では，アルミニウム板を用いた「**フェザー法**」とよばれる方法がある。この測定法では，β線の最大エネルギーをE(MeV)，最大飛程をR(g・cm⁻²)とすると，

$$R = 0.407E^{1.38} \quad (0.15\text{MeV} < E < 0.8\text{MeV})$$
$$R = 0.542E - 0.133 \quad (0.8\text{MeV} < E)$$

の実験式が成り立つ。この式は，アルミニウムに対して得られた式であるが，ほとんどの物質に対して近似的に使用できる。

■ 陽電子

陽電子線が物質中を通過するとき，陽電子線が起こす相互作用は，同じ運動エネルギーのβ線や電子線の場合とほぼ同様である。しかし，物質内で陽電子線が運動エネルギーを失うとき，β線や電子線と異なる「**陽電子消滅**」という現象を引き起こす(図58)。

Slim・Check・Point

図58 陽電子消滅

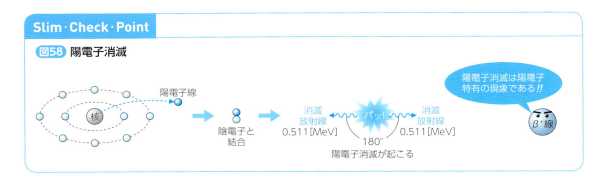

陽電子消滅とは，陽電子線が物質内で運動エネルギーを失い，静止状態に近くなるとすぐさま近くの自由電子(陰電子)と結合する現象である。陽電子消滅が起こると，結合した陽電子と陰電子が消滅し，その代わりに0.511MeVのエネルギーをもった2本の「**消滅放射線**」とよばれる電磁波が互いに180°反対方向に発生する。核医学検査におけるPET検査は，この

現象を利用した検査である。

■ チェレンコフ効果

「チェレンコフ効果」とは，荷電粒子が物質中での光の速度より速く進むとき電磁波を発生する現象で，「**チェレンコフ放射**」ともよばれる（図59）。

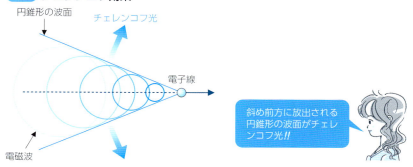

図59 チェレンコフ効果

この現象で放出される電磁波は「**チェレンコフ光**」とよばれる青白色の光である。

真空中での光の速度をc，水などの透明な物質中での屈折率をnとすると物質中の光の速度c_mは，

$$c_m = \frac{c}{n}$$

となる。荷電粒子の速度をvとすると，チェレンコフ効果は「$v > c_m$」のとき，すなわち，

$$v > \frac{c}{n}$$

のとき起こる。

電子線が水中でチェレンコフ効果を起こすには約 250 keV 以上の運動エネルギーが必要である。

> **MEMO**
> チェレンコフ効果が起きると荷電粒子の飛跡に沿って分極が生じ，この分極が元に戻るときにチェレンコフ光を発生する。チェレンコフ光は，使用済み核燃料を入れたプールで観測することができる。

5 重荷電粒子と物質との相互作用

■ 重荷電粒子の散乱と放射

α線などの重荷電粒子線が物質中を通過するとき「**散乱**」と「**放射**」による相互作用を起こす。しかし，重荷電粒子は電子と比べて粒子質量が非常に大きく（図60），物質中で運動エネルギーを失うまでほぼ直進し，その飛程は短い。そのため，重荷電粒子線は進行方向の変化を伴う弾性散乱や制動放射を起こす確率が低い。

図60 α粒子の質量

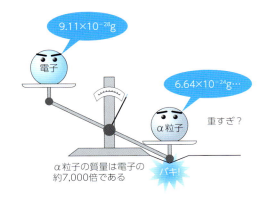

重荷電粒子線による弾性散乱は原子核に対する散乱で，特に有名なのは「**ラザフォード散乱**」とよばれるα線の弾性散乱である（図61）。α線によるラザフォード散乱は原子核のクーロン力による散乱で，α粒子と原子核との電気的な斥力によって大きく曲げられることがある。

重荷電粒子線による弾性散乱は，図61に示すα線の例のように原子核にきわめて近いところで生じる。通常，物質を構成している原子は，どの原子においても「10^{-8}cm」程度の大きさである。さらに，原子内にある原子核の大きさは，物質の種類によって若干異なるが「原子の数万分の1」程度の大きさである。そのため，重荷電粒子線が原子核に対して弾性散乱を起こす確率は，非常に低い。

図61 α線のラザフォード散乱

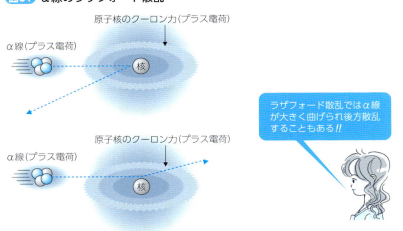

> **MEMO**
> ラザフォード散乱は，1909年にラザフォードの指導のもと，「ガイガー」と「マースデン」によるα線と薄い金箔をつかった衝突実験によって発見された。そのため，ラザフォード散乱はα線の弾性散乱として有名であるが，α線以外の荷電粒子においてもクーロン力による弾性散乱をラザフォード散乱とよぶことがある。

■ エネルギー損失

重荷電粒子線のエネルギー損失には「**衝突損失**」と「**放射損失**」があるものの，非常にエネルギーの高い重荷電粒子線を除けば制動放射による放射損失は無視できる。そのため，重荷電粒子線のエネルギー損失は衝突損失が主である。

重荷電粒子線の衝突損失は，物質内の電子との電気的な力，すなわちクーロン力による相互作用（「**クーロン相互作用**」）によるものである。クーロン相互作用による衝突損失では，重荷電粒子線が物質内の原子の近くを

通過するだけで軌道電子を弾き出し，原子の電離や励起を起こす（図62）。

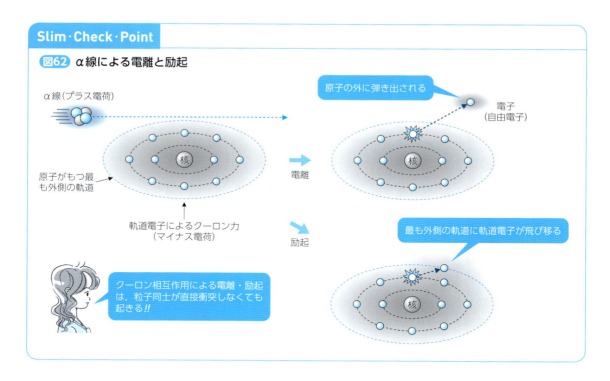

そのため，重荷電粒子線はまっすぐな飛跡に沿って多くの電離・励起を起こしながら運動エネルギーを失っていく。また，粒子質量の小さいβ線や電子線に比べてα線などの重荷電粒子線は，電離・励起能力が高い（図63）。

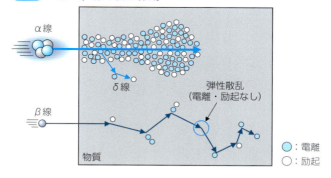

阻止能

阻止能は，飛跡に沿った単位長さ当たりのエネルギー損失で，荷電粒子に対して用いられる（57ページ）。物質中における重荷電粒子線の阻止能Sは，特別な場合を除き放射損失による放射阻止能が無視できるため，衝突損失による衝突阻止能S_{col}となる。

$$S \fallingdotseq S_{col}$$

一般に，荷電粒子線の衝突阻止能「S_{col}」は，「**ベーテの式**」によって表され，以下の比例関係が成り立つ。

$$S_{col} \propto \frac{z^2}{v^2}$$

z：荷電粒子の原子番号（電荷数）
v：荷電粒子の速度

また，運動エネルギーの公式より，

$$E = \frac{1}{2}Mv^2 \rightarrow v^2 = \frac{2E}{M}$$

E：荷電粒子の運動エネルギー
M：荷電粒子の質量

となり，S_{col} の関係式に v^2 の値を代入すると，

$$S_{col} \propto \frac{z^2}{v^2} = \frac{z^2 M}{2E} \propto \frac{z^2 M}{E}$$

となる。これより，荷電粒子線の衝突阻止能は荷電粒子の原子番号の2乗に比例し，速度の2乗に反比例する。また，荷電粒子の質量に比例し，運動エネルギーに反比例するという関係が成り立つ。この関係は，重荷電粒子線の阻止能についても当てはまる。

例題

  8 MeV の α 線の阻止能 S_α は，1 MeV の陽子線の阻止能 S_p の何倍か。

  α 粒子はヘリウムの原子核なので，原子番号：2，質量：4である。陽子は水素の原子核なので，原子番号：1，質量：1である。またこの場合，「阻止能 $S_p ≒$ 衝突阻止能 S_{col}」となるので，

$$S_{col} \propto \frac{z^2 M}{E}$$

の関係を用いる。α 線の阻止能 S_α は，

$$S_\alpha \propto \frac{z^2 M}{E} = \frac{2^2 \times 4}{8} = 2$$

となる。一方，陽子線の阻止能 S_p は，

$$S_p \propto \frac{z^2 M}{E} = \frac{1^2 \times 1}{1} = 1$$

となる。以上より，S_p に対する S_α は，

$$\frac{S_\alpha}{S_p} = \frac{2}{1} = 2$$

となり，阻止能 S_α は，阻止能 S_p の2倍となる。

MEMO

「ベーテ・ブロッホの式」は，荷電粒子線の衝突阻止能S_{col}を表しており，以下のように表される。

$$S_{col} = -\frac{dE}{dx} = -\frac{4\pi e^4 z^2}{mv^2} NB$$

$$B = Z\left\{\ln\frac{2mv^2}{I(1-\beta^2)} - \beta^2\right\}$$

e：電子の電荷
m：電子の静止質量
z：荷電粒子の原子番号(電荷数)
v：荷電粒子の速度
N：物質の単位体積中の原子数
Z：物質の原子番号
I：物質の平均励起エネルギー
β：$\frac{v}{c}$(c：光速度)

■ 比電離・ブラッグ曲線

比電離とは，飛跡に沿った単位長さ当たりに電離されたイオン対の数で，単位は「**イオン対・cm⁻¹**」である。このイオン対とは，電離によって放出された電子と電荷をもった原子(イオン)とを合わせたもので，イオン対の数は電離が起こった数でもある。

α線などの重荷電粒子線は，物質中をまっすぐに進みながら運動エネルギーを失い，止まる直前に阻止能(エネルギー損失)が非常に大きくなるという特徴がある。これは，止まる直前に重荷電粒子線がもっている運動エネルギーを一挙に物質に与えるということであり，このとき非常に多くの電離・励起が起こる。そのため，重荷電粒子線の比電離は，停止直前が最も大きくなる。この重荷電粒子線の特性は，放射線治療分野で有効に利用されている。陽子線や重イオン線治療では，エネルギー(運動エネルギー)を調整することで粒子線の止まる位置を設定し，「がん」の患部で多くの電離を起こさせてダメージを与える。

図64は，α線の比電離と飛程の関係を表したグラフである。このようなグラフは「**ブラッグ曲線**」とよばれ，飛程の終点(静止点)直前に「**ブラッグピーク**」とよばれる大きなピークをもち，電離量の多さを表している。

図64 ブラッグ曲線

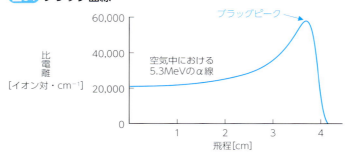

ブラッグ曲線では，縦軸を「阻止能[MeV・cm⁻¹]」とするときもあり，この場合でも同じ形状の曲線となる。比電離と阻止能Sの関係は，

$S = W \times$ 比電離

となり，比例の関係にある。この式の W は「**W値**」とよばれ，物質中でイオン対1個を生成するのに必要な荷電粒子の平均エネルギーである。ただし，W値は，一般に気体中（空気中）で1イオン対を生成するために必要な平均エネルギーとして用いられることが多い。

> **MEMO**
>
> ●陽子線や重イオン線を用いた重粒子線治療のもう1つの利点は，患部以外の正常組織に与えるダメージがX線などに比べて非常に少ないということである（図65）。
>
> **図65** 重イオン線とX線の線量曲線
>
>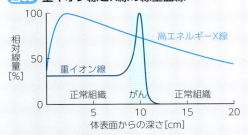
>
> ●図65の重イオン線のピークは，ブラッグ曲線におけるブラッグピークの部分に相当し，線量の増加を示している。この場合の線量増加とは，重イオン線自体が増えるということではなく，重イオン線から運動エネルギーを得た非常に電離能力の高い二次電子線（高エネルギーの δ 線）が多く発生するということである。

■ 重荷電粒子の飛程

物質中における重荷電粒子線の飛跡はまっすぐであり，その飛程は同じ運動エネルギーのほかの放射線に比べ非常に短い。また，重荷電粒子線の粒子数は，停止直前までほとんど変化がなく，停止直前で急激に減少する（図66）。一般に飛程には，図66に示すように入射粒子数が半分になるときの「**平均飛程**」，実用的な「**外挿飛程**」，粒子数が「0」になるときの「**最大飛程**」がある。

図66 重荷電粒子線の飛程

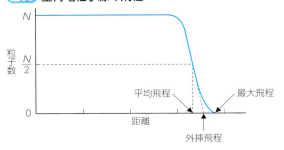

α 線の空気中における飛程 R(cm) は，

$$R = 0.318 E^{3/2} \quad (4\text{MeV} < E < 7\text{MeV})$$

の実験式で表される。この式のEはα線の運動エネルギー(MeV)であり，α線の飛程は運動エネルギーの3/2（＝1.5）乗に比例する。また，この式は温度15℃，1気圧の条件下における近似式である。

一般に荷電粒子線の飛程Rは，阻止能Sと荷電粒子線の運動エネルギーEとの間に以下の比例関係が成り立つ。

$$R \propto \frac{E}{S}$$

また，阻止能Sを荷電粒子の原子番号z，質量M，運動エネルギーEの関係で表すと（34ページ），

$$R \propto \frac{E^2}{z^2 M}$$

となる。また，この関係を運動エネルギーの公式よりEを荷電粒子の質量Mと速度vで表すと，

$$R \propto \left(\frac{1}{2}Mv^2\right)^2 \frac{1}{z^2 M} \propto \frac{Mv^4}{z^2}$$

となる。これらをまとめると，荷電粒子線の飛程Rは以下のような比例関係がある。

$$R \propto \frac{E^2}{z^2 M} \quad \text{あるいは} \quad R \propto \frac{Mv^4}{z^2}$$

例題

陽子線とα線の運動エネルギーが同じとき，陽子線の飛程はα線の飛程の何倍か。

陽子線とα線の速度はわからないので，

$$R \propto \frac{E^2}{z^2 M}$$

の関係を用いる。α粒子はヘリウムの原子核なので，原子番号：2，質量：4である。陽子は水素の原子核なので，原子番号：1，質量：1である。α線の飛程をR_αとすると，

$$R_\alpha \propto \frac{E^2}{z^2 M} = \frac{E^2}{2^2 \times 4} = \frac{E^2}{16}$$

となる。一方，陽子線の飛程をR_pとすると，

$$R_p \propto \frac{E^2}{z^2 M} = \frac{E^2}{1^2 \times 1} = E^2$$

となる。また，陽子線とα線の運動エネルギーは同じなので，「E^2」を消去すると，

$$R_\alpha = \frac{E^2}{16} = \frac{R_p}{16} \quad \rightarrow \quad R_p = 16 R_\alpha$$

となり，同じ運動エネルギーの陽子線の飛程はα線の飛程の16倍となる。

6 中性子と物質との相互作用

■ 中性子の吸収と散乱

電荷をもたない中性子線は，物質中を通過するとき原子核や軌道電子からクーロン力の影響を受けない。また，中性子線の粒子は陽子とほぼ同じ質量の重粒子であるため（図67），その相互作用は原子核との間で起こる。

図67 中性子の質量

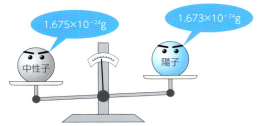

わずかに中性子のほうが重い

> **MEMO**
> 原子核の外にある自由中性子は不安定なため，約15分（平均寿命）程度でβ⁻崩壊を起こす。この崩壊によって中性子は電子と中性微子を放出して陽子に変わる。また，中性微子は「ニュートリノ」ともよばれ，電荷「0」，質量もほとんど「0」の素粒子である。

中性子線と原子核との相互作用は，「**吸収**」と「**散乱**」に分けられる（図68，69）。中性子線の吸収現象には「**中性子捕獲**」と「**核変換**」があり，散乱現象には「**弾性散乱**」と「**非弾性散乱**」がある。ただし，原子に対する原子核の大きさが数万分の1程度であることから，これらの相互作用が起こる確率は低く，物質中での中性子線の透過力は非常に高い。

図68 中性子の吸収と散乱

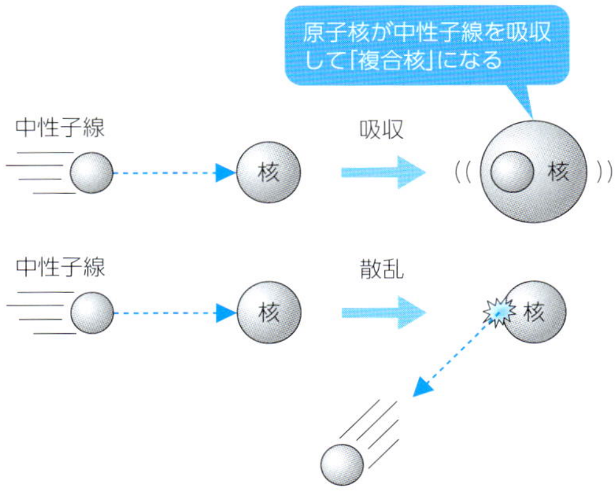

（中性子線）→（核）吸収→ 原子核が中性子線を吸収して「複合核」になる

（中性子線）→（核）散乱→ 核

図69 中性子線の相互作用

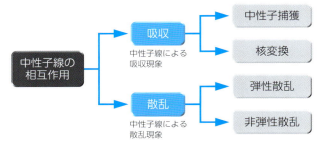

■ 中性子の分類

中性子線は，運動エネルギーによって図70のように分類でき，相互作用の起こる確率（断面積）は運動エネルギーに大きく依存している。

中性子線は，大きく分けて，①低速，②中速，③高速の3つの領域に分類でき，低速中性子線はさらに「**熱中性子線**」と「**熱外中性子線**」に分けられる。

図70 中性子線のエネルギー分類

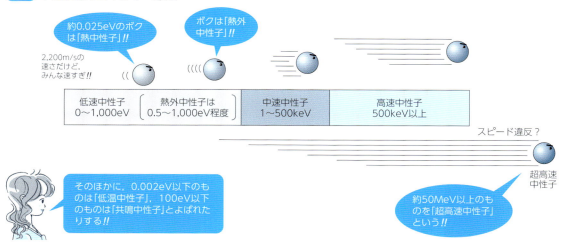

低速中性子線で特に重要なのは，熱中性子線である。常温（20℃）で「**熱平衡状態**[*18]」にある低速中性子線はほとんどが熱中性子線の状態で，その運動エネルギーは**約0.025 eV**，速さ**約2,200 m・s^{-1}**である。一方，熱外中性子線は熱中性子線より運動エネルギーが高く，その平均運動エネルギーは100 eV程度である。また，原子核の種類により，特定の運動エネルギーをもった熱外中性子線は原子核によく吸収されることがある。この現象は「**共鳴吸収**」とよばれ，このときの中性子線は「**共鳴中性子線**」ともよばれる。

■ 中性子の吸収

中性子線の吸収では，原子核が中性子線を吸収することで質量数が「1」増加した「**複合核**」となる。この複合核は，非常に不安定な励起状態であるため，すぐさま安定な基底状態に戻ろうとする。このとき複合核は，中性子捕獲や核変換を起こし，γ線や荷電粒子を放出することで基底状態に戻る。

①中性子捕獲

中性子捕獲とは，中性子線による複合核がγ線を放出して基底状態に戻る現象で（図71），このとき放出されるγ線は「**捕獲ガンマ線**」とよばれる。

Term a la carte

*18　熱平衡状態
温度に偏りがなく，どの部分でも一定の温度である状態。例えば，熱いホットコーヒーが時間の経過によって室温と同じ温度になった状態。また，熱平衡状態にある粒子の速度は，「マクスウェル分布」，あるいは「マクスウェル-ボルツマン分布」とよばれる分布関数に従う。

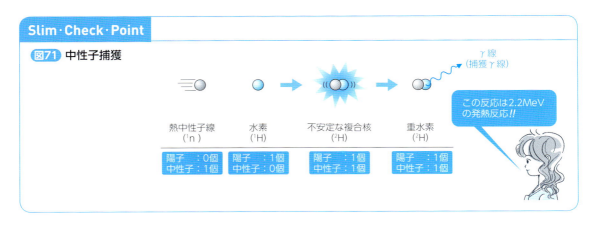

Slim・Check・Point

図71 中性子捕獲

図71の反応例は，熱中性子線と人体とが主に起こす相互作用であり，この反応式は，

$${}^{1}_{1}H(n, \gamma){}^{2}_{1}H$$

と表すことができる。中性子捕獲では，反応前後で核種の種類が変化することはない。中性子捕獲は，低速～中速中性子線のエネルギー範囲で起こり，特に熱中性子線によるものは「**熱中性子捕獲**」とよばれる。中性子捕獲の断面積は中性子線の速度をvとすると，

$$中性子捕獲 \propto \frac{1}{v}$$

となる。この関係を「**$1/v$法則**」といい，通常，中性子線の速度が遅い，すなわち運動エネルギーが低いと中性子捕獲の起こる確率が高い。

② 核変換

核変換とは，中性子線による複合核が荷電粒子を放出して別の種類の核種に変化する現象で（図72），このとき放出される荷電粒子には，α粒子，陽子，重陽子，「**三重陽子**[*19]」などがある。一般に，核変換は高速中性子線によって起こりやすく，10 MeV以上の高速中性子線では2個以上の粒子を放出する場合がある。ただし，図72のホウ素のように原子核の軽いものでは，低速中性子線でも核変換が起こる場合がある。

中性子線によるウランの核分裂反応なども核変換の一種である（10ページ）。

Term a la carte

*19 三重陽子
三重水素（${}^{3}H$：トリチウム）の原子核で「**トリトン**」ともよばれる。陽子1個と中性子2個で構成され，記号「T」，あるいは「t」で表される。ちなみに，陽子1個と中性子1個で構成される重陽子は重水素（${}^{2}H$）の原子核で，記号「D」，あるいは「d」で表される。

Slim・Check・Point

図72 核変換

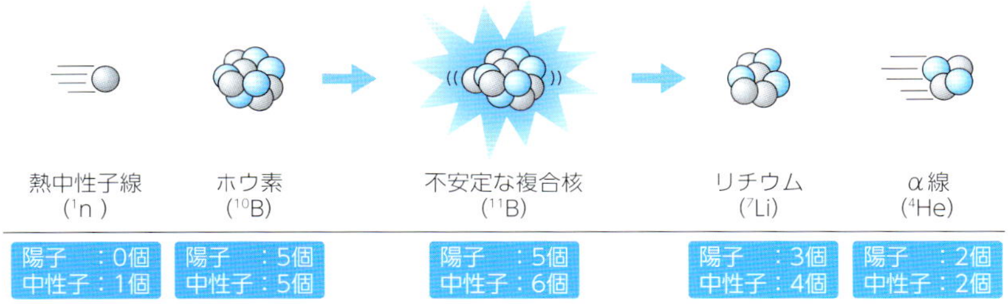

■ 中性子の散乱

中性子線と原子核との散乱は，散乱前後で中性子線の運動エネルギー保存則が成立するかどうかで「**弾性散乱**」と「**非弾性散乱**」に分けられる。

①弾性散乱

中性子線と原子核による弾性散乱は，散乱前後で中性子線の運動エネルギーが保存される場合で，原子核の重さによって状況が異なる（図73）。

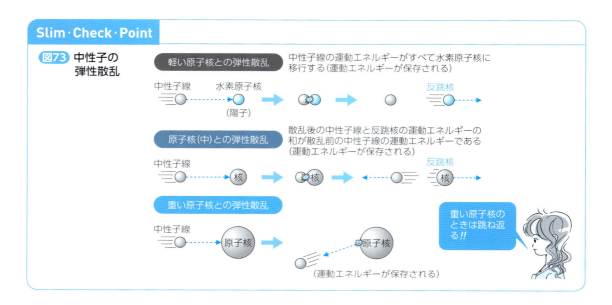

弾性散乱により中性子線の運動エネルギーが原子核に移行する割合は，原子核が軽いほど大きくなる。中性子とほぼ同じ質量の水素原子核（陽子）との弾性散乱では，中性子線のすべての運動エネルギーが水素原子核に移行する確率が高く，そのとき中性子線自身は停止する。そのため，水素を多く含んだ物質は一般に中性子線の減速材として用いられる（38ページ）。また，弾性散乱によって運動エネルギーを得た原子核は「**反跳核**」とよばれ，物質内を移動する。この反跳核は電荷をもった重荷電粒子であるため，物質内を移動するときクーロン相互作用により周囲の電離・励起を起こす。

中性子線と重い原子核との弾性散乱では，中性子線の運動エネルギーは変化せず，方向だけが変わる。

弾性散乱は，低速〜中速中性子線のエネルギー範囲で起こりやすい。

②非弾性散乱

中性子線と原子核による非弾性散乱は，散乱前後で中性子線の運動エネルギーが保存されない場合である。

非弾性散乱では，中性子線がもつ運動エネルギーの一部を得た原子核が励起状態となり，γ線を放出することで安定な基底状態に戻る（図74）。

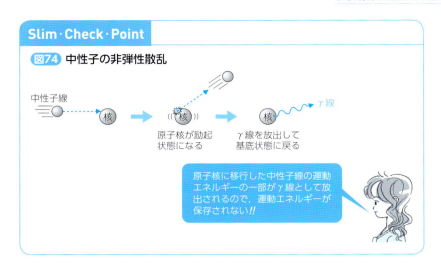

図74 中性子の非弾性散乱

このように，原子核の励起に用いられたエネルギーは原子核自身の運動エネルギーにならないため，散乱前後での運動エネルギーが保存されない。

非弾性散乱は，高速中性子線のエネルギー範囲で起こりやすい。また，高速中性子線は，非弾性散乱を起こしながら運動エネルギーを失うことで，中速～低速中性子線になる。

【参考文献】
1) Glenn F. Knoll（神野郁夫，木村逸郎，阪井英次 共訳）：放射線計測ハンドブック 第4版，オーム社，2013.
2) 福士政広 編：第1種放射線取扱主任者試験マスター・ノート 3rd edition，メジカルビュー社，2015.
3) 福士政広 編：診療放射線技師 ブルー・ノート 基礎編 4th edition，メジカルビュー社，2017.

2 放射線計測の理論

吸収線量

1 二次電子平衡

「**二次電子平衡**」とは，物質中に小さな容積を想定し，そこに出入りするエネルギーの収支バランスが釣り合っている状態をいう。二次電子平衡は，照射線量から吸収線量を求めるとき必須の条件であるが，これを理解するには「**吸収線量**」と「**照射線量**」との違いをよく理解しておく必要がある。

■ 吸収線量

「吸収線量」は，これまでに学んだすべての（電離性）放射線に適用され，すべての物質に対し定義される量であり，その単位は「**エネルギー/質量**」，SI単位では[**J・kg⁻¹**]または特別名称単位の[**Gy**]と表記する。

$$1\,\mathrm{J\cdot kg^{-1}} = 1\,\mathrm{Gy}$$

吸収線量は測定すべき物質中の小さな容積dmと，放射線により付与される正味のエネルギーdEで定義されるものである（**図1**）。そのとき，物質がなんであるかで吸収線量の値は異なるため，物質の名称「○○」を頭に付けて「○○吸収線量」とよぶ。特に「水吸収線量」は重要で，放射線治療で通常，吸収線量というときは水吸収線量を指す。

図1中の「付与されたエネルギー」とは，単に物質原子にエネルギーが転

図1 吸収線量のモデル

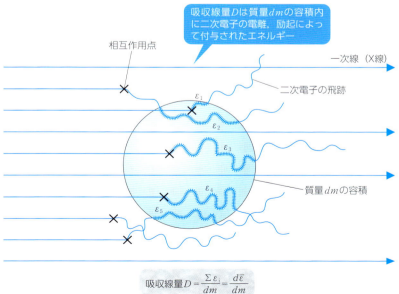

吸収線量 $D = \dfrac{\sum \varepsilon_i}{dm} = \dfrac{d\bar{\varepsilon}}{dm}$

移するだけでなく電離と励起を介し，着実にエネルギーが沈積することをいう．X線とγ線の場合，相互作用により放出された二次電子が物質中の容積に沈積したエネルギーを測定したものが吸収線量であり，散乱線や特性X線などの電磁波成分となったものは容積内には沈積するとは限らない．

吸収線量を直接測定する方法（「直接測定法」）に「**熱量計**[*1]」があるが，装置として大がかりで小さな容積の吸収線量を測定するには不向きなため，臨床では照射線量計（「指頭型空洞電離箱」）から吸収線量を求めるのが一般的である．

■ 照射線量

照射線量もこれまでに学んだように光子，すなわちX線かγ線だけに適用され，空気に対し定義される量であり，その単位は「**電気量/空気の質量**」，SI単位では[**C・kg⁻¹**]と表記する．

照射線量は微小な空気の容積dmと，X線，γ線がdm中で起こした相互作用によって放出された二次電子の飛跡終端までに生成される電離電荷（正確には「電子」または「陽イオン」かの一方の電荷）の総量dQで定義される（図2）．ここで重要なことは，容積中の電荷（電気量）を測るのではなく，容積中で生じた二次電子がつくるイオン対の電離量（＝電荷）を測ったものが照射線量だということである．なぜならば容積中の全電荷を測ると，プラスマイナスはキャンセルされてゼロになってしまうからである．

> **Term a la carte**
>
> ***1 熱量計**
> 物質に付与されたエネルギーは最終的には熱になるので，物質の吸収エネルギーを温度変化として捕捉しようとするのが熱量計（「**カロリーメータ**」）である．実際には断熱材で囲われた炭素などの物質内にサーミスタを埋め込み，サーミスタの抵抗値の変化を測定する．

図2 照射線量のモデル

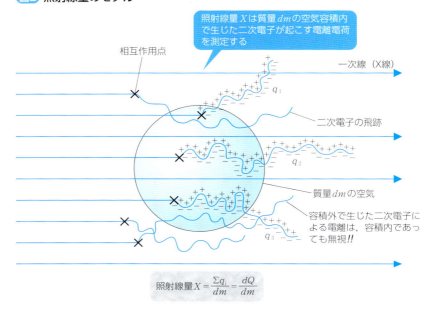

照射線量 $X = \dfrac{\Sigma q_i}{dm} = \dfrac{dQ}{dm}$

1つ1つの電離電荷は（＋か－の）1.6×10^{-19}[C]（＝電気素量e）であり，測定した電気量Qをこの値で除すれば生成されたイオン対の数Nが求まる（$N=Q/e$）．従って，空気中で1イオン対をつくるのに要する平均エネルギーを$W(=33.97[eV])$，$1[eV]=1.6\times10^{-19}$[J]とすれば，

$$D_{\text{air}} = X \cdot \frac{W}{e} \cdot 1.6 \times 10^{-19}$$

から空気吸収線量 D_{air} に換算できる。しかし，照射線量から空気吸収線量へ単純に換算できるわけではない。照射線量と吸収線量の測定範囲の違いが問題になる。照射線量は容積(実際には空洞)の内外に渡り測定する必要があるが，吸収線量では容積内だけ測定する。この**両者の違いを**「**容積内で発生し容積外へ出て行った二次電子の飛跡分**」を「**容積外で発生し容積内へ入ってきた飛跡分**」により補うことで，いわばトレードによって**解決する**条件が「**二次電子平衡**」である。

二次電子平衡とは，「物質中の小さな容積に出入りするエネルギーの収支バランスが釣り合っている状態」である，と先ほど述べた。つまり，容積から出て行く放射線エネルギーと容積内に入ってきた放射線から付与されるエネルギーとが等しい，または両者が一定の割合にある関係が二次電子平衡である。前者の等しい関係を「**絶対的電子平衡(図3)**」といい，後者の一定の割合となる関係を「**相対的電子平衡**」または「**過渡平衡(図4)**」という。

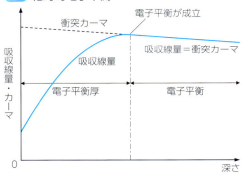

図3 絶対的電子平衡

電平衡に達するまでを電子平衡厚(または電子ビルドアップ領域といい，高エネルギーほど厚くなる)

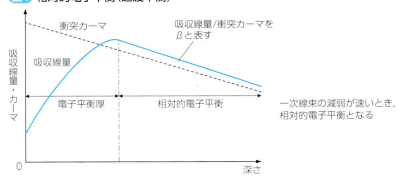

図4 相対的電子平衡(過渡平衡)

一次線束の減弱が速いとき，相対的電子平衡となる

絶対的電子平衡とは，物質中のある容積で発生した二次電子の初期運動エネルギーとその容積中に吸収されたエネルギーが等しい状態で(図5)，収支バランスが完全に釣り合っている。このとき，図3のように容積内の

2 吸収線量

Term a la carte

＊2 衝突カーマ
電離・励起により消費されるエネルギー転移だけで定義されるカーマ。カーマは，ある微小な物質中 dm で非荷電粒子（X線，γ線，中性子）によって放出された二次荷電粒子（二次電子）に転移した初期運動エネルギー（非荷電粒子から転移された直後のエネルギー）の総和 d_{Etr} で定義される。初期エネルギーであるから，二次電子の電離・励起（衝突損失）だけでなく，制動放射でのエネルギー損失を含んでいる。これを成分わけして，電離・励起での損失によるものを「**衝突カーマ**」，制動放射での損失によるものを「**放射カーマ**」とよぶ。

＊3 空気衝突カーマ
物質を空気としたときの衝突カーマ。照射線量は制動放射による寄与を含まないので，空気衝突カーマと同じ範囲の二次電子に着目していることになる。これを「空気衝突カーマは照射線量とエネルギー等価である」という。

「衝突カーマ*2」と吸収線量とは等しいので，照射線量 X がわかれば，

$$D_{air} = X \cdot \frac{W}{e} \cdot 1.6 \times 10^{-19} = 33.97 X$$

から空気吸収線量 D_{air} が求められる。ただし，空気の W 値は $33.97\,[\mathrm{eV}]$，電気素量 e は $1.6 \times 10^{-19}\,[\mathrm{C}]$ とした。また，$33.97X$ は「**空気衝突カーマ*3**」に相当する。すなわち，**絶対的電子平衡下では空気吸収線量と空気衝突カーマとは等しい。**

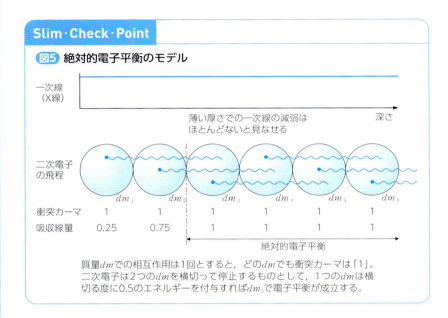

Slim・Check・Point
図5 絶対的電子平衡のモデル

質量 dm での相互作用は1回とすると，どの dm でも衝突カーマは「1」。二次電子は2つの dm を横切って停止するものとして，1つの dm は横切る度に0.5のエネルギーを付与すれば dm_3 で電子平衡が成立する。

二次電子の飛程の間にX線，γ線が減弱する場合，容積内に付与されるエネルギーよりも二次電子の初期運動エネルギーは小さくなる。すなわち，「吸収線量＞衝突カーマ」の関係になる。このような状態を「**相対的電子平衡**」という（図6）。「吸収線量＞衝突カーマ」ではあるが，両者は一定の割合にある。放射線治療領域のエネルギーでも一般に相対的電子平衡になる。

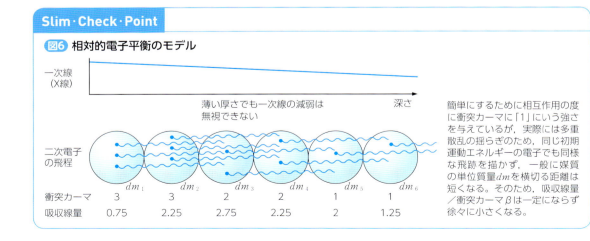

Slim・Check・Point
図6 相対的電子平衡のモデル

簡単にするために相互作用の度に衝突カーマに「1」にいう強さを与えているが，実際には多重散乱の揺らぎのため，同じ初期運動エネルギーの電子でも同様な飛跡を描かず，一般に媒質の単位質量 dm を横切る距離は短くなる。そのため，吸収線量／衝突カーマ $β$ は一定にならず徐々に小さくなる。

衝突カーマに対する吸収線量の比を β とすると，照射線量 X がわかったとき，

$$D_{\mathrm{air}} = \beta \cdot X \cdot \frac{W}{e} \cdot 1.6 \times 10^{-19} = \beta \cdot 33.97 X$$

から空気吸収線量 D_{air} が求められる。

絶対的電子平衡が成立している場合，物質内での二次電子の飛程の範囲で一次線（X 線，γ 線）の光子フルエンスとエネルギースペクトルが一定である（および，物質の一次線に対する質量エネルギー吸収係数と電子に対する阻止能も等しい）。しかし，**一次線が減弱する場合，より上流側から流れ込んでくる二次電子のエネルギーに比べ，下流側で生成される二次電子は少なくなる**ため，β は「1」よりも大きくなる。物質のエネルギー転移係数 μ_{tr} とエネルギー吸収係数 μ_{en} との関係からいえば（「$\mu_{\mathrm{tr}} > \mu_{\mathrm{en}}$」なので）$\beta < 1$ となるが，相対的電子平衡は一次線の減弱に起因していることに留意する必要がある。

2 ブラッグ・グレイの空洞原理

これまで空気吸収線量と照射線量の関係を中心に述べてきた。そのうえで，任意の物質の吸収線量を照射線量計で測るにはどうすればよいだろうか？

実は，物質中に空洞をつくり，空洞に充填された気体の電離量から物質の吸収線量を求めることができ，この理論を「**ブラッグ・グレイの空洞原理**」（図7）という。

物質に X 線を照射したとき，物質中の空洞で生じた「電離量＝電荷」を Q とし，空洞内の気体の質量を m とすれば，

$$J = \frac{Q}{m} \,[\mathrm{C} \cdot \mathrm{kg}^{-1}]$$

という量が得られる（気体が空気とは限らないので，ここでは「J ＝照射線量」に限定しない）。従って，気体中で 1 イオン対をつくるのに要する平均エネルギーを W_{gas} とすると，

$$D_{\mathrm{gas}} = J \cdot \frac{W_{\mathrm{gas}}}{e} \cdot 1.6 \times 10^{-19}$$

から気体の吸収線量 D_{gas} を求めることができる。ただし，e は電気素量であり，1 [eV] ＝ 1.6 × 10^{-19} [J] とした。

2 つの物質の吸収線量の比は，物質それぞれの電子に対する阻止能 S の比に等しいため，任意の物質の吸収線量 D_{med} は気体の吸収線量 D_{gas} がわかれば，

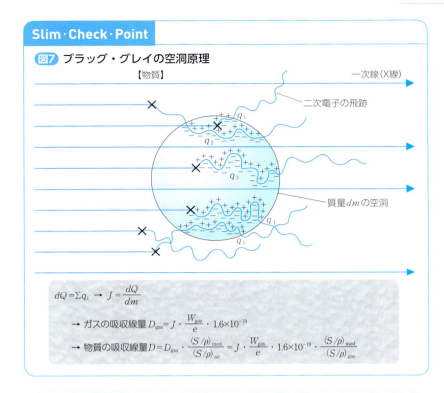

$$\frac{D_{med}}{D_{gas}} = \frac{\left(\dfrac{S}{\rho}\right)_{med}}{\left(\dfrac{S}{\rho}\right)_{gas}}$$

から求めることができる。ただし，$(S/\rho)_{med}$は任意の物質の平均質量阻止能，$(S/\rho)_{gas}$は気体の平均質量阻止能である。

これらをまとめれば，ブラッグ・グレイの空洞原理は気体の電離量から，

$$D_{med} = J \cdot \frac{W_{gas}}{e} \cdot 1.6 \times 10^{-19} \cdot \frac{\left(\dfrac{S}{\rho}\right)_{med}}{\left(\dfrac{S}{\rho}\right)_{gas}}$$

で物質の吸収線量を求めるものである。なお，$(S/\rho)_{med}/(S/\rho)_{gas}$は「$(S/\rho)_{med,gas}$」と表記され，「**質量阻止能比**」という。

ブラッグ・グレイの空洞原理は次の条件を満たすときに成立する。

① 空洞に流れ込んでくる二次電子の飛程の長さ程度では一次線（例えばX線，γ線）は減弱しない。
② 空洞内で一次線（例えばX線，γ線）は相互作用しない。
③ 空洞の大きさは二次電子の飛程に比べ十分に小さい。
④ 二次電子の挙動は空洞が存在しても変わらない（空洞がないときと同じ）

これらの条件は絶対的電子平衡の成立下でしか満たされない。そのため，ブラッグ・グレイの空洞原理は拡張され，空洞の大きさや放射線場の乱れ（「擾乱」という）を考慮して，相対的電子平衡下でも使われている。放射線治療領域における吸収線量測定は，相対的電子平衡しか成立しないので，この拡張された空洞原理に基づいて行われている。すなわち，任意の物質（水）の吸収線量は，空洞内の気体を空気とし，「指頭型空洞電離箱（照射線量計：図8）」を使って求められる。実際は，水ファントム内に線量計を挿入して測定する。この際，電子平衡厚に相当する空気層が必要となり，電離箱容積は大きくなる。指頭型空洞の空洞壁は「**ファノの定理**[*4]」に基づき，高い密度の空気等価物質でつくられ，電子平衡厚を確保している。

Term a la carte

*4　ファノの定理
原子組成が同じであれば（空洞と空洞壁の組成が同じとき），空洞を横切る二次電子フルエンスは変わらない。二次電子は物質の密度が高いほど多く発生するが，その飛程は密度が高いほど短くなるため結果として空洞内の電子フルエンスは不変となる。

図8　指頭型空洞電離箱

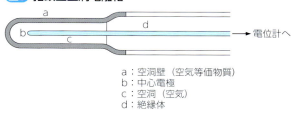

a：空洞壁（空気等価物質）
b：中心電極
c：空洞（空気）
d：絶縁体

例題

Q ある点における照射線量が，2.58×10^{-4} [C/kg] であり絶対的電子平衡が成立している。その位置における水吸収線量で最も近いのは次のうちどれか。
ただし水の質量阻止能は4.79 [cm²/g]，空気の質量阻止能は4.61 [cm²/g] とする。

1. 8.8 mGy
2. 4.2 mGy
3. 9.1 mGy
4. 8.4 mGy

A 3

【参考文献】
1) 川島勝弘，尾内能夫：放射線物理学（放射線医学大系34），40-48，中山書店，1984.
2) GREENING（森内和之，高田信久訳）：放射線量計測の基礎，77-94，地人書館，1990.
3) 西臺武弘：放射線治療物理学 第2版，173-176，文光堂，2004.

3 測定値の処理

放射線計測の理論

1 誤差の原因と種類

「誤差(不確かさ)」を伴わない測定はない。誤差はデータを測定するときの**測定誤差**だけでなく、データを処理して目的の量を得る場合に生じる「**計算誤差(＝丸め誤差)**」、データのサンプリングに伴う「**統計誤差**」などでも発生する。このような誤差により「真の値」(誤差を含まない絶対的に正しい値)からの「偏り」やデータの「バラツキ」が生じる。

同じ方法を用い測定しても、真の値に対し一方向だけにずれて測定されるような誤差が生じる場合(例えば、常に大きく、または小さく)、これを「**系統誤差(または定誤差)**」とよぶ。系統誤差はその要因と方向がわかっている場合、測定値から取り除くことができる(完全な除去は難しいが)。しかし、系統誤差は一定ではなく、測定値が大きな場合と小さな場合で系統誤差の大きさも影響を受けて小さくなったり大きくなったりする。

系統誤差の一例として、GM計数管の「**数え落とし**」がある。GM計数管は分解時間τが長いため、高計数率の場合に(「数え落とし」により)測定値nが小さくなるが、その割合は$n\tau$($\times 100\%$)である。つまり、計数率が低い場合、数え落としの影響は非常に小さくなるが、計数率が高くなるに従って影響が大きくなる。

普通、真の値は知ることはできない。そこで、真の値があらかじめわかっているもの(といっても、確からしい値にすぎないが)を測定し、真の値と測定値の平均とを比較する。このとき、真の値と平均との差を「**偏り**」(または「**バイアス**」)という。偏りは系統誤差に由来し、測定値のバラツキと相まって測定の正確さを損なう(図1a)。

> **MEMO**
>
> **真の値幅**
> 真の値は、実際には得られない概念的な値である。従って、測定ではある幅をもつと考える。また、測定器の性能によっては真の値を表せない場合もある。例えば、グラム表示のデジタル秤量計では4.28 gはどうしても表せない。このような場合も含め、実測では幅をもたせておく必要がある。

図1 誤差(偏りと精密さ)

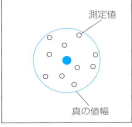

a 偏りがなく、精密で正確な測定

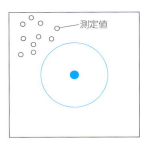

b 精密であるが偏りがあり、不正確な測定

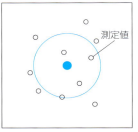

c 偏りはないが不精密(バラツキが大きい)であり、不正確な測定

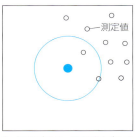

d 偏りがあり、不精密(バラツキが大きい)であり不正確な測定

系統誤差は同じ対象をくり返して測定する限り一定であるが、測定ごとにばらつく誤差のことを「**偶然誤差(または「確率誤差」)**」という。**偶然誤差**

> **Term a la carte**
>
> *1 平均二乗偏差
> 文字通り，偏差を二乗したものの平均をとる方法で，n個の測定値x_1, x_2, x_3, …があるとき，
>
> $$\sigma = \sqrt{\frac{1}{n-1}\sum_{i=1}^{n}(x_i-\bar{x})^2}$$
>
> から誤差σを評価する。ただし，$\bar{x}$は測定値の平均，iは何番目であるかを表している。画質評価のRMS粒状度も基本的に平均二乗偏差である。
>
> *2 半値幅
> 測定値の頻度分布をとったとき，分布の最頻値に対して頻度が半分になる点における分布の幅。「FWHM (full width at half maximum)」と略される。

は，制御できない要因が独立にしかも不規則に作用することで生じる。そのため，測定値を大きくする方向に働くか小さくする方向に働くかは偶然に依存する。つまり，「たまたま」である。放射性核種であれ放射線発生装置であれ，放射線の線源強度は大なり小なりゆらいでいるので，放射能を測定しても，また線量を測定しても必ず偶然誤差による測定値のバラツキが生じる。

真の値はわからないので，平均をもって真の値の代わりにするが，個々の測定値とこの平均とのズレを「**偏差**（または「**残差**」）」という。真の値と平均との違いはあるが，偏差が大きい（測定値がバラついている）と正確な測定ができない。偏差は偶然誤差に由来し，偏差の小さいことを「**精密**」という（図1b）。

誤差の大きさ（バラツキの程度）を表すために，

①標準偏差
②平均二乗偏差（RMS：root mean square）[*1]
③半値幅[*2]

などの指標が用いられる。放射線計測では標準偏差がよく用いられるので，次項ではこれを中心に述べていく。

2 統計処理と測定精度

ここでは放射能の測定，つまり計数率の統計処理を考えていく。ただし，数え落としなどの偏りはないものとし，誤差は「偶然誤差（放射能なので「統計誤差」）」のみとする。

放射能の計数を行ったとき得られる測定値は「**カウント**」である。1回だけの測定をしたとき測定値nが得られたとすれば，nは「**ポアソン分布**[*3]」に従い，誤差は「**標準偏差**[*4]」，すなわち測定値nの平方根$\sqrt{n}$である。一般に，測定値はこの標準偏差を付して，

$$n \pm \sqrt{n}$$

と表記する。

計数率（1分間当たりの計数，もしくは1秒間当たりの計数）も同じように考えればよいが，**ゆらいで誤差を生じるのは計数nであって，時間tではない**ことに注意する必要がある。計数率をrとすれば，「$r=n/t$」であるから，

$$\frac{n}{t} \pm \frac{\sqrt{n}}{t}$$

または，

$$r \pm \sqrt{\frac{n}{t^2}} = r \pm \sqrt{\frac{r}{t}}$$

Term a la carte

＊3　ポアソン分布

確率変数が「0」を含む自然数のときの確率分布（これを「**離散的確率分布**」という）で，単位時間当たり平均でmだけ発生する事象がちょうど$x(x=0, 1, 2, 3, \cdots)$発生する確率$P(x)$は，

$$P(x) = \frac{m^x}{x!} e^{-m}$$

である（図2）。ポアソン分布は，大きな標本からわずかな当たり（計数）しか得られない場合に適用される。重要な性質に平均$m=$分散σ^2がある。

図2　ポアソン分布

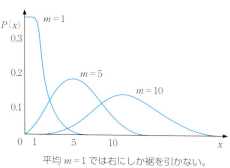

平均$m=1$では右にしか裾を引かない。$m=5$でも右に裾を引くが，$m=10$ではほぼ左右対称となる（正規分布）。

＊4　標準偏差

偏りのない分散の平方根を「**標準偏差**（正確には「**標本標準偏差**」）」という。標準偏差をσとするとき，「$n-\sigma$」から「$n+\sigma$」の範囲に誤差が入る確率は約68.3％である。$\pm 2\sigma$なら95.4％，$\pm 3\sigma$なら99.7％である。あくまで誤差であり，真の値ではない。真の値（母平均）をmとするとき，$m \pm \sqrt{m}$の範囲に測定値nが見いだされる確率なら68.3％である。

と表記する。決して，$r \pm \sqrt{r}$としてはならない。

$\sqrt{n}/t$そのものを見ても誤差の大きさは判然としない。そこで，測定精度を示したいときは，「**変動係数**（＝標準偏差／平均）」を用いる。変動係数は計数であっても計数率であっても，

$$\frac{\sqrt{n}}{n}(\times 100\%) = \frac{1}{\sqrt{n}}(\times 100\%)$$

である。

電離箱線量計で電離電荷を収集するときにもX線，γ線の入射とその相互作用はランダムなため，電離電荷はゆらいでいる。

空気の容積内にn個の二次電子が入射し，1個当たり平均N個の電離を起こすとすれば，収集される電離電荷Qは$n \times N \times e$である（eは「電子電荷＝電気素量」）。Nは平均であるから，ゆらぐのはnである。従って標準偏差は，

$$\sqrt{n} = \sqrt{\frac{Q}{Ne}}$$

となる。電離箱の感度は計数管と比べ非常に低く，大きな線量を測定することが多いので，この誤差自体は小さく通常2～3％程度である。

誤差は伝播するので，計数の和や差をとる場合の標準偏差の取り扱いを知っておく必要がある。

誤差をもつ測定値 n_1, n_2 があるとき，測定値の和と差はそれぞれの標準偏差を $\sqrt{n_1}$, $\sqrt{n_2}$ として，

$$(n_1 \pm \sqrt{n_1}) + (n_2 \pm \sqrt{n_2}) = (n_1 + n_2) \pm \sqrt{n_1 + n_2}$$

$$(n_1 \pm \sqrt{n_1}) - (n_2 \pm \sqrt{n_2}) = (n_1 - n_2) \pm \sqrt{n_1 + n_2}$$

とする。
　ついでに測定値の積と商は，

$$(n_1 \pm \sqrt{n_1})(n_2 \pm \sqrt{n_2}) = (n_1 n_2) \pm (n_1 n_2)\sqrt{\frac{n_1}{n_1^2} + \frac{n_2}{n_2^2}}$$

$$\frac{(n_1 \pm \sqrt{n_1})}{(n_2 \pm \sqrt{n_2})} = \left(\frac{n_1}{n_2}\right) \pm \left(\frac{n_1}{n_2}\right)\sqrt{\frac{n_1}{n_1^2} + \frac{n_2}{n_2^2}}$$

であるが，こちらはやや上級の問題でしか使うことはない。いずれにしても，平方根の中で n_1, n_2 の誤差が足されている。すなわち，誤差を含む測定値の計算では誤差が加算されることに注意しなければならない。

　測定値の和をとる例として，同じ試料を測定する場合がある。それぞれの測定時間を t_1 と t_2 とすると，計数率の平均と標準偏差は，

$$\frac{n_1 + n_2}{t_1 + t_2} \pm \frac{\sqrt{n_1 + n_2}}{t_1 + t_2}$$

となる。平均はそれぞれの計数の和を時間の和で除している。これに対して誤差は，時間はゆらがず計数のみがゆらいでいるので，計数の和をとる。

　測定値の差をとる例として，異なる試料を測定する場合がある。例えば，試料の測定値から自然計数を差し引く場合，時間 t で試料は計数 n を，時間 t_b で自然計数 n_b を得たとすれば，

$$\left(\frac{n}{t} - \frac{n_b}{t_b}\right) \pm \sqrt{\frac{n}{t^2} + \frac{n_b}{t_b^2}}$$

となる。時間 t と t_b の差を分母とするわけにはいかないので，誤差の項には時間の2乗が含まれてしまう。これがやっかいと感じるなら，$r = n/t$ より，

$$(r - r_b) \pm \sqrt{\frac{r}{t} + \frac{r_b}{t_b}}$$

としても同じである。
　なお，試料の計数率 r から自然計数率 r_b を引く場合，

$$\frac{t_b^2}{t^2} = \frac{r_b}{r} \quad \therefore \frac{t_b}{t} = \sqrt{\frac{r_b}{r}}$$

となるように測定時間 t と t_b を選ぶと試料の計数率の誤差が最小になることが知られている。

例題 ①

Q 試料Aと試料Bの放射能を S_a, S_b とする。これらの放射能を同一の測定条件で測定したところ，BGを差し引いた後のAの計数率は $5,000 \pm 20$ (cpm)，Bの計数率は $4,000 \pm 18$ (cpm) であった。両試料の放射能比 (S_a/S_b) およびその誤差を求めなさい。

A 両試料の放射能比
$$\frac{S_a}{S_b} = \frac{5000}{4000} = 1.250$$

$$誤差^2 = \left(\frac{5000}{4000}\right)^2 \times \left\{\left(\frac{20}{5000}\right)^2 + \left(\frac{18}{4000}\right)^2\right\} = \left(\frac{1.250}{1000}\right)^2 \times \left(\frac{145}{4}\right)$$

すなわち

$$誤差 = 1.25 \times \frac{12.0}{2000} = 0.0075$$

例題 ②

Q 放射線計測装置で，ある試料を T 分間測定して N カウントを得た。次に試料を除いて T_b 分間BGを測定して N_b カウントを得た。このとき，試料の正味の計数率 $N/T - N_b/T_b$ の統計誤差（標準偏差）を求めよ。

A N の誤差は $\sqrt{N}$ であるから，N/T の誤差は $\sigma = \sqrt{N}/T$
同様に，N_b/T_b の誤差は $\sigma_b = \sqrt{N_b}/T_b$ である。従って，正味の計数率の誤差は

$$\sqrt{\sigma^2 + \sigma_b^2} = \sqrt{\frac{N}{T^2} + \frac{N_b}{T_b^2}}$$

【参考文献】
1) KNOLL（木村逸郎，阪井英次訳）：放射線計測ハンドブック 第2版，72-108，日刊工業新聞社，1991.
2) 山田勝彦，野原弘基：放射線計測学（診療放射線技術学体系13）第2版，179-186，通商産業研究社，1986.

おさらい

1　放射線検出の基本原理

1　放射線の種類と発生源

- ●RIの原子核から放出
  - ⇒ α線（重荷電粒子）
  - ⇒ β^-線（荷電粒子）
  - ⇒ β^+線（荷電粒子）
  - ⇒ γ線（電磁波，光子）
- ●原子核の外から発生
  - ⇒ X線（電磁波，光子）
- ●主に加速器から発生
  - ⇒ 電子線（荷電粒子）
  - ⇒ 陽子線（重荷電粒子）
  - ⇒ 重陽子線（重荷電粒子）
  - ⇒ 重イオン線（重荷電粒子）
- ●主に原子炉で発生
  - ⇒ 中性子線（重粒子）

2　光子と物質との相互作用

- ●光子の吸収
  - ⇒ 光電効果
  - ⇒ 電子対生成
  - ⇒ 光核反応
- ●光子の散乱
  - ⇒ 干渉性散乱
  - ⇒ コンプトン効果

【注】光子の減弱に関する係数は図44のまとめを参照

4　電子と物質との相互作用

- ●電子の散乱
  - ⇒ 弾性散乱
  - ⇒ 非弾性散乱
- ●電子の放射
  - ⇒ 制動放射
- ●電離
  - ⇒ 軌道電子が原子外に弾き出された状態で原子が電荷をもつ
- ●励起
  - ⇒ 軌道電子が原子内で外側の軌道に移動した状態
- ●衝突損失（衝突阻止能）
  - ⇒ 電離・励起を伴うエネルギー損失
- ●放射損失（放射阻止能）
  - ⇒ 制動放射を伴うエネルギー損失
- ●阻止能
  - ⇒ 衝突阻止能と放射阻止能の和
- ●飛程
  - ⇒ 多重散乱のため直線的でない
- ●陽電子
  - ⇒ 陽電子消滅

5　重荷電粒子と物質との相互作用

- ●重荷電粒子の散乱
  - ⇒ 弾性散乱（ラザフォード散乱）
- ●エネルギー損失
  - ⇒ クーロン相互作用による衝突損失
- ●阻止能
  - ⇒ 衝突阻止能
- ●ブラッグピーク
  - ⇒ 飛程の停止直前で電離能力が上昇
- ●飛程
  - ⇒ 直線的で短い

6　中性子と物質との相互作用

- ●中性子の吸収
  - ⇒ 中性子捕獲
  - ⇒ 核変換
- ●中性子の散乱
  - ⇒ 弾性散乱

2 吸収線量

	⇒	非弾性散乱
●電離電荷から吸収線量を求めるときの必要条件		
	⇒	二次電子平衡の成立
●二次電子平衡	⇒	絶対的電子平衡
	⇒	相対的電子平衡（過渡平衡）
●絶対的電子平衡	⇒	吸収線量＝衝突カーマの関係
●相対的電子平衡	⇒	吸収線量＞衝突カーマの関係
●気体中の電離電荷から吸収線量を求める理論		
	⇒	ブラッグ・グレイの空洞原理
●ブラッグ・グレイの空洞原理	⇒	気体の吸収線量に質量阻止能比を乗じる
●照射線量計を用いて吸収線量を求めるときの必要条件		
	⇒	ファノの定理

3 測定値の処理

●誤差の種類	⇒	「系統誤差」と「偶然誤差」
●系統誤差	⇒	真の値に対し一方向だけにずれて測定される誤差で偏りになる
●偶然誤差	⇒	制御できない要因が独立に不規則に作用して生じる誤差でバラツキになる
●誤差の表示	⇒	標準偏差
●計数の誤差	⇒	計数の平方根
●計数率の誤差	⇒	計数の平方根/測定時間
●誤差の伝播	⇒	平方根の中は加算

3章
放射線の計測装置

1 放射線の計測装置
電離箱

1 電離現象を利用した検出器とは？

本項では「電離箱」について学習するが，以後，「2　比例計数管」，「3　GM計数管」へと続く。これら3つの放射線測定器の共通点は，「放射線が物質（原子，分子）を**電離**[*1]する」という性質を利用して放射線を検出していることである。

では，3つの測定器を比較した場合，なにが大きく違うのであろうか？

それは，検出器内に納められている電極にかける**電圧**（「**印加電圧**」）の大きさである。検出原理は，「電離」という同じ物理的現象に基づいていても印加電圧が異なると電離によって生成された陽イオンや電子の挙動が異なるのである。図1とその説明から，印加電圧の違いによる各領域の特性を学ぼう。

図1 印加電圧と収集イオン対数（収集電荷量）との関係

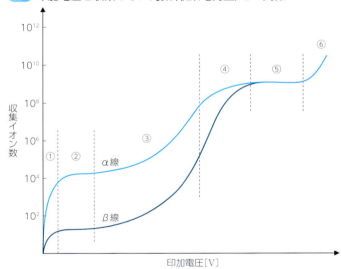

【図1の説明】
①再結合領域

印加電圧が低い（「**電界強度**[*2]」が低い）ため，電離によって生成された陽イオンと電子（または，陰イオン）が電極に到達する前に再び結合（「**イオン再結合**[*3]」）する確率が非常に高い。従って，出力は得られない，あるいは得られたとしても不安定である。

Term a la carte

*1　電離
中性の原子または分子から軌道電子を切り離すこと。

Term a la carte

*2　電界強度
空間中の電荷に電気的な力が働くとき，その領域のことを「電界」という。空間中の電荷が単位電荷であるとき，電界強度 E は，

$$E = \frac{V}{d} [\text{V/cm}]$$

E：電界強度
V：電位差（印加電圧）
d：電極から電荷までの距離

で表される。

*3　イオン再結合
電離作用によって生成された電子の一部が，電極に到達する前に中性原子にトラップされて陰イオンとなり，陽イオンと再び結合すること。あるいは，陰イオンにならないで直接，陽イオンと結合する場合もある。確率的には前者のほうがはるかに高い。

②電離(箱)領域

①の領域よりも印加電圧が高くなると，電離によって生成された陽イオンと電子が再結合することなくほとんど電極に収集される（→あってもわずか，問題とならない程度）ようになる。この領域では，収集イオン数が印加電圧によって**変化しない一定の値**をとり（「**プラトー**」），非常に安定した出力（**電離電流**）が得られる。なお，プラトーは，電離箱の大きさやガスの種類，圧力によって異なり，100 V から 1,000 V 以上までさまざまである。

③比例(計数管)領域

②の領域よりも印加電圧が高くなると，一次電離によって生成された二次電子が加速されて，電極に到達するまでにガス原子・分子を電離（「**二次電離**」）するようになる。また，二次電離によって生成された電子もほかのガス原子・分子を電離しながら電極に到達する。このような過程で，電子と陽イオンの数は増幅していく（「**ガス増幅**[*4]」）。この増幅率は**一次電離量に比例**しており，かつ出力パルスの大きさは検出器内で失った放射線の**エネルギーに比例**している。

④境界領域

③の領域よりも印加電圧が高くなると検出器内の**陽イオン濃度が高く**なり，電界強度に変化が現れる。このようになると一次電離量と得られる出力パルスとの間の**比例性（直線性）が損なわれる**。

⑤GM(計数管)領域

④の領域よりも印加電圧が高くなると，1組のイオン対であっても多数のイオン対であっても，いずれも陽極全体を覆ってしまうほどの「**電子なだれ**」（「**ガス増幅**[*4]」参照）が起きるため，出力パルスの大きさは入射放射線のエネルギーに関係なく**一定**となる。従って，入射放射線のエネルギー分析はできず，入射放射線の**数**を測定することにとどまる。

⑥連続放電領域

⑤の領域を超えると電源を切らない限り**抑制不可能**な電子なだれが繰り返し起こる。

> **Term a la carte**
>
> **＊4　ガス増幅**
> 印加電圧が高くなると，一次電離によって生成された二次電子は電極間で加速され，二次電離を起こす。さらに，二次電離によって生成された電子は，三次，四次…と，電離をくり返す。このような現象（＝「**電子なだれ**」）により，電子数が増殖していくことを「**ガス増幅**」という（→「電子増幅」ともいう）。

2 「電離箱」とは？

先述したとおり，放射線が物質を「**電離**」する現象を利用した検出器である。電離とは，「中性の原子や分子から軌道電子を切り離すこと」である。従って，放射線が物質を電離した直後には「陽イオン」と「陰イオン（電子）」が生成される。この生成されたイオンを収集してその**電荷量**を測定すれば，物質に入射した放射線の量もわかるという原理である。一般に，電離箱で用いられる物質（ガス）は「**空気**」であるが，条件さえ満足すればほかの物質（例えば，アルゴンガス，キセノンガスなど）に置き換えて測定することも

可能である。

■ 電流型？　パルス型？

電離箱は，その動作原理によって「**電流型**（図2）」と「**パルス型**」の2種類に分けられる。前者は「**直流型電離箱**」とよばれ，放射線によって生成された電離電荷量の時間的平均値または積分値を**直流増幅器**で測定している。後者は，**比例増幅器**を用いることによって，生成されたイオン（対）をパルス電圧として取り出している。

一般に，電離箱といえば**直流型電離箱**を指すことが多く，X線やγ線の強度測定および線量測定などに用いられる。一方，パルス型電離箱は，入射放射線の**個数**や**エネルギー**を測定できるが，分解能の点から半導体検出器に置き換えられることが多い。

3 電離箱に放射線が入射するとどうなるの？

電離箱内に入射した**直接電離性放射線**（荷電粒子線）は，電離箱内のガス（一般に，空気）を**電離**して陽イオンおよび陰イオン（電子）を生成する（「**一次電離**」）。一方，**間接電離性放射線**（X線やγ線など）は，電離箱の壁材または空気との**相互作用**（光電効果やコンプトン効果など）の結果，光電子やコンプトン電子を発生し，その電子が電離箱内のガスを電離する（「**一次電離**」）。電離によって生じた陽イオンと電子は，**ガス増幅**を起こすことなく反対符号の電極に収集され，電気信号（電離電流）として検出される。電離箱の概略図を図2に示した。

図2　直流型電離箱の一例

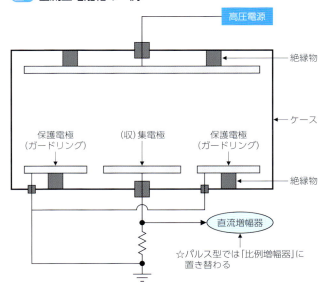

■ 構成

電離箱の中では，一体どんなことが起こっているのだろう？　図3を見ながら，また，図中の番号と本文の説明を照らし合わせながら学習しよう。

1 電離箱

Slim・Check・Point

図3 電離箱で何が起こっているのだろう？

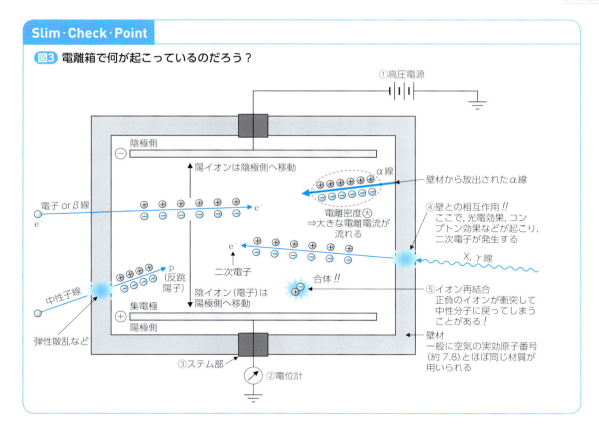

MEMO

飽和電圧

一般に，100〜300 [V] 程度の電圧が与えられるが，電離箱の大きさや形状，電極間隔によって異なる。電極間隔だけでいえば 100 [V・cm^{-1}] 程度の電界強度が必要である。また，ガスの種類および気圧，放射線の種類や強度によっても異なる。

①高圧電源

図3を見ると，電離箱内のガスが放射線によって電離され，陽イオンと**陰イオン**(以下，陰イオンを「**二次電子**」とよぶ)が生成されているのがわかるであろう。

一般に，電離箱では照射線量を知るために二次電子を収集して電気信号(「**電離電流**」)を測定する。そのために電離箱にはある一定の電圧がかけられており，二次電子は正の電極(「**集電極**」)に引き寄せられる(「**クーロンの法則**」)。ここで，陽イオンと電子が衝突によって再結合することなく生成イオンのほとんどが収集されるような電圧を「**飽和電圧**」といい，そのときに流れる電流を「**飽和電流**(図4)」とよぶ。

図4 収集電圧と電離電流の関係

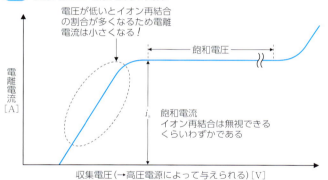

②電位計

電離電流が10^{-14}〜10^{-15}［A］程度あれば，敏感な電位計（図5：振動容量型電位計など）または直流増幅器を用いて測定できる。

図5 電離箱と振動容量型電位計

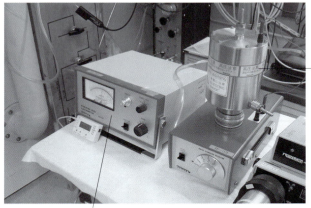

電離箱(1.5L)

振動容量型電位計

③ステム部

集電極に連結する部分で芯線を含む。この部分に放射線が照射されて電離が起こると電離電子が測定回路に流入し，**測定値が大きくなる**といった現象が起こる。これを「**ステム効果**」といい，ステム部への照射面積および線量が大きくなるとその効果が顕著になるので注意を要する。

④壁との相互作用

光子（X線，γ線）は，電離箱の壁と相互作用（例えば，「光電効果」や「コンプトン効果」）を起こして光電子やコンプトン電子を生成する。その電子が電離箱内に侵入してガスを電離する。

⑤イオン再結合

「**柱状（初期）再結合と体積（一般）再結合**[*5]」とに大別されるが，いずれも集電極に到達する前に「陽イオン」と「二次電子」が衝突して中性分子に戻ることであり，飽和電流を妨げる大きな要因となる。なお，主として，イオン再結合は次の3つの条件によって変動を受ける。

- 印加電圧が低い
  ⇒ 印加電圧が低いとイオンを引き寄せる力が弱くなるため，「**イオン収集効率**[*6]」が悪くなる。
- 電極間隔が広い
  ⇒ 電極間隔が広いと電界強度（＝電圧／電極間距離［V・m^{-1}］）が弱くなるため，イオン収集効率が悪くなる。
- 線量率が大きい
  ⇒ 電離箱内の電離密度が高くなる（＝生成されるイオンの数が多くな

Term a la carte

＊5　柱状（初期）再結合と体積（一般）再結合

① **柱状再結合**：入射放射線の飛跡に沿って密にできたイオン間での再結合を指し，LETに依存する。従って，α線など重荷電粒子の測定では重要となるが，高エネルギーX線や電子線の測定では問題とならない。

② **体積再結合**：ある容積内（例えば，電離箱内）で一様に分布しているイオン間の再結合を指し，**線量率**に依存する。これは，電離箱内の電離密度が大きくなることによって，イオン同士が衝突しやすくなるからである。

＊6　イオン収集効率

「電離箱内で生成されたイオンがどれくらい電極に集められたか」を表す割合で，限りなく「1」に近いほうが望ましい。イオン収集効率fと電荷量との関係は，

$$f = \frac{Q_m}{Q}$$

で表され，Qは照射線量の定義に基づく電荷量であり，Q_mは実測される電荷量である。なお，イオン収集効率の逆数（＝$1/f$）が「**イオン再結合補正係数**」である。

Term a la carte

＊7 空間電荷効果
ある空間における電荷群が移動困難となって停滞し，その場の電界強度を下げる効果。

＊8 2点電圧法
使用電圧V_1における測定値をM_1，V_1より低い電圧V_2（一般に，$V_2 = 1/2・V_1$）における測定値をM_2とすると，変化率Mは$(M_1-M_2)/M_1$で表され，イオン収集効率fは下式で表される。

$$f ≒ (1-M)$$

る）ため，電場強度が下がる（＝「**空間電荷効果**[＊7]」）。

そのほか，電離箱や電極の**形状**，電離箱内の**湿度**，ガスの**種類**などがイオン再結合に関係する。また，イオン再結合の補正方法には，「**Boag（ボアグ）の理論式**」よる方法と「**2点電圧法**[＊8]」があり，診断用X線のような**連続放射線**と治療に用いられる**パルス放射線**とではイオン収集効率が異なるため補正方法も異なる。

4 代表的な電離箱とは？

1 自由空気電離箱

一般に，自由空気電離箱は，30～300kV程度の管電圧によって発生するX線の**照射線量**の精密測定に用いられる。ほかの測定器と比較校正などを行う必要がないため（「**絶対測定**」），各国の**標準線量計**として利用されている。図6に「**自由空気電離箱**」の概略を示す。

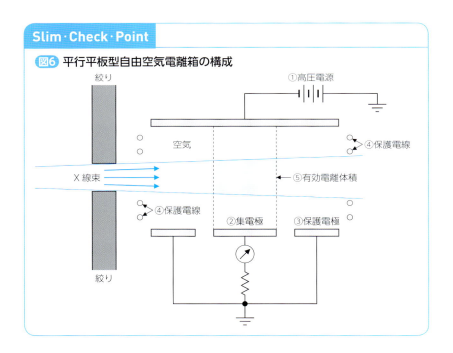

Slim・Check・Point

図6 平行平板型自由空気電離箱の構成

■ 構成

①**高圧電源**：飽和電流が得られる電圧を加える（図4参照）。
②**集電極**：陰イオン（電子）を収集する。
　⇒ 振動容量型電位計を用いて電離電流（10^{-11}～10^{-15}A程度）を測定する。
③**保護電極（ガードリング）**：集電極間の**電気力線**をまっすぐに保ち，漏洩電流を防止する。
④**保護電線**：保護電極の電気力線をまっすぐに保つ。
⑤**有効電離体積**：集電極および絞りの幾何学的寸法により決定される。
　⇒ 入射窓断面積×集電極の長さ[cm³]

■ 条件

① 有効電離体積において**二次電子平衡**(**図7**)が成立すること。
　⇒ **領域内**（有効体積内）で生じた二次電子の数と**領域外**で生じた二次電子の数が等しいこと。このことは，**照射線量**を測定するうえでの必須条件である。

図7 二次電子平衡を理解するための簡略図

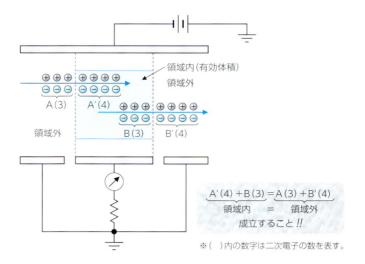

② 飽和電圧を印加すること。
③ 入射X線が直接，電極に到達しないこと。
　⇒ 電極と相互作用しないこと。
④ 入射線束中心軸と電極との間隔（距離）は，二次電子の最大飛程より長いこと。
　⇒ 二次電子が電極に衝突する前に全エネルギーを失う必要がある。

■ 照射線量 X [C・kg^{-1}] を算出しよう

　まず，照射線量とはどのような定義なのだろうか？

　図8を見てみよう。光子が質量 dm [kg] の**空気容積内**で相互作用（ここでは，光電効果としよう）を起こした結果，光電子が生成されたのがわかるであろう。さらに，その光電子が空気を電離し，飛程沿いに「陰イオン（「**二次電子**」）」と「陽イオン」を生成している。

図8 照射線量の概念

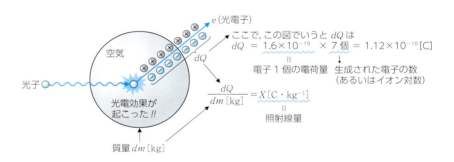

1 電離箱

陰イオン（-1.6×10^{-19}[C]）か？　あるいは陽イオン（$+1.6\times10^{-19}$[C]）か？　どちらかの一方の電荷をすべて集めた電荷量の和の絶対値を dQ[C] とすると，その電荷量の和 dQ[C] を質量 dm[kg] で割った値が照射線量 X[C/kg] である。

式で表すと，

$$X = \frac{dQ}{dm}[\text{C} \cdot \text{kg}^{-1}] \qquad \cdots\cdots (1)$$

となる。また，図6のように，空気の「**質量**」ではなく「**有効電離体積**」だけがわかっている場合，(1)式における空気質量 dm は，

$$dm = V\rho\left(\frac{P}{101.3} \cdot \frac{273.2}{273.2+T}\right)[\text{kg}] \qquad \cdots\cdots (2)$$

V：有効電離体積[m³]
ρ：0℃，101.3 kPa における空気の密度 1.293[kg・m⁻³]
P：測定時の気圧[kPa]
T：測定時の気温（「**摂氏温度**[*9]」）[℃]

と表すことができる。

Term a la carte

*9　摂氏温度（℃）と絶対温度（K）

絶対温度（K）＝
摂氏温度（℃）＋273.2

なお，絶対温度の単位（K）は「**ケルビン**」と読む。

MEMO

(2)式の後半部分（　）内は，気圧と気温による空気の**密度変化**を補正するための式である。(2)式から，気圧が高くなると有効電離体積の空気質量 dm が大きくなり，気温が高くなると有効電離体積の空気質量 dm が小さくなることが容易にわかるであろう（「ボイル・シャルルの法則」）。

2 円筒型（指頭型）空洞電離箱

光子のエネルギーが大きくなると（例えば，管電圧 300 kV 以上の X 線）二次電子の飛程が大きくなり，通常寸法の自由空気電離箱では二次電子平衡が成立しなくなるため，照射線量が測定できなくなる。そこで，自由空気電離箱の有効電離体積部を**高密度な**空気等価物質（⇒**固体**）の壁で取り囲んで小型化したような**空気等価壁空洞電離箱**（図9）が利用されている。

図9 空気等価壁空洞電離箱（ファーマー型線量計）

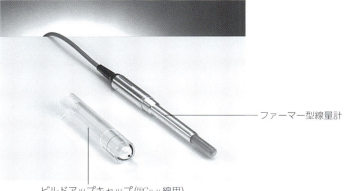

ファーマー型線量計

ビルドアップキャップ（⁶⁰Co γ 線用）

図10に空気等価壁空洞電離箱の概略図を示すが、その形状から「**円筒型（指頭型）空洞電離箱**」とよばれている。

図10 空気等価壁空洞電離箱の概略図

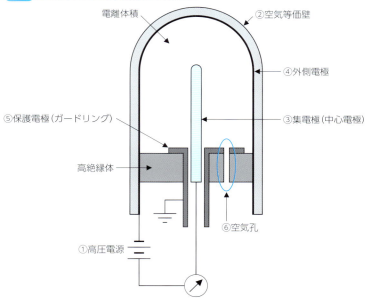

■ 構成

①**高圧電源**：約300〜400 V
②**空気等価壁**：二次電子の最大飛程と等しくなるような壁厚（**平衡厚**）が必要とされ、そのときが**最高感度**となる。壁材には、アクリル、黒鉛、ルサイト、ベークライトなどが用いられる。
　⇒ 入射光子のエネルギーによって壁厚を変えて線量測定を行う（「**ビルドアップキャップ**[*10]」を選択し装着する）。
③**集電極（中心電極）**：一般に、**正の電圧**が印加される。
　⇒ 電子が収集される。
④**外側電極**：炭素粉（アクワダック）などが塗布されている。
⑤**保護電極（ガードリング）**：高圧電極（外側電極）からの漏洩電流が集電極に流入するのを防止する。
　⇒ ほとんどの漏洩電流は保護電極に流れ込む。
⑥**空気孔**：常に新鮮な外気（空気）をこの穴から取り込めるようになっている。
　⇒ 電離体積内の空気が電離されて感度が落ちるのを防ぐ。

■ 条件

壁厚は、二次電子平衡が成り立つ厚さであり、かつ入射光子の減弱が小さい厚さであることが条件である（図11）。

壁厚が二次電子の**最大飛程**と同じになるときの厚さを「**平衡厚**」といい、図11が示すとおり電離量は**最大**となる。壁厚が平衡厚（S点）よりも薄いと光子が二次電子をつくらずに透過する確率が高くなるため電離量は小さ

Term a la carte

*10 ビルドアップキャップ
入射光子のエネルギーによって平衡厚は変化するため、測定時には適切な厚さのキャップを装着しなければならない。このキャップのことを「ビルドアップキャップ」とよび、一般にアクリルでつくられている。

くなる（＝線量計の感度は下がる）。外挿点 Q は，壁による減弱を考慮した場合の平衡厚（S点）における電離量を示している。なお，平衡厚は**面積重量**の単位が用いられ，「$mg \cdot cm^{-2}$」や「$g \cdot cm^{-2}$」で表される。

図11 壁厚と電離量の関係

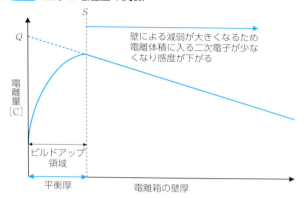

> **MEMO**
> 平衡厚は，^{60}Co で400〜500 [$mg \cdot cm^{-2}$]，4 [MeV] のX線で1 [$g \cdot cm^{-2}$] である。従って，密度1 [$g \cdot cm^{-2}$] の物質で壁をつくったならば，^{60}Co で4〜5 [mm]，4 [MeV] のX線で1 [cm] 程度の厚さとなる。

■ 治療領域および診断用領域における照射線量測定

空気等価壁で生成される二次電子の最大飛程と壁厚が同じになるとき，電離容積内における電離量は最大となる（⇒**感度が最大**）。このピーク状態になったときがまさしく理想的な「空気等価壁空洞電離箱」である（図11参照）。従って，理想的な空気等価壁空洞電離箱として使用するには，照射する光子のエネルギーの大きさに適した壁厚を選択する必要があり，**治療領域**における線量測定ではビルドアップキャップが使用される。一方，**診断領域**ではさまざまな大きさの**低エネルギーX線**が利用されるため，それに対応した壁厚のキャップをいちいち付け替えるのは困難である。そこで，便宜的に図12のような**校正定数N（＝自由空気電離箱の指示値／空洞電離箱の指示値）**のグラフを用いて，次の式から照射線量Xを求めることができる。

照射線量X＝空洞電離箱の指示値（C/kg）×N（校正定数）

図12 低エネルギー光子と校正定数Nの関係

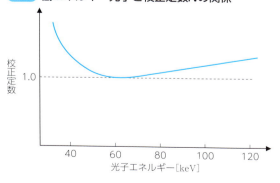

> **MEMO**
> 一般に，測定器が示す値は正しくないため（絶対測定を除く），係数を乗じて正しい値に換算する必要がある。「校正定数＝（真の値）／（測定値）」の逆数は**感度**であり，エネルギーによって変化する。

5 その他の電離箱

■ シャロー型（平行平板型，フラット型）電離箱（図13）

図13 シャロー型電離箱

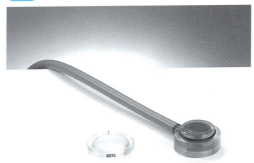

平行平板型の電極がプラスチックなどの支持体に埋め込まれており，電極間隔は極めて小さい（2 mm以下）。入射窓も非常に薄い（0.01～0.03 mm厚のマイラーやポリエチレンなど）ことから，低エネルギー光子や**電子線**による物質表面近傍の吸収線量測定に利用される。構造を図14に示す。平行平板型電離箱の大きな特徴として，「**極性効果**[*11]」があげられる。

図14 シャロー型電離箱の構造

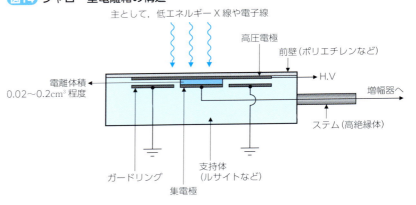

Term a la carte

*11　極性効果
「集電極の極性が正か負か」によって指示値が異なる現象であり，シャロー型のような透過形の**平行平板型電離箱**で起こりやすく，ファーマー型線量計では考慮する必要がない。電子線の場合は，入射電子が**集電極**や**絶縁物**で止められ，それがそのまま電気回路系に運ばれることが原因と考えられる。X線（光子）の場合は，コンプトン効果による**反跳電子**が原因とされる。従って，正イオンよりも**負のイオン**を収集したときの測定値のほうが**大きくなる**。また，集電極や絶縁物の体積，入射エネルギー，測定点の深さにも依存する。補正方法としては，集電極の正負を切り換えて得られた値の**平均値**をとることで補正する。

■ 外挿型電離箱

平行平板型の**電極間隔**を変化させることが可能であり，表面線量測定に用いられる。電極間隔0 mm，つまり，電離容積が限りなく「0」に近い状態の吸収線量が測定値の**外挿**によって求められる。構造を図15に示す。

図15 外挿型電離箱の構造

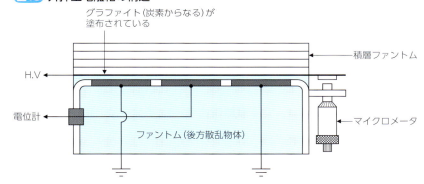

■ コンデンサ電離箱

空洞電離箱の一種である。電離箱をあらかじめ**充電**(約300 V)しておく。X線が当たると電離箱内にイオンが生成され，充電電荷を消失させる(**放電**)。消失した電荷量を測定することによって有効容積内の**照射線量**を知ることができる。個人被ばく線量計として用いられている**ポケット線量計**はコンデンサ電離箱の1つである。

コンデンサ容量をC [F]，充電電圧をV_1，放電後の電圧をV_2とすると，集電極に集まった電荷量ΔQは，

$$\Delta Q = C \cdot \Delta V = C(V_1 - V_2) \, [\text{C}]$$

と表される。

従って，照射線量Xは，

$$X = \frac{\Delta Q}{\text{電離容積} \, [\text{cm}^3] \times \text{空気の密度} \, [\text{kg} \cdot \text{cm}^{-3}]} \, [\text{C} \cdot \text{kg}^{-1}]$$

となる。

■ グリッド電離箱

パルス電離箱の一種である。電極間の陽極側に細い針金(⇒グリッド)が張られており，陰極とグリッド間で生成された電子の総量に比例した電圧パルスを取り出すことができる。**α線**のエネルギースペクトル測定に利用される。

■ 面積線量計

構造は「平行平板型電離箱」である。X線の照射口近くに設置するもので，患者の**入射皮膚線量**の測定ができる(図16)。

図16 面積線量計

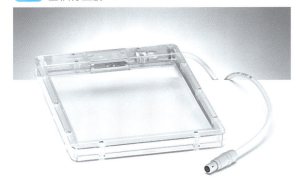

■ **電離箱式サーベイメータ**（**図17**）

測定器の前部に電離箱，後部に電子回路および表示パネルなどが備えられている。主として，X線，γ線測定に用いられるが，キャップ（内側に薄い入射窓が設けてある）をはずすことでβ線の測定も可能である。各種放射線診療装置やRI貯蔵庫などからの**漏洩線量**の測定に適している。30 keV以上であれば**エネルギー依存性は良好**（電離箱サーベイ＞GMサーベイ＞NaI（Tl）シンチレーションサーベイ）で，方向特性も**後方を除けば**よい特性を示す。電離箱サーベイ，GMサーベイ，NaI（Tl）シンチレーションサーベイのなかでは**感度が最も悪い**（エネルギー依存性の逆になる）。

図17 電離箱式サーベイメータ

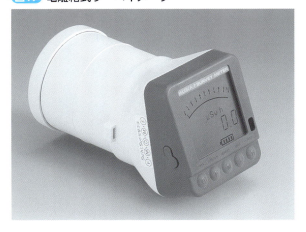

6 電離箱にかかわる補正とは？

■ 温度と気圧の補正（温度気圧補正係数）

有効電離体積内の空気の質量は，**温度が高くなると小さくなり**（⇒線量計の感度が**下がる**），**気圧が高くなると大きくなる**（⇒線量計の感度が**上がる**）ため，**電離量**が変化する（「**ボイル・シャルルの法則**[*12]」）。従って，それらにかかわる感度の補正をしなければならない。標準計測法12では，大気補正係数k_{TP}を次の式で算出する。

Term a la carte

*12　ボイル・シャルルの法則
気体の圧力Pは体積Vに反比例し，絶対温度Tに比例する。

$PV = nRT$

$$k_{\mathrm{TP}} = \frac{273.2 + T}{273.2 + T_0} \cdot \frac{P_0}{P}$$

$T_0 : 22.0 [℃]$ 　　T：測定時の温度
$P_0 : 101.33 [\mathrm{kPa}]$　　P：測定時の気圧[kPa]

ただし，校正時の温度がT_1，気圧がP_1であり，測定時の温度がT_2，気圧がP_2のときは次の式で算出する。

$$k_{T_2 P_2} = \frac{273.2 + T_2}{273.2 + T_1} \cdot \frac{P_1}{P_2}$$

■ **方向依存性の補正**

放射線の**入射方向**によって線量計の感度が異なるため補正が必要となる。例えば，指頭型空洞電離箱の感度は，線量計の長軸方向に対して**直角方向**から照射したときに最も大きくなり，**後方**（**ステム方向**）から照射したときに最も悪くなる（図18）。また，電極の形状にも依存する。

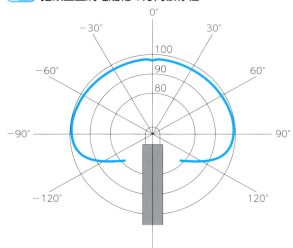

図18 指頭型空洞電離箱の方向依存性

■ **エネルギー依存性の補正**

放射線の量が同じであっても**エネルギー**の違いによって線量計の感度が変化するため，補正が必要となる。例えば，「**指頭型空洞電離箱**」では，空気と等価な（実効原子番号$Z=7.8$）**固体物質**が壁材として用いられているため，エネルギーの低い光子はこの壁で吸収される。その結果，空洞内の二次電子数は少なくなり，電離箱の感度は下がる。逆に，電離箱の感度が最も高くなるのは二次電子の最大飛程と**壁厚**が等しくなったとき（＝「**二次電子平衡**」）である。

例題 ①

Q 空気中で電子が$5×10^4$のイオン対を生成した。吸収されたエネルギー[MeV]を求めなさい。ただし，空気のW値を34 eVとする。

A $5×10^4×34=1.7×10^6$

<u>1.7 [MeV]</u>

例題 ②

Q 1 C/kgの照射線量を照射したときの吸収線量[Gy]を求めなさい。ただし，空気のW値を34 eVとする。

A $1[\text{C}\cdot\text{kg}^{-1}] \times \dfrac{1}{1.6\times10^{-19}}[\text{イオン対/C}] \times 34[\text{eV/イオン対}] \times 1.6\times10^{-19}[\text{J}\cdot\text{eV}^{-1}]$
 $= 34[\text{J}\cdot\text{kg}^{-1}]$

<u>34 [Gy]</u>

例題 ③

Q 有効電離体積$10\,\text{cm}^3$の電離箱で$10×10^{-8}$ Cの電荷量が計測されたときの照射線量$[\text{C}\cdot\text{kg}^{-1}]$を求めなさい。ただし，校正時の大気条件は標準状態(0℃，101.3 kPa)であり，空気の密度を$1.293\,\text{kg}\cdot\text{m}^{-3}$とし，測定時の気温は24.0 ℃，気圧は96.0 kPaとする。

A 照射線量$X[\text{C}\cdot\text{kg}^{-1}] = \left(\dfrac{10\times10^{-8}[\text{C}]}{10\times10^{-6}[\text{m}^3]\times1.293[\text{kg}\cdot\text{m}^{-3}]}\right)\times\left(\dfrac{101.3[\text{kPa}]}{96.0[\text{kPa}]}\right)\times\left(\dfrac{273.2+24.0[℃]}{273.2[℃]}\right)$
 $= 0.00888[\text{C}\cdot\text{kg}^{-1}]$

<u>$8.9\times10^{-3}[\text{C}\cdot\text{kg}^{-1}]$</u>

2 放射線の計測装置
比例計数管

1 なぜ「比例計数管」とよばれるか？

　出力パルスの高さが一次電離によって生成された**イオン対数**に**比例**していることから，「**比例計数管**」とよばれている（電離箱では，一次電離による二次電子生成量と**電離電流**が比例関係をもつ）。言い換えれば，「放射線の種類が同じならばその**エネルギーの大小**にほぼ**比例**した高さの出力パルスが得られる」ということである（図1）。従って，（直流型）電離箱と異なり，**エネルギー分析**も可能である。また，検出部の構造（入射窓など）や充填ガスを変えることによって，$α$線，$β$線，中性子線，X・$γ$線など幅広く計測できる。

図1 入射エネルギーとイオン対数と出力パルス高の関係

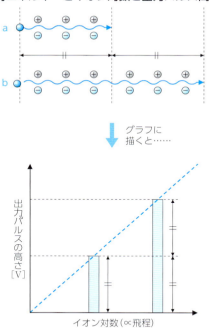

a：エネルギーが小さい → 飛程が短く，イオン対が少ない → 出力パルス 小
b：エネルギーが大きい → 飛程が長く，イオン対が多い　 → 出力パルス 大

2 比例計数管の中ではどんなことが起こっているの？

　一次電離によって生成された二次電子が，気体分子を電離することなくそのまま収集電極に移動するのが**電離箱**であった。それに対して比例計数管では，一次電離によって生成された二次電子が収集電極へ移動するまで

に気体原子・分子を電離し，新たなイオン対を生成する(図2)。

さらに，この新たに生成された二次電子も気体原子・分子を次々と電離しながら収集電極に到達する(＝**ガス増幅**)。収集電極に到達した電子の総数を**ガス増幅率M**とよび，次式で表される。

$$\text{ガス増幅率 } M = n + n^2\gamma + n^3\gamma^2 + n^4\gamma^3\cdots = \frac{n}{1-n\gamma}$$

n：1個の電子が生み出す二次電子の数
γ：1個の二次電子が光子を生成し，その光子が光電効果によって電子を生じる確率

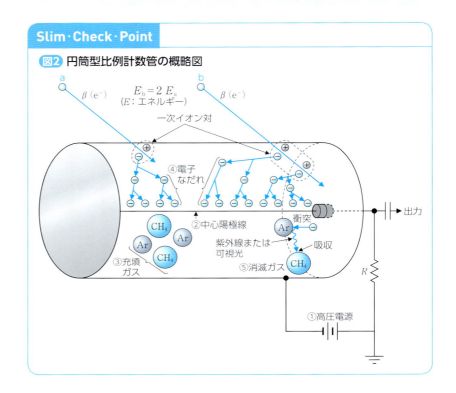

Slim・Check・Point

図2 円筒型比例計数管の概略図

【図2の説明】

①**高圧電源**：400〜1,100[V]程度(〜10^5[V・cm^{-1}])
　⇒電離箱よりも大きな電圧がかけられている。

②**中心陽極線**：直径20[μm]程度のタングステンなどが用いられている。

③**充填ガス**：PRガス[アルゴン(Ar)90％＋メタン(CH_4)10％]が最もよく用いられ，「**P-10ガス**」ともよばれる。

④**電子なだれ**：二次電子による衝突電離が何度もくり返され**電子群**ができる(図中では**陽イオンを省略**してある)。
　⇒比例計数管では，一次イオン対数に比例した出力パルスが得られる。

⑤**消滅ガス**：二次電子とガス原子・分子との相互作用によって生じた**紫外線**(または可視光線)を消滅ガス(ここでは，メタン)が吸収する。
　⇒この**紫外線**もガス原子と相互作用を起こし電子なだれを誘発するが，その確率は低い(GM計数管では，その確率はずっと高くなる)。

> **MEMO**
> 比例計数管の分解時間は「数μs」であり，GM計数管の「約1/100」程度。

一般に増幅率Mは，10^2〜10^4倍程度であるが，場合によっては10^5〜10^6倍にもなる（$n\gamma<1$）。さらに大きな増幅率となると，出力パルスの高さが一次電離によって生成されたイオン対の数とは**無関係**になる（$n\gamma$が「1」に極めて近い）。つまり，一次電離量と出力パルス高との間に比例関係が保てなくなるため比例計数管とはいえなくなる（⇒GM計数管）。

■ なぜガス増幅が起こるのか？

電極間の**電場強度**（$V\cdot cm^{-1}$）が大きくなると，生成された電子が得る**運動エネルギー**も大きくなるからである。気体分子を電離するのに十分なエネルギーをもった電子は，いわば**電子線**のようなものである。

3 「ガスフロー型比例計数管」とは？

「ガスフロー型比例計数管」は，前述した円筒型比例計数管（図2）と異なり，線源を**計数管内**にセットして計測するタイプ（図3）であり，**α線**や低**エネルギーβ線**の測定に適している。測定原理は同じである。

図3 2πガスフロー型比例計数管の外観・概略図

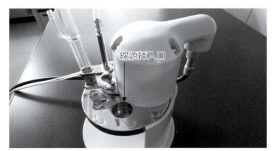
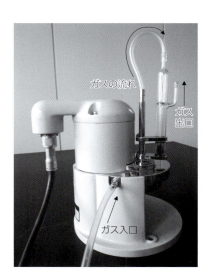

a　外観

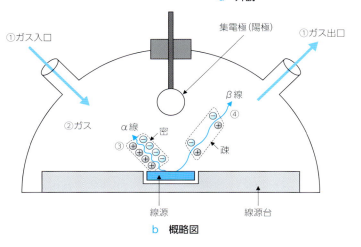

b　概略図

■構造

① **ガスの出入口**：常に新鮮なガスを取り入れ，古いガスを流出するような構造となっている。
　⇒ 電離されたガスイオンと新鮮なガス原子とを入れ替えることで，検出器の感度低下を防ぐ。

② **ガス**：PRガス［アルゴン（Ar）90％ + メタン（CH_4）10％］が多く用いられている。
　⇒ 2πガスフロー比例計数管には**入射窓**がない。そのため，線源（試料）から放出された放射線（α線や低エネルギーβ線）は窓による**減弱を受けることなく**計測される。

③ **α線**：**比電離**[*1]が大きい[= 単位長さ当たりに生成されるイオン数が**多い**]
　⇒ 印加電圧が小さくても（あるいは，増幅率が小さくても），計測に必要な出力パルスが得られるため計測が**可能**である（図4❶）。

④ **β線**：比電離が小さい[= 単位長さ当たりに生成されるイオン数が**少ない**]
　⇒ 印加電圧が小さいと（あるいは，増幅率が小さいと）計測に必要な出力パルスが得られないため計測が**不可能**である（図4❷）。

図4 比例計数管のプラトー[*2]曲線

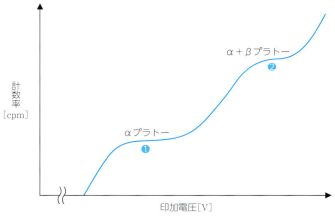

❶ αプラトー：α粒子に起因する計数率領域
❷ α+βプラトー：α粒子およびβ粒子に起因する計数率領域

Term a la carte

*1　比電離
荷電粒子の飛程の単位長さ当たりに生成されたイオン対の数。

*2　プラトー
印加電圧を徐々に上げると計数率も増加するが，ある電圧を境として増加率が少なくなりグラフは平坦になる。この平坦部分を「プラトー」とよぶ。プラトーは長く，傾斜も小さいほうがよい。

MEMO

▸ 2πガスフロー型比例計数管は，その幾何学的構造が半球型であるため線源から放出された粒子数の約半数が計測される（幾何学的効率=0.5）。
　⇒ 4πガスフロー型比例計数管は**球型**であるため，約100[％]計測される（幾何学的効率=1.0）。

Term a la carte

*3　熱中性子
周囲の媒質と熱平衡状態にある中性子。「Max-well-Boltzmannの速度分布則」に従う。20℃での熱中性子のエネルギーは「$E=kT$」より，0.025[eV]となる。ここで，kはボルツマン定数（$1.38×10^{-23}$ J・K^{-1}），Tは絶対温度である。

4 「中性子測定用比例計数管」とは？

■ 中性子はどのように検出されるか？

「**中性子**」は光子と同じく電荷をもたない粒子であるため，物質を直接電離することはできない。そこで，中性子の場合，核反応によって生じた**荷電粒子**や弾性散乱によって生じた**反跳陽子**の電離作用を利用した検出器が多く用いられている。

① **BF_3計数管**

計数管内には「**BF_3ガス**」が封入されている。遅い中性子（「**熱中性子**[*3]」など）は**ホウ素**（^{10}B）と**核反応**を起こすとリチウム（^7Li）を生成し**α線**を放出する。この ^7Li核とα線による**電離作用**を利用して中性子を測定する。

⇒ 上記の核反応は，^{10}B(n, α)^{7}Li と書ける。なお，反応断面積は $1/\sqrt{E}$ に比例して小さくなるため，**速い中性子**を検出するには不向きである。そこで，BF$_3$計数管を「**減速材**」で覆うことにより速い中性子を**減速**して（**遅い中性子**にして）から計測するような検出器が開発された。これを「**ロングカウンタ**」とよぶ。

② **^{3}He計数管**
計数管内には，**ヘリウム**（^{3}He）の濃縮ガスが封入されている。熱中性子との核反応 ^{3}He(n, p)^{3}H の結果生じる**高速陽子**（p）と**三重水素核**（t：トリトン）による電離作用を利用した検出器である。

③ **Fission（核分裂）カウンタ**
計数管の陰極表面（内側）に ^{235}U（そのほか，^{239}Pu，^{233}U など）が薄く被覆されており，熱中性子を吸収すると「**核分裂**[*4]」が起きる。その結果，**核分裂片**が生成され，核分裂片からは**重荷電粒子**が放出される。この重荷電粒子による電離作用を利用している。なお，^{235}U の場合，生成反応は「^{235}U(n, fission)」と書く。

④ **反跳陽子カウンタ**
中〜高速中性子が**水素**（^{1}H）の原子核と**弾性衝突**を起こすと，中性子の運動エネルギーは水素の原子核〔**陽子**（p）〕に伝達される。この**反跳陽子**（p）の電離作用を利用するカウンタであるため，計数管内には水素，あるいは水素を多く含む**メタン**（CH$_4$）などで満たされている。ターゲット物質をガスではなく**固体**に置き換える場合は，**パラフィン**やポリエチレン，プラスチックなどが用いられる。

⑤ **レムカウンタ（中性子サーベイメータ，図5）**
中性子は，エネルギーによって線量当量が大きく異なるため，その評価が難しい。しかし，この測定器は，中性子のエネルギーに無関係に**線量当量率を直接測定**できる工夫がなされている（積算線量当量が測定できるものもある）。主として，検出部にはポリエチレンで囲んだ **BF$_3$計数管**（^{3}He計数管を用いているのもある）が用いられている。

MEMO

減速材
高速中性子を減速して熱中性子に変化させるための材料で，水素を多く含む物質が用いられる。ロングカウンタではパラフィンがよく用いられている。

Term a la carte

*4 **核分裂**
原子核が2個または3個以上に分裂する現象で，中性子の吸収などによって誘起される核分裂を「**誘導核分裂**」といい，自然に起きる分裂を「**自発核分裂**」という。

MEMO

弾性衝突
運動している2つの物体が極めて短い時間，力を及ぼし合う現象を「衝突」という。この衝突の前後で運動エネルギーが保存される場合を「**完全弾性衝突**（→はねかえり係数1）」という。はねかえり係数0のときを「**完全非弾性衝突**」という。

図5 レムカウンタ（BF₃計数管が使用されている）

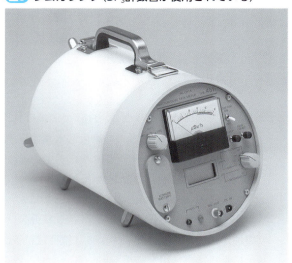

例題①

Q 比例計数管を用いてα線とβ線の同時測定をしたとき，印加電圧が低いところで計数されるのはどちらか。簡単に理由も述べなさい。

A α線
理由：β線よりも電離密度が大きいため，印加電圧が低くても（→ 増幅率が小さくても），計数に必要な大きさの出力パルスが得られるため。

例題②

Q 中性子検出器はどれか。**2つ選べ**。
1. GM計数管
2. ³He計数管
3. 外挿型電離箱
4. BF₃計数管
5. ZnS(Ag)シンチレーション検出器

A 2, 4

3 GM計数管

放射線の計測装置

1 「GM計数管」とは？

　GM計数管とは、「ガイガー・ミュラー計数管」の略称であり、作成者の名(「ハンス・ガイガー」と「ワルター・ミュラー」)にちなんで名付けられた放射線検出器である(図1)。構造が単純であり、比較的安価であることから最も普及した放射線検出器といえるだろう。測定原理は、前項で示した比例計数管の延長線上にあるともいえるが、比例計数管と異なり、GM計数管で得られる出力パルスの大きさは一次イオン対数に比例しない**パルス型検出器**である。つまり、一次イオン対数が多くても少なくても(飛程が長くても短くても)**パルスの大きさは一定**である。そのため、放射線種の弁別および**エネルギー分析は不可能**であり、もっぱら**放射線カウンタ**として用いられる。

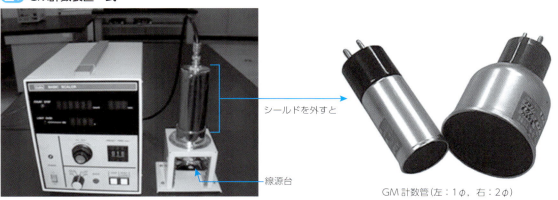

図1 GM計数装置一式

シールドを外すと
線源台
GM計数管(左：1φ、右：2φ)

Term a la carte

＊1　タングステン
元素記号W、原子番号74、原子量183.9、融点3,400℃、沸点5,700℃、密度19.3 [g・cm^{-3}] などの特性から、X線管ターゲットやフィラメントに利用されている。また、ヘビーアロイはタングステンを主成分とした合金(銅、ニッケルなど)であり、遮へい材に使用される。

2 GM計数管の構造は？

　図2を見ながらGM計数管の構造、内部で起こっている現象について学習しよう。

■ 構造

① **高圧電源**：1,200～1,400 V程度
　⇒ 比例計数管よりも大きな電圧をかけるため、二次電子が得るエネルギーも大きくなり、ねずみ算式にイオン対が増殖する。

② **中心陽極**：「**タングステン**[＊1]**線**」やピアノ線などが用いられている。
　⇒ 直径は、数十分の一mm程度でさまざま。太さの均一性も比例計数

109

Slim･Check･Point

図2 ガス封入型GM計数管の概略図

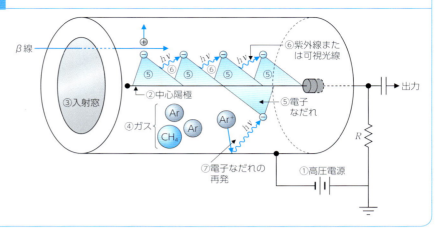

Term a la carte

＊2　マイカ（雲母）
透明な鉱物で，薄い片にはがれやすい性質をもっている。熱および電気に対する絶縁性が優れている。

＊3　ガスフロー型GM計数管
構造的には，2π（4π）ガスフロー型比例計数管と相違ない。環境試料のような低レベル放射能（低エネルギーβ線の測定も可能）を分析する場合は，大地や建築物からのγ線，気中ラドンとその娘核種からの放射線，宇宙線などに注意を払う必要がある。Qガス[He(98〜99%)＋C_2H_5(1〜2%)]が用いられる。

＊4　励起
原子核，原子，分子などがほかからエネルギーを与えられ，安定な状態（基底状態）よりも高いエネルギー状態になっていること。

管ほど厳密でなくてもよい。

③**入射窓**：厚さ1.5〜2[mg・cm^{-2}]程度の「**マイカ（雲母）**＊2」やマイラ（ポリエステルプラスチック）が用いられている。
　⇒ α線や重荷電粒子を測定する場合はさらに薄い窓のものを用いるか，「**ガスフロー型（窓なし）のGM計数管**＊3」を用いる。

④**ガス**：アルゴン（Ar）約100[mmHg]に微量の**有機多原子ガス**（メタンやアルコール）約10[mmHg]を封入したものが多い。「**Qガス**」とよばれるヘリウムとイソブタンの混合ガス[He(98〜99%)＋C_2H_5(1〜2%)]もよく用いられる。有機多原子ガスは，後に述べる**放電消滅**のために利用される。
　⇒ アルゴンやヘリウムの代わりにネオン（Ne）やキセノン（Xe）を，有機ガスの代わりに**ハロゲンガス**（塩素や臭素）を用いたものもある（**表1**参照）。

⑤**電子なだれ**：複数のカスケード状の電子なだれ（「**タウンゼントなだれ**」）が起こり，電子群は**陽極全体**に広がる（「**ガイガー放電**」）。
　⇒ 初めに生じた一次イオン対数や位置に関係なく**パルスの大きさは一定**となる。この出力パルス電圧はほかの検出器と比べて**大きい**（通常，数V程度）ため増幅器を用いない場合が多い。

⑥**紫外線または可視光線**：二次電子との衝突によって「**励起**＊4」したガス原子（ここでは，アルゴン）から放出される。
　⇒ この**紫外線**は，アルゴンから**光電子**を放出させ（「**光電離**」），その光電子はさらに電子なだれを引き起こす。また，紫外線が管壁に到達した場合も光電子が発生する（→到達する前に**有機ガスが吸収**）。

表1 消滅ガスの比較

種類	プラトー長	プラトー傾斜	印加電圧	寿命
有機ガス	長い	小さい	高い（1,200 V）	あり（10^9〜10^{10} count）
ハロゲンガス	短い	大きい	低い（200〜300 V）	非常に長い

3 GM計数管

⑦**電子なだれの再発**：なだれで生じた陽イオン（Ar^+）が管壁で自由電子と結合（**中和**）した際，紫外線（光子）を放出する［$Ar^+ + e^- = Ar + h\nu$（光子）］。これは，陽イオンのイオン化エネルギーと陰極表面から電子を引き出すのに必要なエネルギー（仕事関数）との間に差違があるからである。
⇒ この**紫外線**も光電子を発生させて電子なだれを再発する。また，**紫外線**ではなく，陰極から直接，**自由電子**が放出される場合もあり，この電子も電子なだれを再発する。

> **MEMO**
> GM計数管は，α線やβ線に対しての**検出効率はほぼ100［％］**であるが，光子（X線やγ線）に対しては入射窓や管壁と相互作用（光電効果やコンプトン効果など）を起こして二次電子を生じない限りカウントされないため，わずか1～2％程度である。ただし，封入ガスを**キセノン**や**クリプトン**といった高原子番号の希ガスに置き換えれば，低エネルギー光子に対しての検出効率が高まる。
>
> **気体増幅率**
> 比例計数管の気体増幅度は10^4程度であるが，GM計数管は「10^6以上」である。

■ 中心陽極付近ではどのようなことが起こっているだろう？

計数管内で生成された二次電子は中心陽極に，陽イオンは管壁（陰極）に向かっていくが，電子の移動速度は陽イオンより速いため中心陽極の周囲には陽イオンだけが残り，あたかも中心陽極を取り囲んだ**さや**のような形になる（図3）。その結果，中心陽極付近の**電界**が弱まるため電子なだれは起きなくなる。その後，陽イオンは陰極に向かってゆっくりと移動し電場は回復していくが，陰極（管壁）に到達すると中和反応により**紫外線**または**電子**を放出して電子なだれを**再発**させる（図2⑦参照）。これでは，電子なだれが**ひたすらくり返される**ことになり（「**持続放電**」），後から入射してきた放射線を区別して数えることはできない。従って，電子なだれの**再発を防止**し，放電を止めさせるような工夫が必要となる。

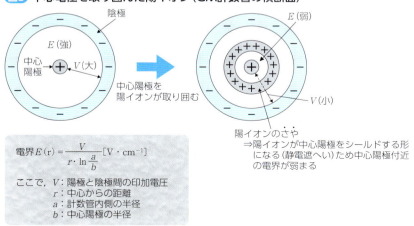

図3 中心電極を取り囲んだ陽イオン（GM計数管の横断面）

電界 $E(r) = \dfrac{V}{r \cdot \ln\dfrac{a}{b}}$ ［$V \cdot cm^{-1}$］

ここで，V：陽極と陰極間の印加電圧
　　　　r：中心からの距離
　　　　a：計数管内側の半径
　　　　b：中心陽極の半径

■ 放電を止めるには？（放電の消滅機構）
①外部回路を用いる方法

ガス増幅が起こり，電子なだれが**持続的**に起こるのは電圧が大きい（→電子に与えるエネルギーが大きい）ためである。従って，ガス増幅を起こさない程度まで，いったん，電圧を下げればよいということになる。具体的には，計数管と直列に**大きな抵抗**（10^8［Ω］またはそれ以上）を入れて，**電圧降下**［$\varDelta V = R \times I$］を利用すればよい（「**外部消滅法**」）。しかし，この方法は必然的に**時定数**［$\tau = C \times R$］が長くなるため（1［ms］程度），速い計数ができなくなるという大きな欠点をもつ。

②有機多原子ガスを用いる方法

主要ガス成分の陽イオンが管壁に到達して中和する際，紫外線や光電子が放出されるため，それらが電子なだれ再発の原因となる(図2⑦)。従って，この陽イオンをなにかで**吸収**して管壁に到達しないようにすればなだれの再発を防止できる。**有機多原子ガス**(メタンやアルコールなど)はそのために入れられている。陽イオンは管壁に向かう途中で，有機多原子ガス(以下，**消滅ガス**)と何度も衝突する。その際，陽イオンは消滅ガスから電子をもらって中性原子になり，消滅ガスのほうが陽イオンとなって管壁に向かうことになる(「**電荷交換**」)。消滅ガスの陽イオンも管壁に到達すると中和するが，余剰エネルギーは紫外線や自由電子を放出するために使われるのではなく，**分子の解離**に費やされる。従って，電子なだれの再発は起きなくなり放電は止むことになる(「**内部消滅法**」)。この方法を用いれば，計数管と直列につなぐ抵抗(数100[kΩ])はパルスを取り出すためだけの小さなものとなり**速い計数管**となる。このようなGM計数管のことを「**自己消滅型GM計数管**」といい，よく用いられている。

> **MEMO**
> 有機多原子ガスは**解離**するため減少していく。そのため，消滅ガスに有機多原子ガスを利用したGM計数管はおおよそ「10⁹カウント」といった**寿命**がある。

3 「不感時間・分解時間・回復時間」とは？

自己消滅型GM計数管の欠点は，ガイガー放電(図2⑤)による計数直後は放電が起こらず，計数不可能となる時間(数100[μs]程度)が存在することである。このことについて出力パルス(図4)を見ながら理解しよう。

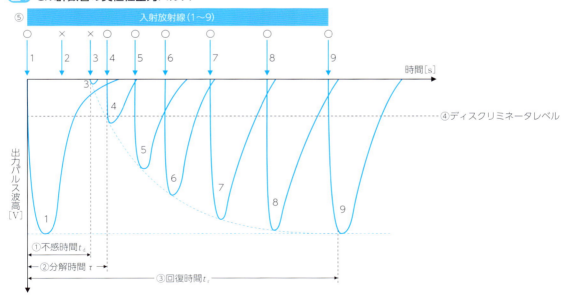

図4 GM計数管の負極性出力パルス

【図4の説明】

①**不感時間 t_d**：ガイガー放電後，陽イオンは陽極の周りに陽イオンの「さや(**空間電荷**)」を形成し陽極付近の電界を弱めるため，この間に入射粒子がガス中にイオン対を生成したとしても放電は起きない。いわば，

GM計数管は死んだ(dead)状態にある。

② **分解時間 τ**：出力パルスがディスクリミネータレベルを超えるまでに成長し，パルスとして識別できるようになるまでの時間。一般に，200～300[μs]が多い。

③ **回復時間 t_r**：最初の出力パルス波高と同じ大きさの出力パルスに成長するまでの時間。一般に，2～4[ms]程度。

④ **ディスクリミネータレベル**：計数するのに必要な電圧レベル。
⇒ 出力パルス波高がこのレベルを超えると計数可能となる。

⑤ **入射放射線**：1～9までの放射線が順番に入射した際，どのような出力パルスが得られるだろう。ここで，↓の上に付いている「○」または「×」は，その放射線が計数されるか，されないかを示した記号で，「○」は計数される放射線，「×」は計数されない放射線（「**数え落とし**」）を示す。

⇒ 1：最初に入射してきた放射線が作る出力パルス → 入射後，中心陽極に陽イオンの「さや」が形成される。

⇒ 2, 3：中心陽極に陽イオンの「さや」が形成されているときに入射してきた放射線。電界が弱まっているため放電が起きない → パルスは現れない。

⇒ 4：陽イオンの「さや」が広がり，中心陽極付近の電界が放電開始電圧程度に戻ったときに入射してきた放射線 → 出力パルスはディスクリミネータレベルを超える程度にまで成長し，計数されるようになる。

⇒ 5, 8：順次，陽イオンが管壁（陰極）に到達し，電界も元の大きさに戻りつつあるときに入射してきた放射線 → 電界が完全に復旧していないため出力パルス波高は不揃いとなる。

⇒ 9：計数管が完全に元の状態に戻ったときに入射してきた放射線がつくる出力パルス → 1と同じ大きさの出力パルス波高を示す。

> **MEMO**
> GM計数管の**分解時間**は，放射線検出器のなかで1番長い。なお，ディスクリミネータレベルが低い場合は，「**不感時間＝分解時間**」としてあつかうことも多々ある。また，分解時間は計数管の**半径 r の2乗**にほぼ比例し，管電圧 v にほぼ**反比例**する（$\propto r^2/v$）。従って，**太い計数管ほど，電圧が低いほど分解時間は長くなる。**

図5 計数できる放射線（○）と計数できない放射線（×）について

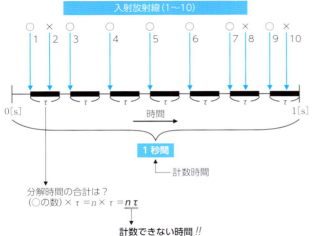

○：計数できる放射線（＝実測される計数率）
×：計数できない放射線（分解時間 τ 内に入射した放射線）
τ：分解時間
ここで，

○＋×　＝真の計数率＝N (cps)
○　　　＝実測される計数率＝n (cps)
（○＋×）－○＝計数できない計数率＝$N-n$ (cps)

とする

> **MEMO**
>
> 真の計数率は次の式で求められる。
>
> $$N=\frac{n}{1-n\tau}[\text{cps}]$$
>
> ここで，N：真の計数率[cps]，n：実測された計数率[cps]，τ：分解時間[s]である。なお，GM計数管では高計数率（$N \geq 10^4$[cps]）になると中心陽極の電界が回復できなくなる（→ひたすら分解時間がくり返されるような状態になる）ため計数できなくなる。この現象を「**窒息現象**」という。
>
> **2線源法**
> GM計数管の分解時間測定法の一つ。数え落としが起こる程度の線源AとBの2個を用意する（専用のβ線源が市販されている）。線源Aのみの計数率をn_A，線源Bのみの計数率をn_B，自然計数率をn_b，（線源A＋線源B）の計数率をn_{AB}とすると，近似的に分解時間τは，$(n_A+n_B-n_{AB}-n_b)/(n_{AB}{}^2-n_A{}^2-n_B{}^2)$で求められる。なお，近似式は種々ある。

■ 分解時間による数え落としの補正

GM計数管は**分解時間**（τ）が長いため，計数率が大きくなる場合は**計数できない放射線の数**（＝**数え落とし**）を無視できない。従って，**真の計数率**を得るには分解時間（τ）による**数え落としの補正**をしなければならない。図5を見ながら真の計数率を求めてみよう。

図5より，「○＋×＝N，○＝n」とすると，「計数できない放射線の数＝（○＋×）－○＝$N-n$」と表される。Nおよび$N-n$をそれぞれ，**時間**と対応させると，1[s]に入射してきた放射線の数は，N（**真の計数率**）[cps]であり，計数できない時間$n\tau$[s]間に入射してきた放射線の数は，「$N-n$（**数え落とし**）」となる。従って，次の式が成り立つ。

$$1[\text{s}]:N[\text{cps}]=n\tau[\text{s}]:N-n[\text{cps}]$$
$$N-n=N\cdot n\tau$$
$$1-\frac{n}{N}=n\tau$$
$$\frac{n}{N}=1-n\tau$$
$$N=\frac{n}{1-n\tau}[\text{cps}]$$

となり，**真の計数率N**は，実測された**計数率n**と**分解時間τ**から求められる。

なお，分解時間τを求める方法には，「**2線源法**（数え落としを利用）」や「**直接観察法**（オシロスコープを利用）」がある。

4 GM計数管の計数率特性とは？

GM計数管から一定の位置に線源を置き，印加電圧を増加していくと計数し始める（「**放電開始電圧**」）。その後，印加電圧を増加していくと計数率も急激に増加するが，次第に計数率の変動が小さくなり（プラトー開始電圧Vs），計数率はほぼ一定の値を示すようになる（＝**プラトー**）。さらに，印加電圧を増加させるとGM計数管内では自己消滅作用が不完全となり**連続放電**が起こるため，計数率は再び急速に増加し始める（プラトー終端電圧Ve）。プラトー開始電圧からプラトー終端電圧までの電圧幅を「**プラトー長**」という。プラトー長の勾配は，GM計数管の**良否**，**精度**および**寿命**（およそ10^9カウント程度）を知るうえで重要であることから，JISでは**プラトー傾斜**[%・V^{-1}]の許容値を定めており，その値は有機ガス消滅型GM計数管で「**0.05[%・V^{-1}]以下**」である。プラトー傾斜[%・V^{-1}]は次式で表される。

$$\text{プラトー傾斜}=\frac{n_2-n_1}{n_d(V_2-V_1)}\times 100[\%\cdot \text{V}^{-1}] \quad\cdots\cdots\cdots\cdots(1)$$

一般的には，(1)式の値を100倍して，**100V当たり**の計数率の変化率で

プラトー傾斜を表す。図6にプラトー曲線の一例を示す。

図6 GM計数管のプラトー特性曲線

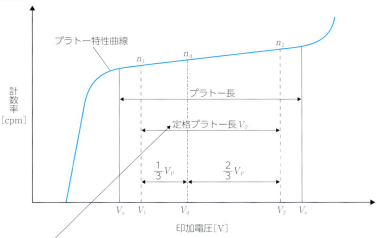

GM計数管ごとに固有のものである
不明な場合は，$V_1 \to V_s$，$V_2 \to V_e$として求める

5 「GM式サーベイメータ」とは？

据え置きタイプのGM装置（図1）ではなく，可搬型のGM計数管である（図7）。電離箱サーベイメータと異なり，測定部と検出部（プローブ）の取り外しが可能である。光子（X線，γ線）に対しての検出効率は悪い（1［％］程度）が，電離箱よりも感度がよく，バックグラウンドレベルの測定が可能である。

図7 GM式サーベイメータ

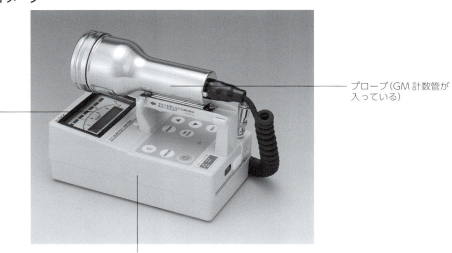

例題

GM計数管を用いて試料を測定したところ1000 cpsであった。真の計数率[cps]を求めなさい。ただし、分解時間を200 μsとする。

$$真の計数率 N\,[\text{cps}] = \frac{1000\,[\text{cps}]}{1 - 1000\,[\text{cps}] \times 200 \times 10^{-6}\,[\text{s}]}$$
$$= 1250\,[\text{cps}]$$

1250[cps]

4 放射線の計測装置

シンチレーション検出器

1 「シンチレーション検出器」とは？

ある種の物質（結晶）に放射線が当たり，そのエネルギーが吸収されるとただちに蛍光を発する。この現象のことを「**シンチレーション**」といい，蛍光を発した物質のことを「**シンチレータ**（図2）」という。この蛍光量を測定することで入射放射線の**量**や**エネルギー**を知ろうというのがシンチレーション検出器（図1）である。シンチレーション検出器の構成図を図3に示す。一般に，シンチレータから発せられる光の量は**微量**であるため，「**光電子増倍管（PMT：photomultiplier tube）**[*1]」で増幅してから電気信号（出力）を取り出す構造になっている。

Term a la carte

*1 光電子増倍管
　　（PMT：photo-
　　multiplier tube）

主要部は**光電陰極**，多数（10〜15段程度）の**ダイノード**（→二次電子放出用電極のこと），**陽極**から構成される。光電陰極はシンチレータから放出された光を**光電子**に切り替える役目をし，ダイノードは光電子を**増倍**する（10^6倍程度）役目をもつ。最終的に，増倍された光電子は**陽極**に収集され，前置増幅器へ送られる。

図1 シングルチャネル式シンチレーション式計数装置一式

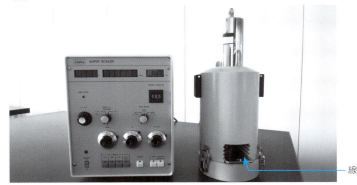

線源台

Slim・Check・Point

図2 各種シンチレータ

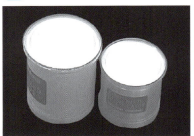
a NaI(Tl)シンチレータ

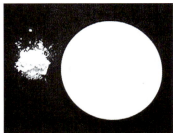
b ZnS(Ag)シンチレータ

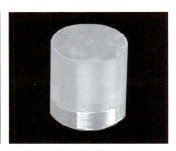
c $Bi_4Ge_3O_{12}$(BGO)シンチレータ

図3 シンチレーション検出器の構成

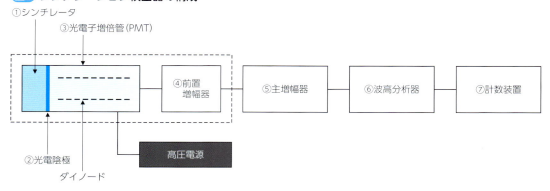

【図3の説明】

①**シンチレータ**：放射線が入射すると吸収したエネルギーに比例した光を発する。
②**光電陰極**：光を**光電子**に変換する。
③**光電子増倍管**：光電子を**ダイノード**で増幅(→光電効果を利用)する。
 ⇒ 出力される電気信号はシンチレータから放出された光量に比例する。
④**前置増幅器**：「**電圧パルス**[*2]」に変換する(数mV)。
⑤**主増幅器**：波高分析が可能な大きさのパルスに増幅する(数V〜10または15V程度)。
⑥**波高分析器**[*3]：パルス波高値(=パルスの大きさ)を選別する。
⑦**計数装置**：カウント数を表示する。

2 「シンチレータ」とは？

シンチレータは，「**無機シンチレータ**」と「**有機シンチレータ**」に大別されるが，便宜上，「**気体シンチレータ**」を分けて説明する。

理想的なシンチレータの特性としては，

> ①吸収した放射線のエネルギーが効率よく蛍光に**変換**されること(「**発光効率**」)。
> ②吸収した放射線のエネルギーと蛍光量の**直線性**が広い範囲で保たれること(「**比例性**」)。
> ③材料は蛍光の波長に対して透明であること(「**集光特性**」)。
> ④蛍光の減衰時間(最初の発光量が「1/e」になるまでの時間)が**短い**こと。
> ⑤任意のサイズおよび形状が作れること。
> ⑥屈折率がガラスの値(約1.5)に近いこと。
> ⑦発光波長が，光電子増倍管あるいは接合させる光センサーの波長感度と整合していること(「**分光感度特性**」)。
> ⑧物理的および化学的に安定しており，機械的強度に優れていること。

Term a la carte

＊2 電圧パルス
比較的持続時間の短い電圧信号。

＊3 波高分析器
ある値以上の大きさをもった電圧パルスのみを取り出すのに波高弁別器が用いられるが，波高分析器は2台の波高弁別器と逆同時計数回路から構成される。この構成により，ある値D_1以上ある値D_2未満の電圧パルス($D_1<D_2$とする)のみを取り出すことができる。ここで，逆同時計数回路とは，ある値D_1を超え，同時に，ある値D_2を超えたパルスは計数せず，ある値D_1は超えたが，逆に，ある値D_2は超えられなかったパルスのみを計数するといった回路である。

MEMO

一般に，無機シンチレータは実効原子番号が大きく，**制動放射線**の発生確率が高くなるため荷電粒子の測定には不向きなものが多い。有機シンチレータはその逆で，荷電粒子の測定に適する。

などがあげられるが，すべてを満たすような材料はないため，測定対象とする放射線の種類，目的，条件，測定試料の状態などを考慮したうえで，適切なシンチレータを選定する必要がある。

1 無機シンチレータ

一般に無機シンチレータは，有機シンチレータと比較して原子番号Zや密度ρが**大きい**。そのため，有機シンチレータよりも**光子**に対する**検出効率**が高い。また，**入射光子**のエネルギー吸収量と発光量との間に**比例関係**が成り立つため**エネルギースペクトル解析**が可能である。しかし，光の減衰時間が有機シンチレータよりも**2～3桁程度長い**ため，高計数率特性については劣る。これは，発光時間の長い**燐光**によるものとされている。代表的な「無機シンチレータ」の種類および特性について**表1**に示す。

表1 代表的な無機シンチレータの種類および特性

シンチレータ	密度 [g・cm^{-3}]	実効原子番号	蛍光効率（相対値）	減衰時間 [ns]	最大発光波長 [nm]	備考
NaI(Tl)	3.7	50	100	230	410	X線，γ線，潮解性あり（一般にAlケース内に密封），エネルギー分解能が高い
CsI(Tl)	4.5	54	45	α：430 β：1,100	565	X線，γ線，α線，β線，波形弁別測定法が可能
Bi$_4$Ge$_3$O$_{12}$	7.1	83	10	300	480	X線，γ線，小型でも検出効率が高い，加工が容易，ガンマカメラやX線CTに適する
CdWO$_4$	7.9	59	17～20	900～2,000	470	長寿命の燐光がないためX線CTに適する
Gd$_2$SiO$_5$(Ce)	7.1	64	20～25	30～60	440	X線，γ(β)線，大きな単結晶が製作できる，安定性に優れている
LiI(Eu)	4.1	52	35	1,400	470	中性子測定用 [^{6}Li(n, α)^{3}H]
ZnS(Ag)	4.1	30	130	200	450	α線測定用　多結晶の粉末

【注1】無機シンチレータでは，NaI(Tl)の発光効率を**基準**(100%)としている。
【注2】測定可能な放射線の種類およびエネルギーは，シンチレータの大きさや構造によっても異なる。

MEMO
原子番号Zや密度ρが大きくなると，物質との相互作用（特に「光電効果」）の確率が大きくなる。従って，**二次電子を放出する確率**も大きくなるため，検出効率も大きくなる。

■ 無機シンチレータの発光機構

無機シンチレータの発光機構について，**図4**のバンド構造モデルを見ながら理解しよう。

図4 無機シンチレータの発光機構

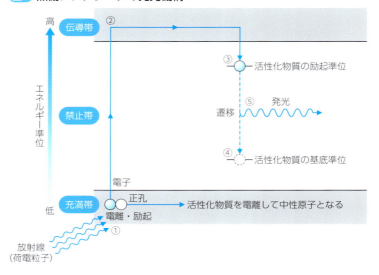

【図4の説明】
①放射線（荷電粒子）が結晶に入射すると結晶内の原子はそのエネルギーを吸収して電離・励起される。
　⇒「電子」と「正孔（結晶中で正の電荷をもつ原子）」にわかれる。
②エネルギーを得た電子は「充満帯」から「伝導帯」に上がり，伝導帯中を移動する。
③電子は，正孔によって電離された「**活性化物質**[*4]」に移動する。
　⇒ 活性化物質は励起状態となる（「**励起準位**」）。
④活性化物質は，その寿命に応じて**基底準位**に遷移する。
⑤励起準位と基底準位との間の余分なエネルギーが「**蛍光（可視光）**」として放出される。

■ 代表的な無機シンチレータの特徴について
①NaI(Tl)シンチレータ
・実効原子番号（Z＝50）が**高い**ため光電効果の確率が高い。
　⇒ 中・高エネルギーの**γ線測定**に適している。
・「**潮解性**[*5]」があるため，光電面との接合部以外はアルミニウムのケース内に封入されている。
　⇒ α線やβ線といった荷電粒子は，アルミケースによって**遮へい**されるので測定できない。
・**発光効率**〔NaI(Tl)が，無機シンチレータにおける発光効率の**基準**となる〕が大きいため，シンチレータの中ではエネルギー分解能が**良好**である。
・機械的衝撃や熱的変化に**弱い**。

Term a la carte

＊4　活性化物質
NaI(Tl)の場合Tlが，ZnS(Ag)の場合Agが，Li(Eu)の場合Euが活性化物質である。活性物質は純粋な結晶中に添加され（モル比で10^{-3}程度），禁止帯（充満帯と伝導帯の間）のなかに本来ないはずのエネルギー準位を作り出し，吸収した放射線のエネルギーに比例した量の**可視光**を放出する。

＊5　潮解性
結晶が空気中の水分を吸収して**溶解**すること。NaI(Tl)シンチレータは，吸湿すると透明度が落ちる（黄色っぽくなる）。このことは，パルス波高に変動をきたし，エネルギー分解能を低下させる。

> **MEMO**
>
> **発光効率（＝変換効率）**
> シンチレータに吸収されたエネルギーが光のエネルギーに変換される割合を示すもので，放射線の種類やエネルギーによって変化する。NaI(Tl)の場合，1[MeV]のγ線に対する発光効率は約12％である。従って，約$1.2×10^5$［eV］の光エネルギーが生じることになる。また，NaI(Tl)からの発光波長は約415［nm］であり，エネルギーに換算すると約3［eV］である（E[eV]＝1,240／λ[nm]より）。つまり，1[MeV]のγ線エネルギーがすべて吸収されると，約40,000個（$1.2×10^5$［eV］／3［eV］より）の光子が放出されることになる。

② CsI(Tl)シンチレータ

- 発光出力は，NaI(Tl)の**約半分**程度である。
  - ⇒ 蛍光のピーク波長が**長い**（約565 nm）ため，光電子増倍管の感度波長と合わない。
- 潮解性がない（あってもわずかである）ため封入する必要がない。
- 「**パルス波形弁別測定法**[*6]」が適用できるため，X線，γ線だけでなく，α線やβ線の**分離測定**ができる。
- 機械的衝撃や熱変化に**強い**。

③ $Bi_4Ge_3O_{12}$（BGO）シンチレータ

- 高原子番号，高密度であるため，小型でもγ線に対して高い検出効率をもつ。
  - ⇒ 加工しやすく，ガンマカメラやPET，X線CTに利用されているが，LSO（Lu_2SiO_5：Ce）やGSO（Gd_2SiO_5：Ce）に変わりつつある。
- 発光効率が低いため，エネルギー分解能は悪い。

④ ZnS(Ag)シンチレータ

- NaI(Tl)と同じくらいの感度をもつ（「**高感度**」）。
- 数μm程度の結晶であり，粉末を薄いアクリルやルサイトなどに**塗布**して（5～20[mg・cm^{-2}]）使用するため，γ線やβ線測定には向かず，飛程が短い**α線の測定**に限られる。
- γ線が入射しても発光出力が小さいため，α線の出力とは容易に区別できる。
- 光の透過性が悪いため，エネルギー測定には不向きである。

⑤ LiI(Eu)シンチレータ

- 低エネルギー中性子（「**熱中性子**」）に対してすぐれた検出効率と発光効率を示す。
- ^{6}Li(n, α)^{3}H反応によって放出されるエネルギーが大きい（4.8[MeV]）ため，γ線（2[MeV]程度以下）との区別が容易である。
- 吸湿性がある。

Term a la carte

*6 パルス波形弁別測定法
蛍光の減衰時間は，「**速い要素**」と「**遅い要素**」の2つに分けられ，両者は**電離密度**に依存する。このことを利用して放射線の**種類を区別**する方法が「波形弁別測定法」である。CsI(Tl)シンチレータの場合，α線およびβ線の減衰時間はそれぞれ，0.43[μs]および1.1[μs]であることから容易に区別される。

2 有機シンチレータ

有機シンチレータは大別すると，

① アントラセン（有機シンチレータのなかでは最も発光効率が高く，基準となる）やスチルベンといった**有機結晶シンチレータ**
② 有機シンチレータ（p-ターフェニルなど）を溶媒（ポリスチレンなど）に溶かした後，高分子化した**プラスチックシンチレータ**
③ 有機シンチレータ〔p-ターフェニルやジフェニルオキサザール（PPO）など〕を有機溶媒（キシレンやトルエンなど）に溶かした**液体シンチレータ**

の3つに分けられる。

有機シンチレータは，無機シンチレータに比較して**減衰時間が短く**（2～3桁小さい，数 ns 程度），最も長いアントラセンであっても 30 [ns] 程度である。従って，高速計数や速い同時計数に適する。また，実効原子番号が**低い**（Z=5～6程度が多い）ためγ線計測には適さないが，制動 X 線の発生確率が小さいため**α線やβ線測定**に適している。さらに，構成原子に**水素**を多く含むため，弾性衝突による反跳を利用した**速い中性子**の検出にも向いている。その反面，発光効率が低いためエネルギー**分解能が悪い**，発光量とエネルギーの**比例性がよくない**などのいくつかの欠点もある。代表的な有機シンチレータの種類および特性について**表2**に示す。

表2 代表的な有機シンチレータの種類および特性

シンチレータ	密度 [g・cm^{-3}]	実効原子番号	蛍光効率（相対値）	減衰時間 [ns]	最大発光波長 [nm]	備考
アントラセン	1.25	5.8	100	30	445	α線，β線，昇華性あり
スチルベン	1.16	5.7	50	4.5	410	α線，β線
プラスチック	1.03	5.7	55±10	2.5±0.7	420±10	γ線，α線，β線，高速中性子線
液体	0.86	5.8	70±10	3.5±5	420±10	α線，低エネルギーβ線，高速中性子線

【注1】有機シンチレータでは，アントラセンの発光効率を**基準**(100%)としている。
【注2】プラスチックシンチレータおよび液体シンチレータには多くの種類があり，種類によってそれぞれの値が異なる。

■ 有機シンチレータの発光機構

有機シンチレータの発光は，無機シンチレータと異なり，**分子の励起**（分子エネルギー準位間での遷移）によって生じる。従って，**分子の種類**によって定まるものであって，その物理的状態（固体，液体，気体）には依存しない。有機シンチレータの発光機構について，**図5**を見ながら理解しよう。

図5 原子間距離rと分子のポテンシャルエネルギーUとの関係（分子ポテンシャルエネルギー曲線）

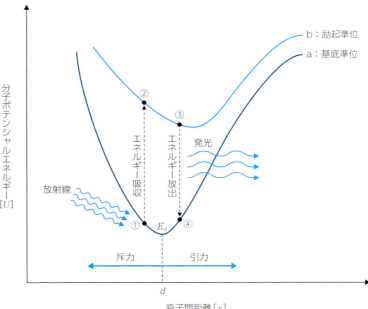

【図5の説明】

　有機シンチレータの発光機構は，図5が示すとおり，分子のポテンシャルエネルギー（「a：基底準位」と「b：励起準位」との差）によって説明される。以下，図5中の記号と照らし合わせながら学習しよう。

(1) 通常，外からエネルギーが加わらない限り，分子エネルギーは，基底準位のなかでも最も低い位置（E_d）にあるが，**常温**ではE_dよりやや高い位置①にある。

(2) 放射線が照射されると，その**エネルギーを吸収**し，「b：励起準位」の②の高さまで**励起**する。

(3) 「b：励起準位」のなかでもやや高いところにある②の位置は不安定であるため，**熱**としてエネルギーを放出し，安定な位置③に落ち着く。

(4) 「b：励起準位 ③」から「a：基底準位 ④」へ，**蛍光**を放出（**エネルギーを放出**）しながら遷移するが，さらに，余分なエネルギーを**熱**として放出し，元の位置①に戻ることになる。

> **MEMO**
> 液体シンチレータでは，放射線エネルギーが吸収されるとまず**溶媒分子**が励起する。その後，溶媒分子から溶質分子にエネルギーが移行し発光するという経過を辿る。

■ 代表的な有機シンチレータの特徴について

①アントラセン，スチルベン

・アントラセンは有機シンチレータのなかでは最も発光効率が**高く**（有機シンチレータの発光効率の基準），減衰時間が**長い**（30 ns）。
・主として，**β線測定**のほか，α線や高速中性子線の測定にも利用されていたが，有用性の点から現在はあまり利用されていない。

②プラスチックシンチレータ（図6）

　有機シンチレータを**スチレン**や**ビニールトルエン**などの有機溶媒に少量溶かし，高分子化（ポリスチレンなど）したものである。

図6 プラスチックシンチレータ

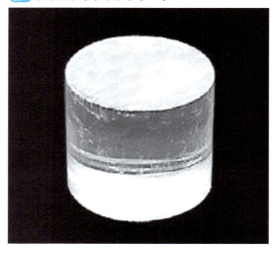

- 荷電粒子（α線やβ線など），γ線，**高速中性子線**など幅広く利用されている。
- 材料が安価であり，**大型**のシンチレータ（→「**自己吸収**[*7]」が無視できない）が容易に製作できる。また，**きわめて薄い**（20 μg・cm^{-2}）シンチレータを作ることも可能であるため，**重イオン測定**にも利用できる。
- 減衰時間が短い（2〜3 ns程度）ため，同時あるいは反同時計数などの**高速計測**に適している。
- 相対感度はあまり高くない。特に，電離密度の高い放射線（α線など）に対して発光効率が低い。また，エネルギーとパルス波高との直線性が悪い。

③液体シンチレータ（図7）

- 安価かつ大容積のシンチレータを容易に作ることが可能である。
- 液体の放射性物質をシンチレータ溶液に直接溶解して測定するため，試料の**自己吸収がない**。
- **4π測定**が可能であるため幾何学的効率の**補正が不要**である。
- 主として，「**低エネルギーβ線核種**（^{3}H［18.6 keV］や^{14}C［157 keV］）」の測定に使用されるが，α線や高速中性子線の測定にも利用される。
- 荷電粒子の種類による減衰時間の差違を利用した「**パルス波形弁別測定**」ができる。

Term a la carte

*7 （シンチレータの）自己吸収
生じた蛍光をシンチレータ自身が減衰させること。

図7 液体シンチレータ

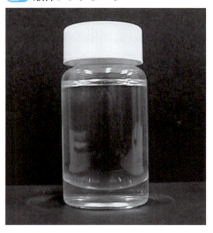

3 気体シンチレータ

　キセノン(**Xe**)や**クリプトン**(**Kr**)，アルゴン(Ar)といった**希ガス**もシンチレータとして利用されることがある。測定対象線種は**α線**や**重荷電粒子**であり，MeV以上のγ線には不向きである。

　気体シンチレータの長所はなんといっても**減衰時間が短い**（約1ns前後）こと，また，入射荷電粒子のエネルギーと発光量との**比例性が良好**であることなどである。しかし，発光量が比較的**小さい**（→ シンチレーション効率が**低い**）うえに，発光波長は**紫外線領域**であるため，光電子増倍管の感度波長と一致しないという短所がある。そのため，近紫外領域にも高い感度をもつ光電子増倍管を用いる必要がある。あるいは，波長変換剤（波長シフタ）を入射窓壁に塗るか，適当なガス（窒素など）を気体シンチレータに添加するなどして，発光波長を紫外域よりも**長波長領域へ移す**工夫が必要となる。なお，波長シフタなどを用いることで減衰時間が多少**伸びる**ことは避けられない。

3 「光電子増倍管」とは？

　一般に，**発光現象**を利用した検出器と組み合わせて用いられ，微弱な**光信号**を**電子**に変換するとともに，その電子を**増幅**して出力するという機能を合わせもつ（図8）。

図8 光電子増倍管（2インチ）の外観

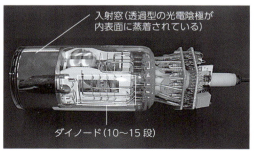

a　横から

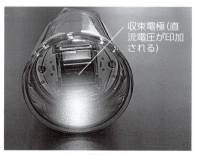

b　正面から

シンチレータから放出される**蛍光**（光信号）も微弱であるため，光電子増倍管との組合せで使用される。シンチレータから放出された蛍光は，光電子増倍管の前面にある**光電陰極**に導かれ**光電子に変換**される（「光電効果」）。光電子は収束電極をとおり，「多段電極（**ダイノード**）」によって**増幅**され，「陽極（**アノード**）」からパルス信号として出力される。さらに，詳しい構造について，図9を見ながら学習しよう。

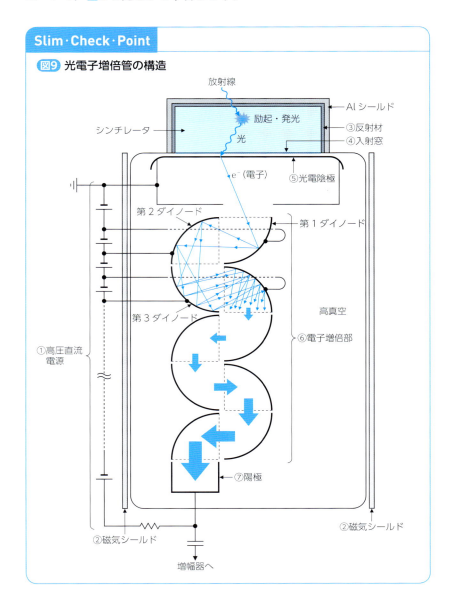

図9 光電子増倍管の構造

【図9の説明】
①**高圧直流電源**：ダイノードからの**二次電子を加速**するため，第1ダイノードから陽極に至るまで，50〜150V程度ずつ高い**正電位**が加えられている。ただし，光電陰極と収束電極の間はその電位より**いくぶんか高め**になっている。従って，光電子増倍管全体にかかる電圧は約1,000〜2,000Vになる。

また，光電子増倍管の「**電流増倍率M**[*8]」は「**二次電子放射率δ**[*9]」に依存し，二次電子放射率δは印加電圧に依存する。結果として，印加電圧の変動は**電流増倍率**に大きな変動（印加電圧1％の変動で，増倍率は8～10％の変動を受ける）を与えることになるため，**安定度の高い**高圧直流電源（変動率0.01％以下）が要求される。

② **磁気シールド**：光電子増倍管内部の二次電子が，外部からの磁場（地磁気や漏洩磁場）の影響を受けると**増倍率が変動**する。それを避けるために，**透磁率の高い**「**μメタル**」や「**パーマロイ（Fe 78％とNi 22％の合金）**」といった物質で増倍管全体を覆う必要がある。

③ **反射材**：酸化マグネシウム（MgO）または酸化アルミニウム（Al_2O_3）が**薄く塗布**されている。シンチレータ内の蛍光を**乱反射**させ，最終的に光電陰極へ導く役目をもつ。不要な二次電子や消滅放射線の発生確率を下げるため，薄く塗布することが必要である。

④ **シンチレータとの接合面および入射窓**：シンチレータと入射窓とを直接結合させる場合，接合面には透明性で粘着性のあるシリコングリスなどが利用される。これにより，シンチレータからの光の屈折率の変化を軽減できるため，**反射を小さく**することが可能となる。

　⇒ 直接，接合するのが困難な場合は，光パイプ（「**ライトガイド**」）という光伝導体を使用する。光パイプには，**ルサイト**（**屈折率約1.5**）や水晶，ガラスなどが用いられる。

　⇒ 入射窓には，測定する光の**波長**に合った材質を選択する必要がある。

・**硼硅酸ガラス**：約300nmから近赤外線領域の光を通し，最もよく用いられる。紫外線の検出には不適。**ノイズ**の原因となる^{40}Kをほとんど含まない「**Kフリーガラス**」というものもあり，シンチレーションカウンタでは入射窓だけでなく側面までその材質を用いたものがある。

・**UV透過ガラス**：185nmまでの紫外線をよく透過する。波長シフタを含まない光やチェレンコフ光の測定に適する。

・**合成石英**：160nmまでの紫外線をよく透過する。用途はUV透過ガラスと同じ。

・**MgF_2ガラス**：115nmまでの紫外線を透過する。若干，潮解性がある。

⑤ **光電陰極（光電面）**：シンチレータからの光を光電子（光電効果による）に変換する。その変換効率（「**量子効率QE**[*10]」）は20～30％程度である。材質には，仕事関数が低いアルカリ金属を主成分とした半導体化合物が用いられ，その多くはCsとほかの金属元素との組み合わせである。代表的な光電陰極の**種類**としては，

・**S−11（Cs−O−Sb）**：古くから使われており，紫外光から可視光まで幅広い感度をもつ。主として，「**反射型**[*11]」で用いられる。

・**バイアルカリ（K−Cs−Sb，Rb−Cs−Sb）**：2種類のアルカリ金族元素を含む。S−11（Cs−O−Sb）とよく似た「**分光感度特性**[*12]」を示すが，熱電子放出（自発雑音）が**低く**，感度が**高い**という長所をもつ。

また，「分光感度がNaI（Tl）シンチレータ」の発光波長分布とよく一

Term a la carte

*8 電流増倍率M

陽極からの出力電流（陽極電流）I_{out}と陰極からの光電子流（陰極電流）I_{in}との比（I_{out}/I_{in}）。従って，二次電子放射率δのダイノードがn段あるとすれば，電流増倍率Mは，

$$M = \delta_1 \cdot \delta_2 \cdot \delta_3$$
$$\cdots\cdots \delta_n = \delta^n$$

と表される。$\delta = 4$，$n = 10$段とすれば，電流増倍率Mは10^6（倍）になる。一般に，$10^5 \sim 10^7$（倍）程度である。

*9 二次電子放射率δ

入射電流に対する二次電子の比を「二次電子放射率δ」といい，ダイノード1段当たりの増倍率で表される。一般に，$\delta = 2 \sim 5$（倍）程度である。

Term a la carte

10 量子効率QE

光電陰極の感度の表し方の1つで，次式で表される。

量子効率QE=（放出される光電子の数／入射した光子の数）×100[％]

光電陰極に使用される物質（種類）や入射光子のエネルギー（波長）によって大きく異なるが，大体，20～30％程度である。

*11 反射型

光電陰極には「透過型」と「反射型」がある。透過型は光学的に透明な入射窓に薄膜の光電陰極物質が蒸着させてあるため，入射光と光電子の**放出方向が同じ**である。それに対し，反射型では金属板上に光電陰極が形成させてあるため，光電子が入射光と**反対方向**に放出される。

致しているため(図10)，放射線計測に広く用いられる。
- トライアルカリ(Na-K-Cs-Sb)：紫外から近赤外光にわたる広い波長領域と高い感度をもつ。

などがあげられる。

⑥ **電子増倍部**：10～15段の**ダイノード**で構成される。加速された電子は，2～5倍の二次電子を放出する(「二次電子放射率」)。ダイノードの材質には，BeO，MgO，Cs_3Sb，GaP(Cs)などが用いられる。ダイノードとダイノードの間には「**収束グリッド**(**図10の点線部分**)」が置かれており，二次電子を次のダイノードへ効率よく集める役目をしている。

⑦ **陽極(集電極)**：ダイノードで増幅された電子を収集し，電流信号をプリアンプに送る。

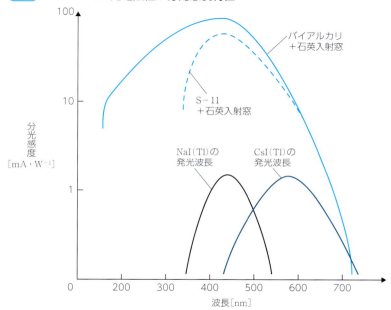

図10 バイアルカリ光電陰極の分光感度特性

Term a la carte

＊12 分光感度特性
光子の波長と分光感度との関係。ある波長における光電陰極の感度を「分光感度S」といい，次式で表される。

分光感度$S=$
光電面からの電流[A]
／入射光のエネルギー[W]

なお，分光感度特性および分光感度はそれぞれ「感度波長分布」および「放射感度」ともよばれている。

MEMO

光電子増倍管は，放射線を照射しなくても光電陰極から熱電子を常に放出している。これは，光電子増倍管の熱エネルギーが光電陰極に吸収されることによって起きる現象(「**熱電子放出**」)で，陽極暗電流の主な原因となっている。室温であっても，毎秒約10^5個の電子を放出しているといわれており，これを下げるには光電陰極を**冷却**することが最も有効な方法である。なお，ダイノードからの熱電子放出もあるが，光電陰極と比較して暗電流への寄与は小さい。

4 代表的な「シンチレーション検出器」について

すでに，本項の「1 シンチレーション検出器とは？」(117ページ)で，シンチレーション検出器の概要について説明したので，ここでは実際によく利用されているシンチレーション検出器(装置)について学習しよう。

■ シングルチャネルNaI(Tl)シンチレーション波高分析器

光子(X線，γ線)は，NaI(Tl)シンチレータ検出器に入射すると検出器の外壁(Alケース)やシンチレータと相互作用(**光電効果，コンプトン効果**など)を起こして電子(光電子，コンプトン電子など)を生成する。また，電子もシンチレータとの相互作用(**電離や励起**)によってエネルギーを付与するため，シンチレータは付与エネルギーに比例した量の**光**を発する。光は光電陰極で**光電子**に変換され，この光電子は光電子増倍管内にあるダイ

ノードで増倍（$10^5 \sim 10^7$）された後，陽極で収集され，電気信号（パルス）として前置増幅器，主増幅器，波高弁別器に送られる。波高弁別器には，上限波高弁別器と下限波高弁別器が備えられており，**微分計測**では上限波高弁別レベルと下限波高弁別レベルの間（ウィンドウ幅ΔE）に入ったパルス数のみを計測する。

積分計測においては下限波高弁別レベルを超えたすべてのパルス数を計測する（図11）。

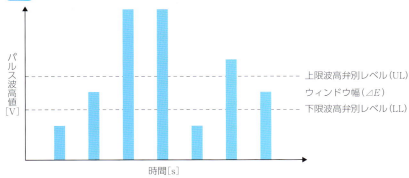

図11 積分計測および微分計測の概念

図11において，積分計測の場合，下限波高弁別レベル（LL）を超えているパルス数は5本であるから5カウントとなる。微分計測の場合，ウィンドウ幅（ΔE）のなかに入っているパルス数は2本であるから2カウントとなる。

さて，図11のような計測状況において，例えば，放射性物質^{137}Csからの放射線を**微分計測**したらどうなるだろう。測定方法は，「ウィンドウ幅（ΔE）を一定にしたまま下限波高弁別レベル（LL）だけを順次上げては計数率測定，上げては計数率測定」と，ひたすらくり返し，**パルス波高値を横軸に，計数率を縦軸に**プロットしていく。すると，パルス波高値と計数率との関係のグラフ（図12）が描けるのがわかるであろうか。これは，一般に**微分曲線**といわれるが，横軸のパルス波高値をエネルギーに変換（パ

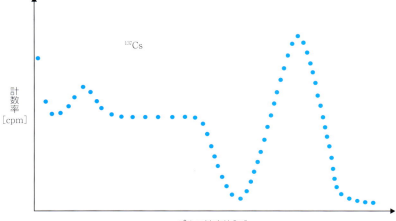

図12 パルス波高値と計数率の関係

ルス波高値はエネルギーと比例関係にある)すれば，いわゆる「**エネルギースペクトル**」とよばれるものとなる。点と点を線で結んでいないのは理解しやすくするためで，グラフ中の点(●)の数だけ計数率測定を行ったことになる。このようにシングルチャネル波高分析では，下限波高弁別レベルを上げては計数率測定，といった作業をくり返し行わないとスペクトは得られない(相当な時間がかかる)が，次に説明する「**マルチチャネル波高分析器**」であれば，この作業が**1回**ですむ。

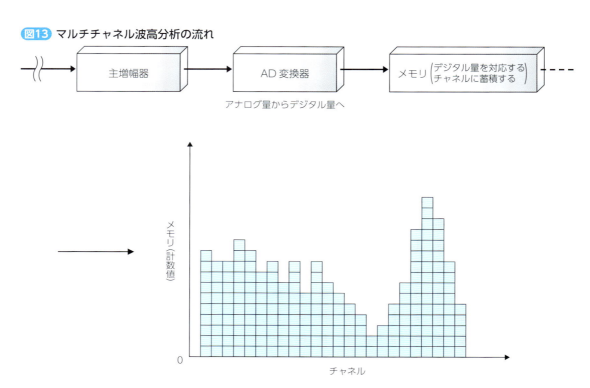

図13 マルチチャネル波高分析の流れ

■ マルチチャネルNaI(Tl)シンチレーション波高分析器

考え方としては，先述したシングルチャネルといったような**単一のチャネル**ではなく，**多数**(=マルチ)のチャネルがある，ととらえればよいが，実際に，シングルチャネルを単純に多数設けて，アナログ量である電圧パルスをそのまま検出してカウントすることには無理がある。そこで，実際には，主増幅器(比例増幅器)からの**パルス波高値**(アナログ量)を「**アナログ・デジタル変換器(ADC：analog to digital converter)**[*13]」によって**デジタル量**に変換した後，メモリ(記憶装置)内の対応するチャネルに**蓄積**する。順次，パルス波高値を分類しながらメモリに集めると，横軸が**チャネル**で縦軸が**計数値(率)**のヒストグラム(**微分曲線**)ができあがる(図13)。あとは，チャネルとγ線エネルギーとの関係が校正されれば，**エネルギースペクトル**となる。例として，^{137}Csのエネルギースペクトルを**エネルギー分解能**(エネルギー測定や放射能測定，核種分析などにおいて重要)の求め方とともに図14に示す。また，図中の番号(ピークなど)については，【図14の説明】を参照しながら学習しよう。

Term a la carte

*13 アナログ・デジタル変換器 (ADC：analog to digital converter)
パルス波高(アナログ量[Volts])を**チャネル数**(デジタル量[Channel])に変換する電子回路。

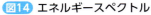

図14 エネルギースペクトル

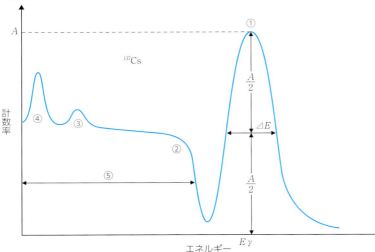

エネルギー分解能 [%] の求め方

光電ピーク（①）の計数率（A）を2等分する。2等分した高さで得られる光電ピークのエネルギー幅をΔEとすると、

$$\text{エネルギー分解能} = \frac{\Delta E}{E_\gamma} \times 100 \, [\%]$$

で表される

図15 ウィルキンソン型ADCの動作原理

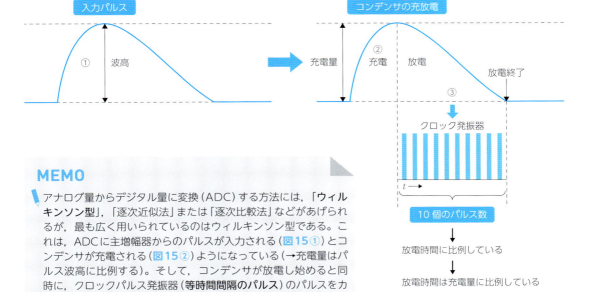

MEMO

アナログ量からデジタル量に変換（ADC）する方法には、「ウィルキンソン型」、「逐次近似法」または「逐次比較法」などがあげられるが、最も広く用いられているのはウィルキンソン型である。これは、ADCに主増幅器からのパルスが入力される（図15①）とコンデンサが充電される（図15②）ようになっている（→充電量はパルス波高に比例する）。そして、コンデンサが放電し始めると同時に、クロックパルス発振器（等時間間隔のパルス）のパルスをカウントし始め、放電終了とともにパルスのカウントを終了させる（図15③）。従って、カウントされた**パルス数**は、ADCに入力された**パルス波高**とも比例している、という動作原理を利用した方法である。

【図14の説明】

① 光電ピーク：入射光子（X線、γ線）の全エネルギーE_γを示している。

⇒ 光電効果が起こると $(E_\gamma - \phi)$ のエネルギーをもつ**光電子**が放出される。そのエネルギーがシンチレータに吸収されるとともに、ϕ（＝光電子になる前の軌道電子結合エネルギー）も、オージェ電子や特性X線のエネルギーによって補われるため、結果的に全エネルギーE_γの位置にピークが現れる。

Ex. ^{137}Csの場合，$E_\gamma = 0.662[\mathrm{MeV}]$である。

② **コンプトン端**：コンプトン反跳電子の最大エネルギー**E**$_{\max}$を示している。

⇒ コンプトン効果によって**光子が180°散乱**したとき，**反跳電子は最大のエネルギーを得る**。そのときのエネルギー$E_{\max}$は次式，

$$E_{\max} = \frac{E_\gamma}{1 + \frac{0.51}{2E_\gamma}} [\mathrm{MeV}]$$

E_r：入射光子のエネルギー[MeV]

で導かれ，この値がコンプトン端(コンプトンエッジ)の位置に相当する。

Ex. ^{137}Csの場合，$E_{\max} = 0.48[\mathrm{MeV}]$となる。

③ **後方散乱ピーク**：コンプトン散乱光子の最小エネルギー**E**$_{\min}$を示している。

⇒ コンプトン効果によって，**光子が180°散乱**したとき，**散乱光子自身は最小のエネルギー**となる。そのときのエネルギー$E_{\min}$は次式，

$$E_{\min} = \frac{E_\gamma}{1 + \frac{2E_\gamma}{0.51}} [\mathrm{MeV}]$$

E_r：入射光子のエネルギー[MeV]

で導かれ，この値が後方散乱ピークの位置に相当する。

Ex. ^{137}Csの場合，$E_{\min} = 0.18[\mathrm{MeV}]$となる。

④ **K-X線ピーク**：^{137}Csの壊変生成物である^{137m}Baは約10％の確率で「**内部転換**」を起こす。この場合，^{137}Csの軌道電子が1個不足する(**K殻電子**の確率が最も大きい)ため，外殻電子の遷移が起きる。その際，**K-X線**が放出されて光電ピークが形成される。

Ex. ^{137}Csの場合，37[keV]の位置にピークが形成される。

⑤ **コンプトン領域**：さまざまなエネルギーのコンプトン反跳電子が形成する分布。

Ex. 0〜反跳電子の最大エネルギー$E_{\max}$まで分布するので，^{137}Csの場合，0〜0.48[MeV]までの分布となる。

以上，マルチチャネルNaI(Tl)シンチレーション波高分析器は，**核種分析**(**図16**参照)，放射能測定などに利用されている。また，シングルチャネルと異なり短時間での測定が可能であるため，**短半減期核種**に有効であるといえる。

> **MEMO**
> **内部転換**
> 一般に，励起した原子核はγ線を放出して安定状態になろうとするが，その励起エネルギーをすべて軌道電子(K殻の電子の確率が高い)に与えて安定状態となることがある。これを「内部転換」という。この際，放出された電子は「内部転換電子」とよぶ。

図16 NaI(Tl)シンチレーションスペクトロメータによる核種分析

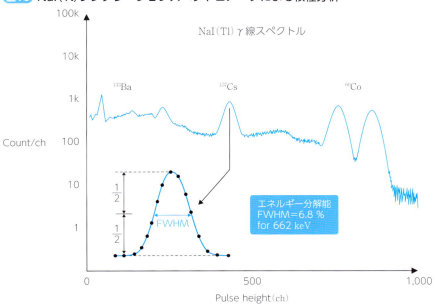

■ ウェル型NaI(Tl)シンチレーション検出器

　読んで字のごとく，NaI(Tl)シンチレータに**井戸型の穴**を開けた構造になっているため，*in vitro*検査のような試験管内の**γ線**試料（血液や尿など）を効率よく測定できる。「ウェル型NaI(Tl)シンチレーション検出器」の外観を図17に，構成を図18に示す。

図17 ウェル型シンチレーション検出器の外観

バックグラウンドを減らすために検出器の周囲は鉛で遮へいしてある

ここに試料を入れる

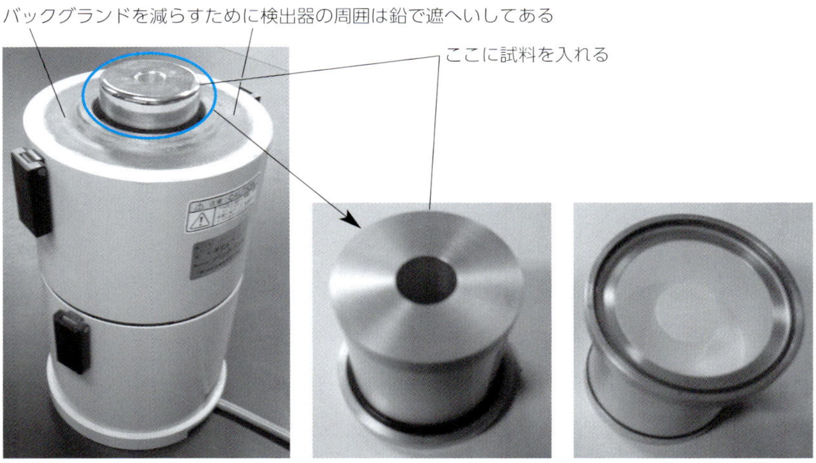

a　本体　　b　シンチレータ（上蓋付）　　c　シンチレータ（上蓋無）

図18 ウェル型NaI(Tl)シンチレーション検出器の構成

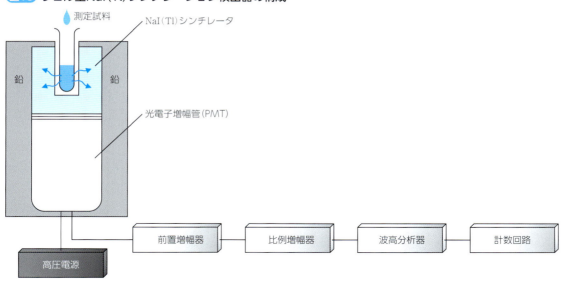

ウェル型NaI(Tl)シンチレーション検出器の特徴として，

① 幾何学的効率が非常によい。
　⇒試料の溶液量によっては，100％近い計数効率が得られる。
② 試料容積（図19a），位置（図19b），試験管材質（図19c）などが異なると計数効率が変わる。
　⇒測定試料の容積はできるだけ一定（定量）にすること。

などがあげられる。

図19 ウェル型NaI(Tl)シンチレーション検出器による計数効率の変化

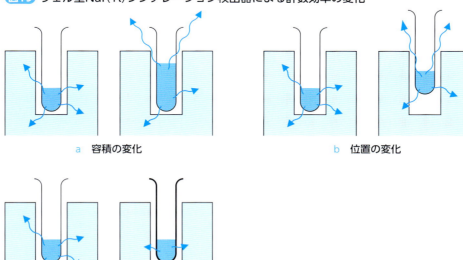

a　容積の変化　　　　　　　　　b　位置の変化

c　試験管材質（厚さ）の変化

■ 液体シンチレーションカウンタ

「**液体シンチレーションカウンタ**（LSC：liquid scintillation counter）」は、主として、^{3}H や ^{14}C といった**低エネルギーβ線核種**（→ほかの検出器で効率よく測定するのは困難）や**α線放出核種**の放射能測定に用いられる。

装置の外観を図20に、構成について図21に示した。図20からわかるように、試料から放出された蛍光は2本の光電子増倍管で受け止められ、**同時に出力**されたパルスだけがカウントされる。つまり、**時間的に無関係**に出てくる光電子増倍管からの**熱雑音は除去**（→同時に入ってくる確率は低い）されるような仕組みになっており、**SN比の向上**に繋がっている。また、加算回路は、両方から入ってきたパルスを同時増幅して大きなパルスを出力させるという役目をもつ。

> **MEMO**
> 液体シンチレーションカウンタは、^{3}H で約60%以上、^{14}C で約90%以上の計数効率をもつ。

図20 液体シンチレーションカウンタの外観

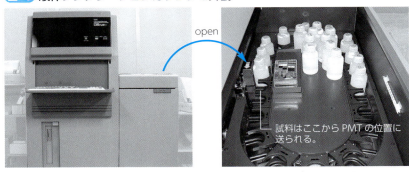

a 液体シンチレーションカウンタ　　b サンプルチェンジャー

図21 液体シンチレーションカウンタの構成

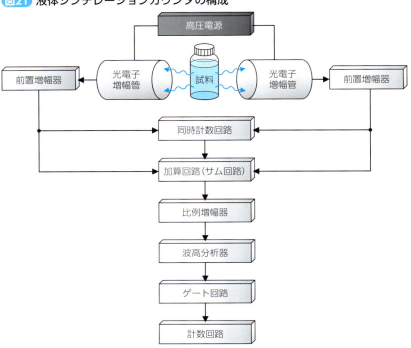

測定に使用される液体シンチレータは，次のような有機溶媒と溶質（蛍光体と波長シフタ）からなる。

> 溶媒：トルエン，キシレン，ジオキサンなど
> 第一溶質（蛍光体）：PPO（2,5-diphenyl oxazole），butyl-PBD など
> 第二溶質（「波長シフタ*14」）：POPOP，DMPOPOP，bis-MSB など

この溶質および溶媒によって作成された液体シンチレータ（完成品が市販されている）に放射性試料を**溶解**して測定するため，

> ①液体試料の直接測定ができるため，試料自身の**自己吸収**がない。
> ②検出器窓による放射線の吸収がない。
> ③幾何学的効率が4πである。
> ④減衰時間の差違を利用したパルス波形弁別測定ができる。

といった長所を多く備えている反面（「有機シンチレータ」122ページ），**クエンチング**（消光作用）という大きな短所をもっている。「クエンチング」とは，試料がシンチレータに溶解しているため純粋なシンチレータと比較して，シンチレーション光の**出力が低下**する現象である。従って，パルス波高も低下するため，計数効率の減少に繋がる。クエンチングには，

①**化学クエンチング**：溶質の**発光以前**に起きるクエンチング。
　⇒ 放射線エネルギーは，まず**溶媒**を励起させる。その後，溶媒の励起エネルギーは**溶質**へ移行する過程で生じるクエンチングで，詳しく解明されていない。なお，前者（放射線－溶媒間）のクエンチングの影響よりも後者（溶媒－溶質間）の影響のほうが大きい。

②**酸素クエンチング**：溶媒から溶質へのエネルギー伝達は**溶存酸素**によって阻害される。
　⇒ 溶存酸素量が多いほど計数効率は低下する。エネルギー移行の観点からすると化学クエンチングに含まれる。

③**色クエンチング**：試料に**色**があることによるクエンチングで，溶質の発光以降に起きる。
　⇒ 蛍光の一部が吸収され，計数効率が低下する。**発光スペクトルと吸収スペクトルとの重なり**によるクエンチングなので，波長シフタの利用で避けられる場合がある。

④**濃度クエンチング**：発光量は溶質の**濃度**によって変化する。
　⇒ 低濃度では，濃度の増加に伴いエネルギー移行確率も増すため，発光量も増加する。しかし，発光量が最大値に達するほど高濃度になると**溶質の自己吸収**が起こり，発光量の低下を招く。

などがあげられる。また，クエンチングの補正方法には，①外部標準線源法，②内部標準線源法，③試料チャネル比法，④効率トレーサ法などがある（詳細は222ページを参照）。

■ NaI(Tl)シンチレーション式サーベイメータ

NaI（Tl）シンチレーション式サーベイメータは，電離箱式サーベイや

Term a la carte

*14 波長シフタ（第二溶質）

第一溶質（PPOなど）である蛍光体からの発光波長は短波長（～360nm）であるため，光電子増倍管の感度波長域（370～nm）と**一致しない**場合が多い。その場合，第一溶質からの蛍光波長を**長波長側へシフト**しなければならず，この役目を担うのが「波長シフタ（DMPOPOPなど）」である。波長シフタにより蛍光の減衰時間が幾分か長くなるのが欠点である。

MEMO

液体シンチレーションカウンタでのチェレンコフ光の測定

チェレンコフ光を液体シンチレーションカウンタで測定することは可能である。ただし，発光効率が粒子エネルギーの1/1,000程度しかなく，チェレンコフ光の波長領域が広いことから色クエンチングの影響を受けやすい。しかし化学クエンチングは起きない長所がある。

GM式サーベイメータと比較すると，γ(X)線に対して最も**検出感度が高い**(エネルギー特性は1番悪い)ため低バックグラウンドレベルの簡易サーベイに用いられる。検出部は，NaI(Tl)シンチレータと光電子増倍管で構成(プローブ)されており，測定部本体から取り外して使用できるようになっている(図22, 23)。方向特性は，光電子増倍管および電子回路などにより，**後方で非常に悪くなる**。また，熱雑音などを取り除くため，ディスクリミネータにより，あるエネルギーレベル以下(50〜100[keV])の信号パルスをカウントしないようになっているので注意を要する。一般に，測定値はメータおよびデジタル表示され，GM計数管式同様cpm表示に加えて，μSv/h単位で読み取れるようにした2重表示パネルのものが多い。

図22 NaI(Tl)シンチレーション式サーベイメータ

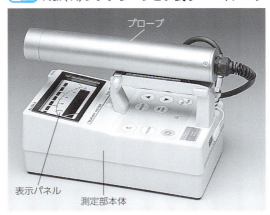

図23 NaI(Tl)シンチレーション式スペクトル・サーベイメータ

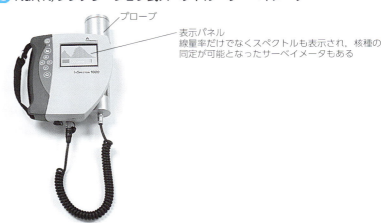

表示パネル
線量率だけでなくスペクトルも表示され，核種の同定が可能となったサーベイメータもある

測定可能な線種はシンチレータによって異なり，γ(X)線にはNaI(Tl)やCsI(Tl)シンチレータが，α線にはZnS(Ag)(図24)，CsI(Tl)シンチレータが，β線にはプラスチックシンチレータが，中性子にはZnS(Ag)とルサイトを組み合わせたシンチレータが用いられ，最近では線種によって検出部の交換が可能なサーベイメータもある。そのほか，医療現場や研究所向けに開発された[125]I用(**低エネルギーγ線用**)サーベイメータなども市販さ

れている。

図24 ZnS(Ag)シンチレーション式サーベイメータ（α線用）

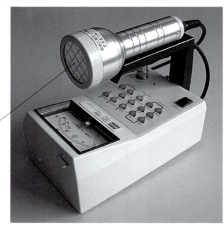

ZnS(Ag)シンチレータは，光によって擬似計数するため，アルミ蒸着マイラ（厚さ≈1mg・cm^{-2}）で遮光されている。

例題

Q α線の検出に向いているシンチレータはどれか。**2つ選べ。**
1. アントラセン
2. BGOシンチレータ
3. LiI(Eu)シンチレータ
4. NaI(Tl)シンチレータ
5. ZnS(Ag)シンチレータ

A 1，5

5 半導体検出器

放射線の計測装置

1 固体に放射線が入射すると？

　固体中に**電場**が形成されているとき，荷電粒子（光子の場合は相互作用によって生じた二次電子）が入射すると，その損失エネルギーに比例した数の電子－正孔対が生成され，電子は陽極に，正孔（正電荷をもつ粒子とみなすことができる）は陰極に移動する。この電場をもつ固体は，放射線の入射ごとにパルス状の電流を流すことから，**固体電離箱**として放射線計測に利用されている。

■ 固体電離箱

　ダイヤモンド（C）や硫化カドミウム（CdS）などの結晶に**電極**を装着すると，放射線の入射によりパルス電流が観測される。これらの結晶は，荷電粒子線に対する**「阻止能」が大きい**ことから高エネルギー荷電粒子の検出に用いられる。また，光子に対しても**検出効率が高く**，線量率測定にも有用である。

　光子の検出においては，入射した光子と固体との相互作用により発生する二次電子が固体中でエネルギーを失うことにより行われる。結晶は気体よりも放射線入射による電流パルス発生に必要なエネルギーが**小さい**ため，**高い検出効率**が実現されている。

　一般に，固体検出器は**小型**であり，放射線源周囲の線量分布の計測などにも使用可能である。

2 半導体検出器の放射線検出原理とは？

　「半導体検出器」とは，固体検出器の「固体」に**半導体**[*1]（代表的な半導体に**シリコン（Si）**や**ゲルマニウム（Ge）**があげられる）」を用いたものである。原理的には，「気体電離箱（以下，電離箱）」の気体の代わりに固体である半導体を利用した「**パルス電離箱**」と考えることができる。

　電離箱の電離空洞に相当する**空乏層**や**真性半導体層**に荷電粒子が入射すると，損失エネルギーに比例した数の電子－正孔対が生成される。これは，電離箱内に電子と陽イオンが生成される過程に相当する。生成された電子と正孔は電荷移動（電流）の「**キャリア**[*2]」であり，半導体中の電場に沿って移動するため，放射線が入射されるたびにパルス電流が流れる（→パルスの立ち上がり時間は**非常に短く**，10 ns以下である）。従って，この電流を計測すれば入射放射線の**数**や**エネルギー**を知ることができるという原理である。

MEMO

▍**阻止能**
荷電粒子が物質中の単位長さ当たりに失う平均の運動エネルギー（単位：J·m^{-1}, keV·μm^{-1}など）。物質中で長さ dx を通り，そのとき失った平均の運動エネルギーを dE とすると阻止能 S は，「$S = -(dE/dx)$」で表される。

Term a la carte

＊1　半導体
導体（金，鉄など）と絶縁体（空気，ガラスなど）との中間の抵抗値（抵抗率 $10^{-6} \sim 10^{7}$ Ω·m）をもった導電物質。温度が高くなると抵抗が低くなる性質をもつ。

＊2　キャリア
半導体内において，電気伝導に寄与する「電子」または「正孔」のこと。

■ pn接合型の半導体検出器

電荷のキャリアが**電子**である半導体を「**n型半導体**」，キャリアが正孔である半導体を「**p型半導体**」とよび，いずれの半導体になるかは添加する不純物元素によって決まる。両者を接合させると，電子はn型半導体からp型半導体に流入し，正孔は逆方向に**拡散**するため（**図1a**），接触面を挟んでp型半導体側は「負」，n型半導体側は「正」に帯電した状態になる。このときに形成されるn型半導体とp型半導体の電位差を「**接触電位**」というが，接合面付近では電子と正孔が電気的に**中性な領域（空乏層）**を形成する（**図1b**）。この空乏層に放射線が入射したときに生成される電子−正孔対によるパルス電流を計測するのであるが，単に接合しただけでは形成される空乏層が**狭い（数μm）**ため，放射線の検出効率が低くなる。

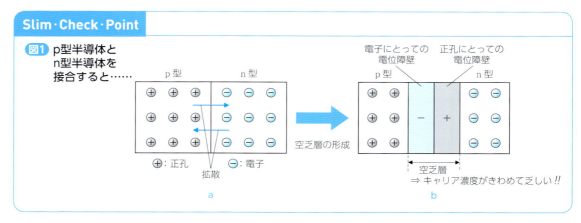

図1 p型半導体とn型半導体を接合すると……

そこで，**外部電圧を印加**することによる**空乏層の拡大**が行われている。p型およびn型の両半導体を接合すると，n型半導体は正に帯電している状態になるが，さらに外部から正の電圧を印加するとn型半導体中の電子がさらに引き寄せられ，空乏層が拡大するのである（**図2a**）。このとき，空乏層の大きさは**印加電圧の平方根**に比例することが知られている。この外部からの印加電圧は，電流を流さない方向の電圧であることから「**逆バイアス電圧**」とよばれる。半導体中の不純物濃度などにより異なるが，数千ボルトの逆バイアス電圧により数mmの空乏層が形成され，放射線計測に利用されている。

図2 pn接合型半導体に逆電圧をかけると……

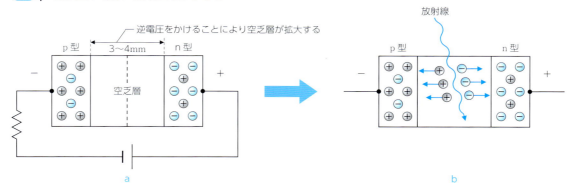

このようにして拡大された空乏層に放射線が入射すると空乏層に電子-正孔対が生じ，逆バイアス電圧による電場勾配によって電流が流れる（図2b）。このパルス電流を解析することで，放射線の数だけではなく**エネルギー**も測定できるのである。

> **MEMO**
>
> 周期律表第Ⅳ族（4価）であるシリコン（Si）やゲルマニウム（Ge）半導体のように，不純物をまったく含まない半導体を「**真性半導体**」という。一方，シリコンやゲルマニウムのような単元素からなる真性半導体に不純物を加えたものを「**不純物半導体**」という。
> 不純物としてリン（P），アンチモン（Sb），ヒ素（As）など，5価の元素を加えたものを「**n型半導体**」といい，これらの不純物を「**ドナー（donor）**」という。また，不純物としてガリウム（Ga），インジウム（In）など，3価の元素を加えたものを「**p型半導体**」といい，これらの不純物を「**アクセプタ（acceptor）**」という。

■ 正孔の生成と移動

電子がとり得るエネルギー準位は**バンド構造**になっており，絶縁体や半導体では物質の最外殻電子の準位である**価電子帯**と電子が移動可能な**伝導帯**の間に「**禁止帯**」が存在する（図3a, b）。禁止帯のエネルギー幅を「**バンドギャップ（禁止帯幅）**」という。従って，絶縁体はバンドギャップが**大きい**ため電気を通しにくい性質となる。一方，金属のような導体は禁止帯をもたず，電場によりエネルギーバンド内の空き準位に価電子が移り**伝導電子**となることから電気伝導性をもつ（図3c）。また，半導体は，絶縁体と同様に禁止帯をもつが，熱，光，電場，磁場などの環境条件により**電気伝導度が変化**する物質である。半導体では，価電子帯の電子が**バンドギャップ以上**のエネルギーを吸収すると伝導帯準位に励起され移動可能となる。

図3 絶縁体，半導体，導体のエネルギーバンド理論

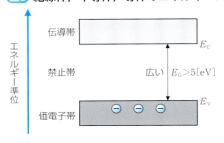
a 絶縁体

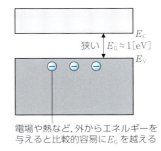
b 半導体

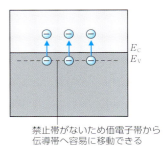
c 導体

E_C：伝導帯の最小エネルギー
E_G：バンドギャップ
E_V：価電子帯の最大エネルギー

価電子帯にあった電子が伝導帯に移動した結果，その電子の空位は**正電荷**が残される形となる。これを埋めるべく隣接の電子が移動するのであるが，見かけ上，正電荷が伝導帯の電子と**逆方向**に移動する（＝「**正孔**」）。

3 半導体検出器の特徴とは？

■ エネルギー分解能

放射線により生成された電子－正孔対は，半導体中の電場に従って移動しパルス電流を生起するが，この出力パルスは半導体中における放射線の**エネルギー損失量に比例**する。従って，検出部の大きさが入射粒子の飛程よりも短ければエネルギー分析は可能であり，計測できるエネルギーは**検出部の大きさ**によりその上限が決定することになる。

半導体のバンドギャップを超えるエネルギー付与により電流パルスは形成されるが，一般に用いられる半導体のバンドギャップは小さく，電子－正孔対生成に必要なエネルギーは**数 eV 程度**（Ge：3.0 eV，Si：3.6 eV，GaAs：4.3 eV，CdTe：4.4 eV）である。この値は，空気のW値（約34 eV）やシンチレータの信号形成エネルギー（100 eVあるいはそれ以上）に比べて かなり**小さい**ため，多数の電子－正孔対が生成される。その結果，**大きな**出力信号が得られ，エネルギー分解能は**非常に良好**な値を示す〔→放射線の種類やエネルギーによっても異なるが，光子では，1 keV以下の半値幅（**FWHM**：full width at half maximum，図4）を示すことも多い〕。

また，固体である半導体は，**密度が空気よりもはるかに大きい**（約1,000倍）ため，比電離の小さい荷電粒子も計測できることから，放射線計測においては非常に有用な検出器である。

> **MEMO**
>
> **FWHM (full width at half maximum)**
> 「半値幅」という。エネルギー分解能の表示法の一つで，エネルギースペクトルにおけるエネルギーピークの広がりの程度を表す。定義上，ピーク計数率の半分の位置（高さ）におけるエネルギー幅で表現する（図4）。

図4 FWHMの求め方

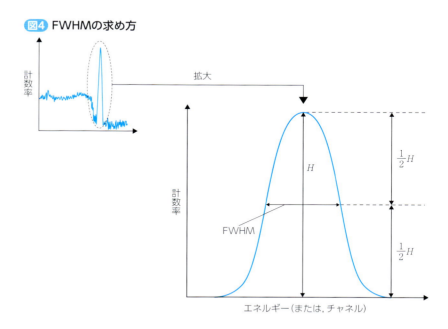

■ 応答時間について

逆バイアス電圧による電場で，電荷キャリア（電子，正孔）を収集する際の**キャリア移動速度**は，計測器の**時間分解能**を決定する重要な因子である。半導体中を移動する電子と正孔の移動速度は**電場の大きさ**に依存するが，気体電離箱における移動速度（電子：約 10^6 cm・s^{-1}，陽イオン：約 10^3 cm・

s^{-1})よりもやや速く($\sim 10^7$ cm・s^{-1}),電極間距離は数 mm であるから,**10^{-8}秒程度**で応答することとなる。より速い応答時間を実現するためには,キャリア移動の妨げとなる結晶構造の欠陥が少ない**高純度**(不純物10^{-8}%程度)で完全な結晶格子であることが必要条件となる。

■ 漏れ電流

n 型半導体の電荷キャリアは**電子**であり,混入した不純物原子の**クーロン力**で束縛されているが,その束縛力は弱く,室温程度の熱エネルギー(0.025 eV)で簡単に束縛から解放され,自由に半導体中を移動する(電流が流れる)ようになる。これは,計測対象である放射線の入射とは**無関係に生じる電流**であり,正確な計測の妨げとなるため,比抵抗が高い半導体を用いるか,あるいは半導体を**冷却**し,電子の移動を抑制する必要がある。このことにより,**高い検出効率**,かつ**高いエネルギー分解能**が実現されるのである。

4 代表的な半導体検出器とは？

■ pn 接合型 Si 半導体検出器

先述したとおり,最も基本的な半導体検出器である。p 型半導体と n 型半導体を面接合させ,逆バイアス電圧を印加して使用する(**図2**参照)。入射放射線は空乏層内で全エネルギーを消費しなければならないが,pn 接合型は**空乏層が薄い**(3~4 mm)ため,X 線,γ 線や長い飛程を有するような粒子線の計測には不向きであり,**α 線や低エネルギー β 線**などの荷電粒子のエネルギー分析に使用される。

■ 表面障壁型 Si 半導体検出器

n 型半導体の Si 結晶の表面を化学的にエッチングした後,表面を**軽く酸化**させる条件のもとで,**金の薄膜**(100 μm・cm^{-2}程度)を蒸着し電極(→保護膜を兼ねている)にする。この工程により,Si 半導体の表面は p 型となる(**図5**)。

図5 表面障壁型 Si 半導体検出器

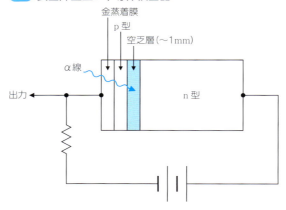

一方，p型Si結晶を表面障壁型半導体に加工する場合は，**アルミニウム**を蒸着して電極にする。

空乏層の大きさは，逆バイアス電圧よりも表面に形成されるp型層（**酸化層**）の厚さで決まり，2 mm程度の厚さが**限界**（→通常の空乏層厚は1 mm以下）であるため，主として，**重荷電粒子**や**α線測定**（スペクトル測定が可能）に向いている。

欠点としては，

①光に感じる（→室内光は高い雑音をもたらす）
②入射窓は損傷を受けやすい
　（→直接触れることは絶対に避ける）

などがあげられる。

■ リチウムドリフト[*3]型半導体検出器

Term a la carte

*3　ドリフト
印加電圧のもとで半導体内をキャリアが移動すること。

p型半導体の単結晶（SiまたはGe）表面にアルカリ金属である**リチウム**（Li）を拡散して，まずはLiドナーによる**n層**をつくる（拡散による**pn接合**となる）。次に，**加熱**（→リチウムイオンの移動度を上げるため，Si：120〜160℃，Ge：40〜50℃）しながら**逆電圧**を印加すると，リチウムイオン（Li^+）は電場によって**p層**へゆっくりと移動する。この移動は，ドリフト領域中のあらゆる場所において全空間電荷が「0」になるまで続く（→数日から数週間かかる）。この方法（ドリフト法）によれば，リチウムドリフト型シリコン検出器で5 mm，リチウムドリフト型ゲルマニウム検出器では**10〜15 mm**ものドリフト領域（→**空乏層**に相当）が実現できる。なお，ドリフト領域は「**真性領域**（intrinsic region）」あるいは単に「**i領域（i層）**」とよぶことから，この形の半導体構造を「**p−i−n型**」ともいう（図6）。

図6 リチウムドリフト型半導体検出器

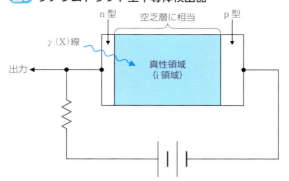

リチウムドリフト型半導体検出器における真性領域は，pn接合や表面障壁型の空乏層と比較して**厚い**ため，比電離の小さい電子に対する検出効率も高い。従って，リチウムドリフト型半導体検出器は，X線，γ線および電子（β）線の計測に利用されている。特に，Ge（Li）型は原子番号が大きく（Z＝32），真性領域も広いことから**X線**，**γ線**のスペクトル測定に，Si（Li）型は原子番号が小さく（Z＝14），真性領域も狭いことから**電子（β）線**

や**低エネルギーX線**のスペクトル測定に用いられる。

リチウムドリフト型半導体の欠点としては，ドリフトしたリチウムの分布は**室温程度の熱**によっても乱れを生じることである（→漏れ電流が増大し，エネルギー分解能が劣化する）。特に，このことはGe(Li)型で顕著であるため，**液体窒素**（LN_2，$-196℃$）によって常時，**冷却**しておくことが必要である。Si(Li)型は，Ge(Li)型よりもバンドギャップが**大きい**ため室温での保存も可能であるが，できれば冷却しておくことが望ましい。

リチウムドリフト型半導体検出器はその形状によって，プレーナ型，同軸型，クローズドエンド（同軸）型などに分類される（図7）。プレーナ型は，円柱状あるいは板状のp型結晶の片側からリチウムをドリフトし，同軸型は円柱状結晶の外周側面から中心に向けてドリフトして製造される。同軸型は空乏層を大きくすることが可能であり，プレーナ型は$30\,cm^3$程度の有感体積であるが，クローズドエンド（同軸）型検出器では，$1,000\,cm^3$程度の大きさの有感体積まで作成可能である。

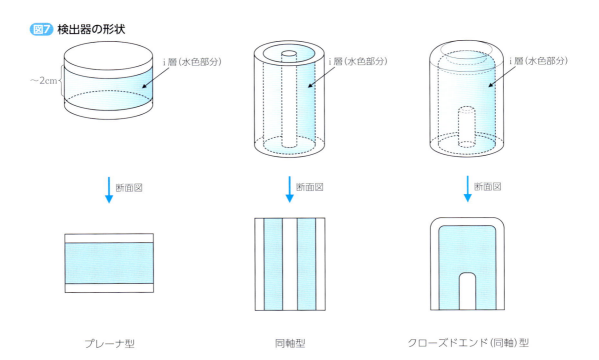

図7 検出器の形状

プレーナ型　　同軸型　　クローズドエンド（同軸）型

■ 高純度ゲルマニウム検出器（図8）

1980年代より，リチウムドリフトゲルマニウムにとって代わり，**高純度ゲルマニウム**が普及し始めた。高純度のゲルマニウム結晶（→Si半導体では高純度の結晶が得られない）では，リチウムドリフトなしで**数cmの空乏層厚**をもつ検出器が作成可能である。p型ゲルマニウム結晶の表面にリチウムを拡散した「n^+型」とn型ゲルマニウム結晶の表面にボロンイオン（B^+）を注入した「p^+型」があり，n^+型には**正**の高電圧（$2～4\,kV$）を，p^+型には**負**の高電圧（$-2～-4\,kV$）を印加して使用する。なお，検出器の**冷却は使用時のみ**で，保管は室温でできるという利点をもつ。

高純度ゲルマニウム検出器は，空乏層の大きさから**X線**，**γ線**の計測に利用されている。

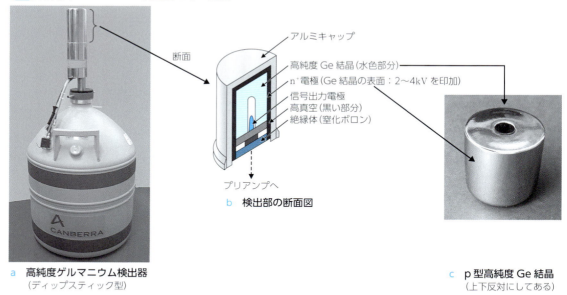

図8 高純度ゲルマニウム検出器とその構造
a 高純度ゲルマニウム検出器（ディップスティック型）
b 検出部の断面図
c p型高純度Ge結晶（上下反対にしてある）

5 その他の半導体検出器とは？

化合物半導体検出器

CdTe，CdZnTe，HgI$_2$などのように2種類以上の元素からなる。比較的原子番号が大きく，光電吸収の確率も高いため，**小型のγ線検出器**を作成することが可能である。逆に，電場強度にもよるがキャリアの移動速度が**遅い**，また，結晶の純度があまり高くないためキャリアの寿命が短く（→キャリアが不純物に**捕獲**される），電荷収集が十分にできない，といった理由により，大型の検出器をつくることができない。従って，幾何学的計数効率および検出効率が悪い，γ線のエネルギーが大きくなる（＞100 keV）とエネルギー分解能が悪くなるといったデメリットがある。

電子式（半導体式）ポケット線量計

常温でも使用可能であるpn接合型Si半導体が検出器として組み込まれており，個人被ばく線量計として利用されている（図9）。

図9 電子式ポケット線量計（X線タイプ）

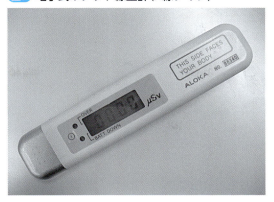

長所として，

1. 線量が随時，**直読**できる。
2. 高感度，線量測定範囲が比較的広い。
   ⇒ 一般用は，1 μSv～10 mSv。高線量用は，1 μSv～100 mSv または1 Svなどがある。高感度のものでは，0.01～100 μSvのものがある。
3. リセットすることで何度でも繰り返し測定が可能。
4. 振動，衝撃，湿度の影響を受けにくい。

などがあげられ，短所としては，

1. 電池式であるため長期間の積算線量の測定はできない。
2. リセットすると測定記録は残らない。
3. エネルギー依存性および方向依存性ともに低エネルギーでは悪くなる。

などがあげられる。

■ フォトダイオード検出器

検出部に**光半導体素子**であるフォトダイオードを用いた検出器のことで，p層とn層の間に電気抵抗の大きいi層を入れた「**PINフォトダイオード検出器**（高速応答用）」，pn接合付近に生じる電子なだれ現象を利用した「**アバランシェフォトダイオード検出器**（暗電流が最も小さい）」，PINフォトダイオードの電極に抵抗性の電極を形成した「**位置有感フォトダイオード検出器**」などがある。これらのフォトダイオードを用いて低エネルギー光子や荷電粒子を測定する場合は，入射放射線の損失エネルギーにより生じるパルス電流を計測する方法が用いられるが，比較的**エネルギーの高い光子**を測定する場合は，シンチレータと組み合わせることで計測可能となる。図10の測定器は，検出部に**CsI（Tl）シンチレータとフォトダイオード**が組み込まれた放射線測定器で，さまざまなエネルギーのγ線が混在する自然放射線線量率[$\mu Sv \cdot h^{-1}$]を簡便に知ることができる。

図10 ハンディ型簡易放射線測定器

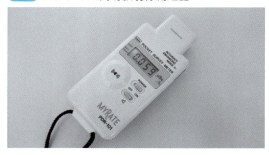

例題

 半導体検出器で正しいのはどれか。**2つ選べ**。
1. 電子－正孔対生成に必要なエネルギーは空気のW値より大きい。
2. シンチレーション式スペクトロメータよりエネルギー分解能が悪い。
3. 半導体を移動する電子と正孔の移動速度は電場の大きさに依存する。
4. リチウムドリフト型半導体検出器の真性領域はpn接合型の空乏層に相当する。
5. 表面障壁型Si半導体検出器の空乏層の大きさは酸化層よりも逆バイアス電圧の大きさで決まる。

 3、4

6 熱蛍光線量計

放射線の計測装置

1 「熱蛍光線量計（TLD：thermoluminescence dosimeter）」とは？

放射線を照射した**熱蛍光物質**に**熱**を与えると**発光**する。この光は、「**熱蛍光（熱ルミネセンス）**」とよばれ、「その発光量は吸収した**放射線のエネルギーに比例**する」ため、間接的に**吸収線量**を推定できる（図1 参照）。放射線の照射から発光に至るまでの詳しい発光機構ついては、図2 を見ながら学習しよう。

図1 照射から測定までの流れ

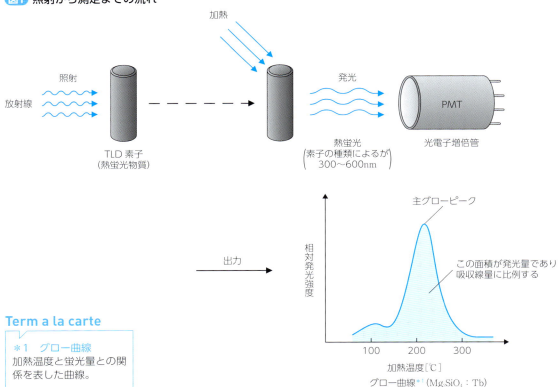

Term a la carte

*1 グロー曲線
加熱温度と蛍光量との関係を表した曲線。

Slim･Check･Point

図2 熱蛍光線量計の発光機構

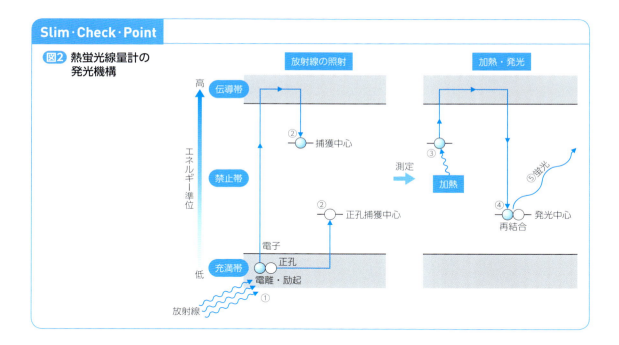

発光機構

熱蛍光物質は結晶構造になっている。そのエネルギー準位は，**充満帯**，**禁止帯**，**伝導帯**の3つの領域に分かれており，本来，電子は禁止帯に存在しない。

①**放射線の照射**：放射線のエネルギーが熱蛍光物質に吸収されると，電離・励起によって**電子**と**正孔**が生じる。
②**捕獲中心**：励起した電子は，充満帯から伝導帯に上がり伝導電子となるが，一部は禁止帯の格子欠陥部やTm, Tb, Cuなどの活性物質（**捕獲中心**）に捕獲され**準安定状態**となる。一方，正孔も正孔捕獲中心に捕獲されて**準安定状態**となる。

ここまでが，熱蛍光物質に放射線を照射した段階であり，常温であれば②の状態が保たれる。

③**加熱**：照射された熱蛍光物質に**熱**を与えると電子は**励起**し，捕獲中心から**解放**され伝導体を移動するようになる。
④**再結合**：電子は正孔捕獲中心に転移して**再結合**する。このときの正孔捕獲中心のことを「**発光中心**」という。
⑤**蛍光**：電子の捕獲中心と正孔捕獲中心の**エネルギー準位の差**が光となって放出される。
　⇒ **蛍光量**を光電子増倍管で受けて測定する。なお，蛍光量は捕獲されていた電子の数に比例する。捕獲されていた電子の数は吸収した放射線のエネルギー（**吸収線量**）に比例しているため，発光量から間接的に吸収線量を推定することができる。

2 代表的な素子(熱蛍光物質)と特性とは？

代表的な素子と特性

TLDの素子にはさまざまな種類があるが，代表的な素子とその特性を表1に，「$Mg_2SiO_4：Tb$」の外観を図3に示した．使用の際には，それぞれの素子の特性を十分に理解し，目的にあった素子を選択する必要がある（図4～6）．

Term a la carte
*2 フェーディング
放射線照射後，時間経過とともに応答（照射された線量の記憶）が低下していくこと．

表1 代表的な素子と特性

素子の種類	$Mg_2SiO_4：Tb$	$CaSO_4：Tm$	$BeO：Na$	$LiF：Mg$	$Li_2B_4O_7：Cu$
実効原子番号	11	15	7.9	8.2	7.4
測定範囲(Gy)	1μ～100	0.1μ～100	10μ～10	10μ～10^3	10μ～10^4
主グローピーク(℃)	190	220	180	195	200
フェーディング*2	1%/月	1%/月	6%/月	1%/月	10%/月

図3 「$Mg_2SiO_4：Tb$」の外観

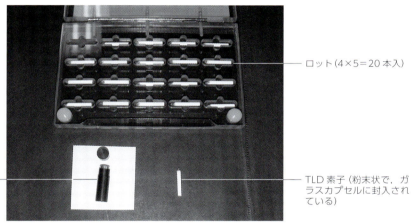

MEMO
図3のように形が棒状のTLDのほかに，薄膜状や板状のものもあり，2次元だけでなく3次元への利用が期待されている．

図4 素子MSO-S($Mg_2SiO_4：Tb$)と各種ホルダ

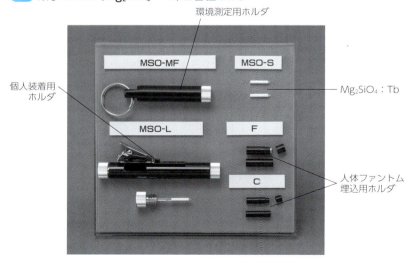

図5 TLDリーダー外観

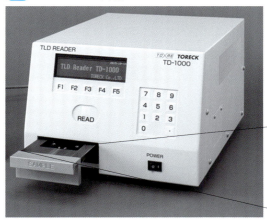
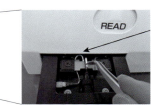

TLDリーダー素子セット

図6 TLDアニーリングオープン

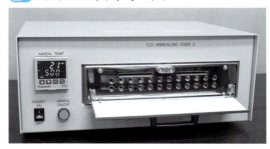

■ エネルギー依存性

図7より，素子の種類によってエネルギー特性に差違がみられることがわかるであろう。特に，光子エネルギーが低いときにその差が顕著に現れている。これは，光子のエネルギーが低いときは，蛍光物質との主な相互作用が**光電効果**であり，原子番号に大きく依存するからである（$\propto Z^{4\sim5}$）。従って，実効原子番号が比較的大きい「$CaSO_4：Tm$」や「$Mg_2SiO_4：Tb$」の

図7 エネルギー特性（補償フィルタなし）

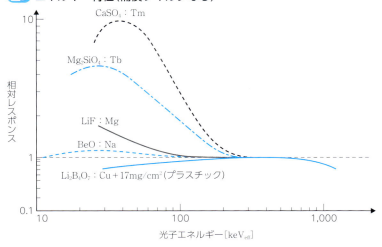

相対レスポンスは大きくなる(→**高感度**)。しかし，エネルギーが高くなるにつれ，主な相互作用は光電効果から**コンプトン効果**へ移行していく。コンプトン効果は原子番号にあまり依存しないため，相対レスポンスの変化もほとんどみられなくなる。

MEMO

「CaSO$_4$：Tm」や「Mg$_2$SiO$_4$：Tb」は高感度であるため微量な放射線の量を測定したい場合に適する。一方，「Li$_2$B$_4$O$_7$：Cu」，「LiF：Mg」，「BeO：Na」は低感度であるが，実効原子番号が生体組織のそれに近いことから，人体が受ける吸収線量を測定したい場合に適する。また，「Li$_2$B$_4$O$_7$：Cu」，「LiF：Mg」は，「^{10}B(n, d)」や「^{6}Li(n, γ)」反応を利用した熱中性子測定によく使用される。「BeO：Na」は機械的衝撃に弱く測定値に変化が生じやすい(トリボルミネセンス)，光フェーディングが大きいといった短所がみられるので取り扱いには特に注意を要する。

方向依存性

一般に，放射線のエネルギーが**低い**ほど方向依存性は大きくなり(悪くなり)，長軸方向からの入射に対して感度が低下する(図8)。

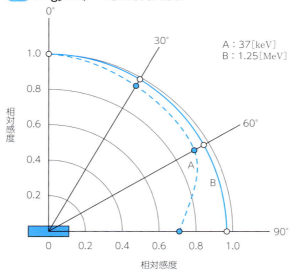

図8　「Mg$_2$SiO$_4$：Tb」の方向依存性

3 TLD素子の特徴とは？

■ 長所
① 小型軽量であり素子によるが，フェーディングが少なく比較的**長期間の測定**が可能である。
　⇒ **個人被ばく線量計**や**環境の線量測定**に使用できる。
　⇒ 一般に**低原子番号**の素子はフェーディングが若干大きい。
② 素子によるが，線量測定**範囲**が広い。
　⇒ 「$Li_2B_4O_7：Cu$」は10^4[Gy]程度まで測定可能である。
③ 照射後，リーダーで迅速に測定ができる。
④ 素子の選択範囲が広い。
　⇒ 高原子番号（**高感度**）のものから低原子番号（**低感度**）のものまで幅広くある。エネルギー特性の異なる蛍光物質を組み合わせれば，エネルギー情報も得られる。
⑤ 補償用フィルタ（ホルダ）を用いれば，X線，γ線およびβ線の混在場でも分離測定ができる。
⑥ 「**熱アニーリング**＊3」により繰り返し使用できる。

■ 短所
① 素子間の感度の**バラツキ**が比較的大きい。
② 使用開始前にアニーリングを必要とする。
③ 衝撃によって**擬似発光**する可能性がある（「トリボルミネセンス」）。
④ 高温・多湿下ではフェーディングが大きくなる。
⑤ 素子によっては初期フェーディングが大きい。
　⇒ 「$Li_2B_4O_7：Cu$」の初期フェーディングは20時間で約20[％]ある。
⑥ 1度，測定を行うと**初期化**されるため，再測定（再読み取り）ができない。
⑦ 素子そのものは機械的強度に弱く，**比較的高価**である。

Term a la carte

＊3　熱アニーリング
素子に熱を与えることで捕獲中心にある電子や正孔を開放し初期化すること。

MEMO
素子にもよるが，グロー曲線の**低温度側**の成分はフェーディングが大きいため，長期積算線量を測定する場合にはプレヒーティングによって**低温度成分を除去する**など，フェーディングの補正が必要である。

例題

Q TLD素子の特徴で正しいのはどれか。**2つ選べ**。
1. BeO：Naは機械的衝撃に強い。
2. 長期間の測定には不向きである。
3. 測定値の再読み取りが可能である。
4. 熱アニーリングにより繰り返し使用ができる。
5. 低原子番号の素子はフェーディングが比較的大きい。

A 4，5

7 蛍光ガラス線量計

放射線の計測装置

1 「蛍光ガラス線量計」とは？

放射線を照射したガラス素子（**銀活性リン酸塩ガラス**[*1]，**図1**）に N₂ ガスレーザ光（紫外線：337[nm]）をあてると，606[nm]付近に最大強度をもつ**橙色**の蛍光を発する。この現象は「ラジオフォトルミネセンス（RPL：radiophoto-luminescence）」とよばれ，その発光量は吸収した**放射線のエネルギーに比例する**ため，間接的に**吸収線量**を推定できる（**図2**）。放射線の照射から発光に至るまでの詳しい発光機構については，**図4a** および **図4b** を見ながら学習しよう。

Term a la carte

*1 銀活性リン酸塩ガラス
Al，Ba，K などの金属のリン酸塩に少量のリン酸銀〔$Ag(PO_3)$〕を添加したもの。

図1 ガラス素子

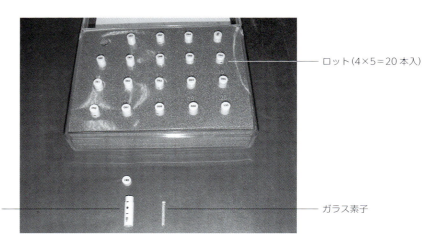

ロット（4×5＝20本入）

ホルダ（エネルギー補償フィルタ内蔵）

ガラス素子

■ RPL に比例した蛍光量（RPL'）の算定方法

吸収線量を推定するには，**RPL による蛍光量のみ**を測定することが必要である。しかし，**図2**の**蛍光減衰のグラフ**からわかるように，出力される蛍光量は3つの蛍光成分（**❶**，**❷**，**❸**）が重なっているため，RPL による蛍光量のみを取り出すことは不可能である。そこで，**減衰時間の差異**を利用して **RPL に比例した蛍光量（RPL'）**を算定し，その値から吸収線量を推定するという方法をとる。ここで，蛍光減衰のグラフの **❶**，**❷**，**❸** はそれぞれ，

Term a la carte

*2 プレドーズ
ガラス素子固有の蛍光成分。

① **汚れとプレドーズ**[*2]（減衰時間が短い成分）による蛍光
  ⇒ 約 1[μs]までに減衰する。
② **RPL による蛍光** ⇒ 約 40[μs]までに減衰する。
③ **プレドーズ**（減衰時間が長い成分） ⇒ 約 1[ms]まで延びる。

である。

図2 照射から測定までの流れ

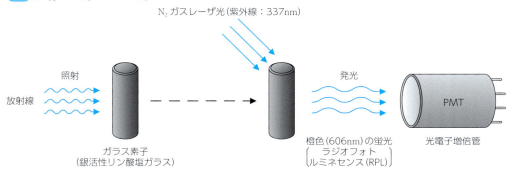

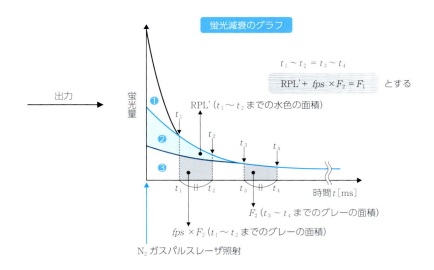

また，時間 $t_1 \sim t_4$ は，

$t_1 =$ ①の蛍光が減衰した時間
$t_2 =$ ②(RPL)の減衰途中
$t_3 =$ ②(RPL)が減衰した時間
$t_3 \sim t_4 = t_1 \sim t_2$ までと同じ時間間隔

である。

従って，グラフより，**RPL'** ($t_1 \sim t_2$ までの水色の面積)は，$t_1 \sim t_2$ までの**全蛍光量 F_1** から，$t_3 \sim t_4$ までの**蛍光量 F_2 に一定の係数(*fps*)**を乗じた値を差し引けば求められることがわかる。式で示すと，

$$\mathrm{RPL}' = F_1 - fps \times F_2$$

となる。なお，実際の蛍光量測定（リーダによる読み取り，図3）では，短時間内に **N₂ ガスパルスレーザ**をくり返し（例：20パルス/s）素子に当て，放出される蛍光量の**平均値**を求めるようになっている。

図3 リーダによる読み取り

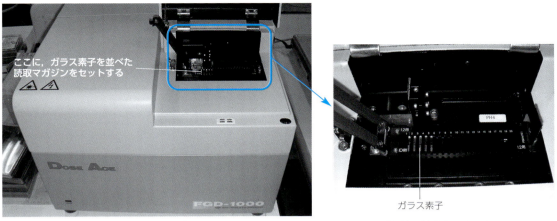

a 線量計リーダ外観

b 素子(5本)をセットしたところ

■ 発光機構

発光機構について次に解説する(図4 a, b)。

Slim・Check・Point

図4 蛍光ガラス線量計の発光機構

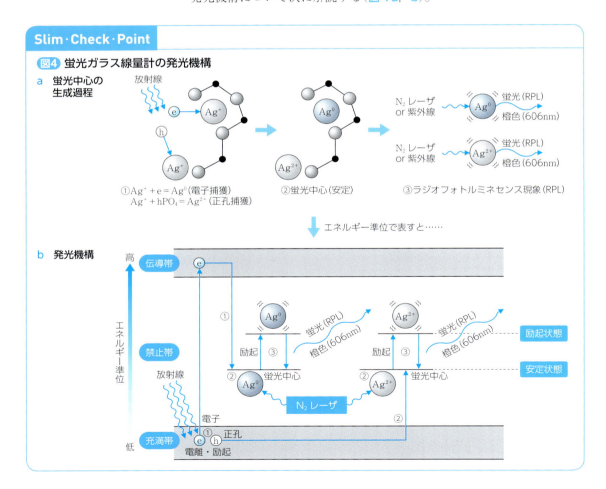

a 蛍光中心の生成過程

①$Ag^+ + e = Ag^0$(電子捕獲)
$Ag^+ + hPO_4 = Ag^{2+}$(正孔捕獲)

②蛍光中心(安定)

③ラジオフォトルミネセンス現象(RPL)

b 発光機構

①**放射線の照射**:放射線のエネルギーが「**銀活性リン酸塩ガラス**」に吸収されると、電離・励起によって「**電子**」と「**正孔**」が生じる。

②**蛍光中心**：電子はガラス構造中の銀イオン(Ag^+)に捕獲されて，安定な**蛍光中心**(Ag^0)を形成する。また，正孔はPO_4四面体に捕獲された後，銀イオン(Ag^+)に移行して安定な**蛍光中心**(Ag^{2+})を形成する。
⇒ 正孔捕獲の蛍光中心(Ag^{2+})には，「**ビルドアップ**[*3](図5)」があるため，70℃で30分程度の加熱処理(「**プレヒート**[*4]」)を行うか，室温ならば約24時間経過後に読み取り作業を行う。

③**発光**：銀活性リン酸塩ガラスにN_2ガスレーザ(紫外線337[nm])を照射すると，蛍光中心は**励起**し，安定状態に戻る際，励起エネルギーを蛍光として発する(**RPL**)。その蛍光量を光電子増倍管で受けて測定する。
⇒ 蛍光中心は励起するだけで**消失しない**ため，何度でも読み取ることができる。

Term a la carte

*3 ビルドアップ
正孔捕獲の蛍光中心(Ag^{2+})が生成されるには時間がかかるため，放射線照射後も蛍光中心が増加する現象。

*4 プレヒート
短時間にビルドアップを完了させるための加熱処理。

図5 蛍光中心(Ag^{2+})のビルドアップ

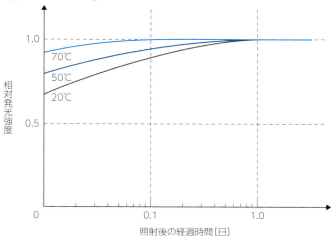

2 蛍光ガラス線量計の特徴とは？

長所
①フェーディングがきわめて少ないため，長期間の積算線量が測定可能である(1[%]以下/年)。
②感度が高く，線量測定範囲が広い(X・γ線に対し，0.01 mSv～10 Sv)。また，線量率依存性が小さい。
③素子間の感度のバラツキが小さい(^{137}Cs照射：同一ロット内では変動係数±2[%]以内)。
④測定値読み取り後も蛍光中心の消失がないため，**何度も読み取る**ことが可能。
⇒ TLDとは異なる。
⑤「**熱アニーリング**〔400℃で20分間(または1時間)〕」により再使用が可能。
⑥小型，軽量である。

このような理由から，診断および治療線量，環境における空間線量，**個人の被ばく線量**の測定など幅広く利用されている。

MEMO
▎熱アニーリング
ラジオフォトルミネセンス成分を除去し，照射前の状態に戻すための加熱処理。

MEMO

ガラスバッジ
ガラスバッジとして広く用いられている（図6）。均等被ばくの場合は，男子は胸に1個，女子は腹部に1個装着する。一般に，1カ月ごとの積算線量を測定し記録しておく。

図6 ガラスバッジ

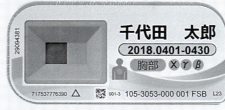

a　ガラスバッジの外観

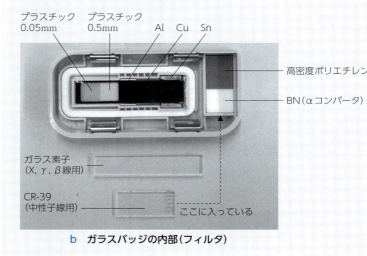

b　ガラスバッジの内部（フィルタ）

■ 短所
①蛍光のビルドアップがあるため，読み取り作業は照射後1日経過してから行う。
　⇒ **プレヒート**を行う場合は所定の時間経過してから読み取る。
②あらかじめプレドーズの測定を行い，測定値から差し引くことが必要である。
③**低エネルギーX線，γ線**ではエネルギー依存性が悪くなる。
　⇒ ±30［％］以内（25［keV］〜1.25［MeV］：^{137}Cs－γ線基準）。

MEMO

CR-39
CR-39は商品名で，ADC (allyl digilycol carbonate) プラスチックを用いた**中性子検出器**である。これは，荷電粒子によってADCプラスチックに傷がつくられることを利用した，いわゆる「**固体飛跡検出器**」である。従って，ADCプラスチックには中性子ではなく，荷電粒子を入射させる必要がある。そこで，**熱中性子**の測定には，窒化ホウ素 (BN) をADCプラスチック板の中性子入射側に接着し，核反応 $^{10}B(n, \alpha)^7Li$ によって得られる α 線を利用する。また，**高速中性子**の測定には，水素含有量の多い高密度ポリエチレンを接着して中性子と水素原子との弾性衝突による**反跳陽子**を利用する。この中性子検出法は，後述するルミネスバッジにも用いられている。

例題①

 蛍光ガラス線量計で正しいのはどれか。**2つ選べ**。
1. 測定では N_2 ガスレーザ光を素子に照射する。
2. 低エネルギー γ 線ではエネルギー特性が悪くなる。
3. 素子に酸化アルミニウム $(\alpha\text{-}Al_2O_3:C)$ が用いられている。
4. 蛍光のビルドアップがあるため照射直後から測定ができる。
5. 放射線が照射されると電子はAgに捕獲されて蛍光中心 Ag^- を形成する。

 1，2

8 OSL線量計

放射線の計測装置

1 「OSL線量計(OSLD: optically stimulated luminescent dosimeter)」とは？

放射線を照射したOSL素子（「**炭素添加α酸化アルミニウム**[*1]（$α-Al_2O_3:C$）」）に**可視光**（**緑色：532[nm]**）をあてると，420[nm]付近に最大強度をもつ**青色**の蛍光（「ルミネセンス」）を発する。この現象は「**光刺激ルミネセンス（OSL: optically stimulated luminescence）**」といわれ，その発光量は吸収した放射線の**エネルギーに比例**するため間接的に**吸収線量**を推定できる（図1）。放射線の照射から発光に至るまでの詳しい発光機構ついては，図2を見ながら学習しよう。

図1 照射から測定までの流れ

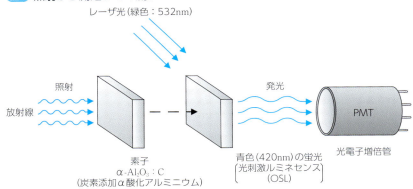

■ 発光機構

① **放射線の照射**：放射線のエネルギーがOSL素子（$α-Al_2O_3:C$）に吸収されると，電離・励起によって**電子**と**正孔**が生じる。

② **捕獲中心**：励起した電子は，充満帯から伝導帯に上がり伝導電子となるが，一部は禁止帯の格子欠陥部や不純物に捕獲され**準安定状態**（**捕獲中心**）となる。一方，正孔も正孔捕獲中心に捕獲されて**準安定状態**（**蛍光中心**）となる。

③ **光刺激**：照射されたOSL素子（$α-Al_2O_3:C$）にレーザ光（**緑色：532[nm]**）を与えると**一部**の電子は**励起**し，捕獲中心から**解放**され，伝導帯を移動するようになる。

④ **再結合**：電子は蛍光中心に転移して**再結合**する。

Term a la carte

＊1 炭素添加α酸化アルミニウム（$α-Al_2O_3:C$）

α酸化アルミニウム〔コランダム：酸化アルミニウム（Al_2O_3）の結晶からなる鉱物〕はダイアモンドに次ぐ硬度をもち，電気抵抗が大きく，化学的に安定な物質である（→一般にサファイアとよばれる）。1950年代に放射線測定用素材になることが発表されたが，感度が低い，測定に時間がかかるなどの理由により実用化に至らなかった。しかし，近年，炭素を添加することによって放射線に対する感度のみを高めることに成功した。また，熱処理を必要としない光刺激ルミネセンス測定法の開発により，理想的な線量計が実現化した。

Slim・Check・Point

図2 OSL線量計の発光機構

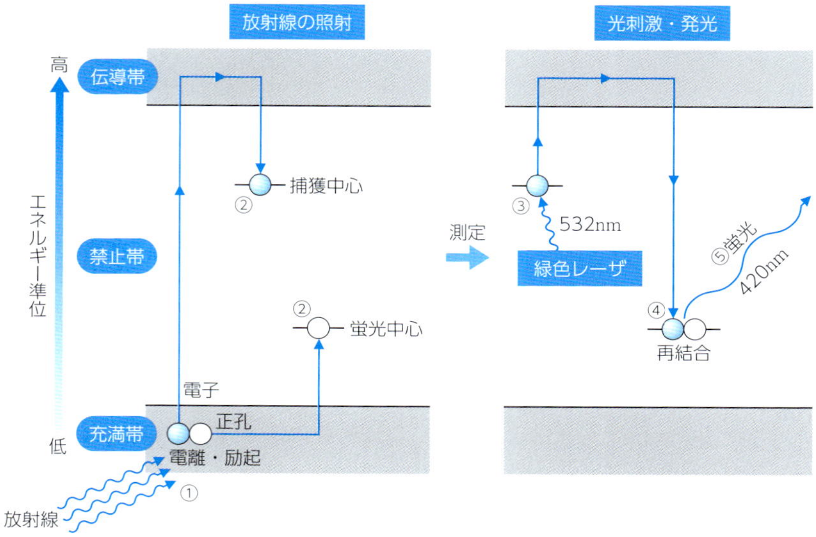

（放射線の照射）
- 高 ← エネルギー準位 → 低
- 伝導帯
- 捕獲中心 ②
- 禁止帯
- 蛍光中心 ②
- 充満帯
- 電子／正孔
- 電離・励起 ①
- 放射線

測定 →

（光刺激・発光）
- ③ 532nm 緑色レーザ
- ④ 再結合
- ⑤ 蛍光 420nm

⑤**蛍光**：電子のもっていた余分なエネルギーが**光（青色：420[nm]）**となって放出される（「ルミネセンス」）。

⇒ **蛍光量**を光電子増倍管で受けて測定する。なお，蛍光量は**吸収線量**および刺激に利用した**レーザ光の量**に比例している。

⇒ 蛍光には「**ルミネセンス（420[nm]）**」と「**レーザ光（532[nm]）**」が混在している。そこで，読み取り時に「**バンドカットフィルタ**[*2]」を用いて，ルミネセンスとレーザ光を弁別するような仕組みになっている。

⇒ **吸収線量**に比例したルミネセンスのみを選択的に測定することができる。

Term a la carte

*2 バンドカットフィルタ
特定の波長の光のみを遮断するフィルタ。

MEMO

OSL線量計の発光原理（「光刺激ルミネセンス」）は，TLDの発光原理（「熱ルミネセンス」）とほとんど同じである。OSL線量計のほうがTLDよりも深いエネルギー準位に捕獲された電子を利用している。

2 OSL線量計の特徴とは？

■長所

① 素子の酸化アルミニウムは，物理的，化学的に安定な物質で，温度や湿度変化，衝撃などにも強い。

② フェーディングがきわめて少ないため（室温で90日間：0[%]），長期間の積算線量が測定可能である。

⇒ **可視光**による強いフェーディングがある。

③ 感度が**高く**，線量測定範囲が**広い**（X，γ線で0.01 mSv～10 Sv，β線で0.1 mSv～10 Sv）。線量直線性も良好である（0.1[mSv]で ±10[%]以内，0.5～100[mSv]で ±5[%]以内）。

④レーザ光量を変化させることにより捕獲電子の**一部のみ**を解放させることができるため、くり返し測定が可能である(わずかに捕獲電子が減っていく)。
⑤素子の実効原子番号が**低い**ため、エネルギー特性がよい。
⑥**光アニーリング**により再使用が可能である。

短所

①素子間の感度のバラツキが若干ある。
　⇒ 同一ロット内では，±5[%]以内。

以上のような多くの利点を有することから，OSL線量計は**個人被ばく線量計**(ルミネスバッジ，図3)として実用化されている。ルミネスバッジのケースにはX・γ，β線を分離測定し，エネルギーを測定するための4種類のフィルタが組み込まれている。

> **MEMO**
> TLDや蛍光ガラス線量計では再使用のため**熱**によるアニーリングを行うが，OSL線量計は**光**によるアニーリングを行う。従って，素子の素材について熱の影響を考慮する必要がなく，薄いものでよいため，β線に対する測定特性が改善された。

図3 ルミネスバッジ

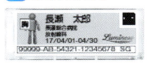
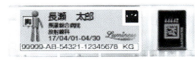

a　外観

左：X, γ, β線用(57.4mm×22.0mm×8.5mm, 中性子検出器なし)
右：X, γ, β線用＋中性子検出器(CR-39)

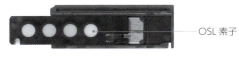
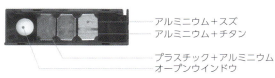

b　内部構造

図4 OSL線量計線量読取装置

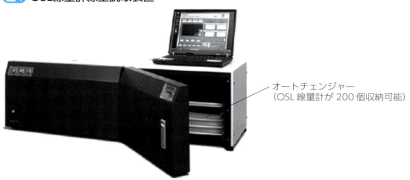

MEMO

ルミネスバッジは金属フィルタと素子との組合せにより**良好なエネルギー特性**を実現しており，1cm線量当量Hp(10)においては，
- エネルギー特性：12 [keV]～6.3 [MeV]で±10 % 以内
- 方向(角度)依存性：33 [keV]のとき ±60°で±10%以内
　　　　　　　　　662 [keV]のとき ±60°で±10%以内

⇒X線の場合は実効エネルギーで評価。

エッチング

中性子が入射したことによって，中性子検出部であるCR-39に傷がつくられるが，この傷は直径数nm程度であり，電子顕微鏡を用いないと観察できない。しかし，NaOHとKOHなどを用いてCR-39に化学処理をすると腐食が始まり（エッチング），傷が付いた部分はそのほかの部分よりも腐食が早く進行し，光学顕微鏡で観察が可能な大きさの穴（ピット）になる（図5）。

図5 中性子検出器（CR-39）から得られたエッチピット画像

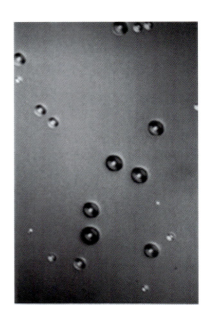

例題

Q OSL線量計で正しいのはどれか。**2つ選べ**。
1. α線とβ線の分離測定が可能である。
2. 熱アニーリングにより再使用が可能である。
3. 測定値の読み取り時にバンドカットフィルタが用いられている。
4. 照射された素子に青色レーザ光を当てると緑色の蛍光を発する。
5. TLDよりも深いエネルギー準位に捕獲された電子を利用している。

A 3，5

■参考図書（順不同）
1) 野口正安・富永 洋 著：放射線応用計測 −基礎から応用まで−，日刊工業新聞社，2004.
2) 小川岩雄 著：基礎原子力講座 2 放射線（改訂版），コロナ社，1993.
3) J. R. Greening 著，森内和之・高田信久 訳：放射線量計測の基礎，地人書館，1988.
4) Glenn F. Knoll 著，木村逸郎・阪井英次 訳：放射線計測ハンドブック，日刊工業新聞社，2001.

5) 三枝健二 他 著: 放射線基礎計測学, 医療科学社, 2001.
6) 福士政広 編: 第1種放射線取扱主任者マスター・ノート, メジカルビュー社, 2008.
7) 福士政広 編: 診療放射線技師 ブルー・ノート 基礎編 4th edition, メジカルビュー社, 2017.
8) 福士政広 編: 診療放射線技師 イエロー・ノート 臨床編 4th edition, メジカルビュー社, 2017.
9) 藤田保健衛生大学 衛生学部 診療放射線技術学科 編: 診療放射線技師国家試験 完全マスター, オーム社, 2006.
10) 山田勝彦 編著: 診療放射線技師 国家試験対策全科 (改訂8版), 金芳堂, 2004.
11) 日本放射線技術学会 監, 西谷源展 他 共編: 放射線技術学シリーズ 放射線計測学, オーム社, 2003.
12) William J. Price 著, 西野 治 監, 関口 晃 訳: プライス 放射線計測学, コロナ社, 1985.
13) 中村 實 監, 渡部洋一 他 著: 診療画像検査法 医用放射線計測学, 医療科学社, 2000.
14) 医用放射線辞典編集委員会 編: 医用放射線辞典, 共立出版, 1990.
15) 茂木 晃 編: 電気電子用語辞典, オーム社, 1988.
16) 日本医学物理学会 編: 外部放射線治療における水吸収線量の標準計測法－標準計測法12, 通商産業研究社, 2012.

■参考資料 (順不同)
1) 千代田テクノル: ガラスバッジ説明資料, 2000.
2) 旭テクノガラス サイテック事業部: 蛍光ガラス線量計・小型素子システム Dose Ace 説明資料, 2003.
3) 旭テクノガラス サイテック事業部: 蛍光ガラス線量計・小型素子システム 基本特性資料, 2000.
4) 応用光研工業: 応用シンチレータ Vol.3, 2004.
5) 浜松ホトニクス: 光電子増倍管と関連製品, 1997.
6) 藤田 稔 監, 千代田テクノル測定センター 編: 個人線量計技術説明書, 翠明社, 1993.
7) 野口正安: 放射線の基礎, キャンベラジャパン, 2003.
8) 三菱化学: 熱蛍光線量計, 1980.
9) 森内和之: 放射線概論資料, 1989.
10) 細田正洋: 放射線計測学演習, 2003.
11) 長瀬ランダウア株式会社 技術室: ルミネスバッジ技術資料, 2017.
12) 長瀬ランダウア株式会社: 中性子用ルミネスバッジ技術資料, 2017.
13) 千代田テクノル: ガラスバッジ技術仕様書, 2017.

■参考ウェブサイト (順不同)
1) 長瀬ランダウア株式会社 (https://www.nagase-landauer.co.jp/)
2) トーレック株式会社 (http://www.toreck.co.jp//index.html)

■画像提供企業 (50音順)
1) アロカ株式会社
2) 応用光研工業株式会社
3) キャンベラジャパン株式会社
4) 千代田テクノル株式会社
5) トーレック株式会社
6) 東洋メディック株式会社
7) 長瀬ランダウア株式会社

9 画像記録媒体

放射線の計測装置

　放射線は，原子・分子を電離・励起する作用とともに写真作用ももっており，この作用を利用した放射線の検出・計測に写真乳剤が利用されてきた。現在では診療用画像はCR（computed radiography）に置き換わってきているが，CRのイメージングプレートはいろいろな場面で放射線のセンサーとして利用されている。写真乳剤，イメージングプレートの放射線計測における利用について解説する。

1 写真乳剤の放射線検出原理とは？

　強い感光性をもつ臭化銀（AgBr）などのハロゲン化銀の微粒子や，小さな結晶を密度が均一になるようにゼラチン液中に分散させたものを**写真乳剤**といい，これをフィルムに塗布し，乾燥させたものが写真フィルムである。

　ハロゲン化銀は，銀イオン（＋）とハロゲン化物イオン（－）が結合したものであり，光や放射線が照射されると，そのエネルギーを吸収して，ハロゲン化物イオンから銀イオンに電子が移動する。このようにして銀原子が乳剤中に生成し，小さな核ができる。この過程については，修正されたGurney-Mott理論で説明されている。光や放射線のエネルギーを吸収することにより，ハロゲン化銀粒子中に**正孔**[*1]と電子が生成され，生成した電子がトラップに捕獲され，このトラップに銀イオンが近づき，銀原子が形成される（**潜像**[*2]の形成），とする理論である。

　形成された潜像は，還元剤を主成分とする現像液と接触することにより**顕像**[*2]化する。顕像が確認される場所は，すなわち放射線や光の通過経路であり，その**黒化度**（**写真濃度**）は通過した放射線や光の量に依存するため，黒化度を計測することにより放射線や光の量が推定可能となる。

　ただし，黒化度は現像状態に大きく依存するため，量的把握や通過位置の精度を確保するためには，写真乳剤の特性を熟知することに加え，現像条件のコントロールがきわめて重要な要件となる。

　光とX線，荷電粒子線のいずれも写真乳剤による検出は可能だが，ハロゲン化銀にエネルギーが付与される過程が異なる。光の場合，1個の光量子の吸収により1個の電子が励起されるが，高エネルギーX線の場合には，写真乳剤との相互作用により発生する電子が直接的にトラップに捕獲されることになる。また，高エネルギー荷電粒子の場合は，相互作用による二次電子が多数発生し，これらにより同時に多数の電子が励起され，潜像を形成する。

　中性子線には直接的な写真作用は認められないが，写真乳剤を構成する

Term a la carte

＊1　正孔
結晶などにおいて，本来ならば電子で満たされているべき価電子帯の電子が，光や熱のエネルギーを受け取って伝導帯に移動したことにより価電子帯の電子が不足している状態は，見かけ上，正電荷をもった孔のようにとらえることができる。この孔を「正孔」という。

＊2　潜像，顕像
「潜像」は目で見ることができない像であり，「顕像」は目で見ることができる像のことであり，写真化学の世界では，光刺激により銀粒子団が潜像を形成し，現像により顕像が出現する。
江戸時代からの遊びである「あぶり出し」では，「潜像」はみかん汁で紙に描いた絵（乾くと見えない）であり，紙が燃えない程度に熱を加えると見えてくるのが「顕像」である。

原子・分子の原子核との相互作用により生じる荷電粒子がハロゲン化銀粒子に作用することにより潜像を形成する。

このようにして，写真乳剤をX線・γ線だけでなく，荷電粒子線や中性子線についても検出や線量測定に利用することが可能となっている。

2 イメージングプレートとは？

イメージングプレートは輝尽（PSL：photo-stimulated luminescence）現象を利用した放射線の検出器である。輝尽現象とは，X線や電子線などの放射線により励起状態になった蛍光体に光（励起光）を照射すると，放射線による励起状態に対応した，照射光よりも短い波長の光を発光する現象であり，この性質をもつ蛍光体を輝尽蛍光体という。イメージングプレートでは輝尽蛍光体としてBaFX:Eu（X=Cl, Br, I）が用いられている。イメージングプレートの構造や画像化の詳細は診療画像機器学などの専門書を参照されたい。

イメージングプレートは，写真乳剤同様に放射線の2次元分布を記録する媒体である。デジタル画像であることから，空間分解能は写真乳剤に劣る（15～50 μm程度）が，現像処理の影響を受けにくく，記録情報の演算処理が直接的に可能である点で優れている。また，積分型の放射線センサーではあるが，特定波長の光を照射することにより蓄積された情報が消去されることから，繰り返し使用が可能である点は，写真乳剤とは大きく異なる。

イメージングプレートは，写真乳剤の1,000倍程度の感度をもち，微量放射線の検出が可能である。ただし，蓄積された放射線情報は，時間とともに減衰（フェーディング）すること，高感度であるため弱いバックグラウンド放射線も検出することから，長時間にわたる計測時には注意が必要である。

放射線計測に使用する立場からは，イメージングプレートが高感度であるばかりでなく，広いダイナミックレンジと直線性が，優れた特徴として挙げられる。直線的に放射線量が記録できる範囲は，X線フィルムでは100倍弱であるが，イメージングプレートでは，X線フィルムの10,000倍もの広い範囲を記録することが可能である。

3 原子核乾板

荷電粒子が写真乳剤に入射すると，相互作用により運動エネルギーを失い，ついには静止する。この運動エネルギーの消費過程を解析することにより，入射した荷電粒子の質量やエネルギーなどを同定することができる。運動エネルギーの消費過程は，荷電粒子が通過した道筋（飛跡）に残されるため，飛跡を記録できれば荷電粒子の性質を解明する手掛かりとなる。この目的で飛跡を記録する放射線検出器を**飛跡検出器**という（図1）。

一般にどのような写真乳剤でも飛跡を記録できると考えられるが，特に

この目的で写真乳剤を開発し，原子核物理の研究が進められたことから，このような写真乳剤を**原子核乳剤**，これを利用した検出器を**原子核乾板**という。

光学用写真乳剤は，銀粒子の大きさや感度の観点から荷電粒子の飛跡解析には不向きである。銀粒子が大きいため飛跡長計測の精度が抑えられ，感度が低いため長時間露光を必要とするためバックグラウンドノイズが多くなり，比電離の小さな粒子の測定ができないからである。このため，飛跡検出用乳剤は，ハロゲン化銀粒子が小さく（1μm程度。40nmのものもある），乳剤比率を高くしたものが開発されている。

原子核乾板は，その名が示すように，原子核乳剤をガラス板に塗布したものであるが，ガラス板を伴わない乳剤のみの**薄膜乳剤**とよばれるものも製造されている。薄膜乳剤は，必要に応じて積み重ねることにより，有効体積を調整して使用される。

しかし，近年では技術開発が進み，固体飛跡検出器が飛跡解析の中心となってきている。これについては次節で紹介する。

図1 原子核乾板に記録された飛跡の顕微鏡画像

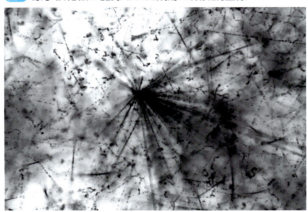

長辺がおよそ200μm。中央で高エネルギー重イオンビームが原子核と衝突し，核破砕反応を起こしていることがわかる。
（中野敏行：超高速原子核乾板自動飛跡読取装置の開発とその応用，HORIBA Technical Reports：Readout 堀場雅夫賞増刊号，p.23-28, 2012. より引用）

4 オートラジオグラフィ[*3]とは？

電磁波であるX線やγ線だけでなく，α線やβ線などの荷電粒子線も写真乳剤やイメージングプレートに作用し，通過した放射線量を記録できることから，放射線を放出する物質（放射性物質）の分布を画像化することができる。

放射性物質が含まれる試料の表面に写真乳剤（フィルム，乾板）やイメージングプレートを密着させ，一定時間の露出後に顕像化することにより，試料中に存在する放射性物質の位置・量を画像として記録する方法をオートラジオグラフィという（図2）。核医学画像検査と同様の原理であり，特定物質の代謝系経路への導入，レセプターや酵素との結合，核酸への組み

Term a la carte

*3 オートラジオグラフィ
医学研究では，生きているラットなどの小動物に放射線標識した薬物を投与し，一定時間経過後にオートラジオグラムを作成し，薬物の分布を観察する手法が使われている。

込みなど，特定の組織に物質が滞留することを利用する．特定物質が放射性同位元素を含んでいる場合，滞留地点から放射線が発せられ，これによる画像が形成される．

利用する放射線が α 線や β 線の場合，電離密度が高いことから検出感度はきわめて高く，α 線や β 線の飛程が短いことから位置決定の精度がよいことが特徴として挙げられる．

対象と目的により，マクロオートラジオグラフィ（巨視的），ミクロオートラジオグラフィ（微視的）に区分される．飛跡検出もオートラジオグラフィの一つである．近年ではイメージングプレートの空間分解能が高くなり，デジタル画像は計測・演算に便利であり，画像化した後の画像劣化が起こらない利点もあることから，マクロオートラジオグラフィではイメージングプレートを用いることが一般的になっている．しかし，超微細構造の観察や飛跡解析では写真乳剤が現在でも利用される場面がある．

記録する媒体は空間分解能の観点で決定するが，目的とする位置精度を考慮すると，利用する放射線は限定される．得られる画像の詳細な構造を観察・計測するためには，飛程の短い低エネルギー β 線を放出する核種が望ましい．例えば，超ミクロオートラジオグラフィ（電子顕微鏡レベル）では ^{3}H の β 線（18.6 keV）や ^{125}I のオージェ電子，ミクロオートラジオグラフィ（光学顕微鏡レベル）では，^{14}C の β 線（156 keV）や ^{35}S の β 線（167 keV）が使用される．肉眼レベルのマクロオートラジオグラフィでは，^{32}P の β 線（1.71 MeV）が利用されることもある．

図2 オートラジオグラフィ（着色）

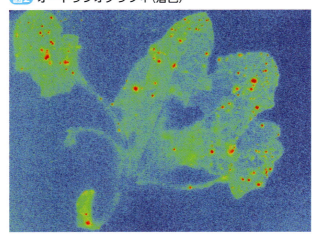

5 ラジオクロミックフィルムとは？

放射線を照射することにより発色する物質が添加されたプラスチックフィルムを，ラジオクロミックフィルムという．吸収した放射線量により着色の度合いが異なることから，照射後のフィルムの吸光度測定により線量がわかる．写真乳剤の場合は線量と黒化度が対応し，ラジオクロミックフィルムでは線量と着色量が対応する．フィルムベースがポリエステルの

ため，照射前は透明に近いが，放射線照射により線量に対応した濃さの青色に着色する。着色は照射直後から確認できるが，色の安定には2日ほど必要である。

ラジオクロミックフィルムは，測定可能な線量範囲は写真乳剤よりも小さいが，エネルギー特性が優れていることから，さまざまな場面での放射線計測に利用されている。現像処理を必要とせず，汎用のスキャナーで手軽に2次元の線量分布を取得できることは大きな特徴であり，また，光に感度をもたないことから，明るいところで自由な大きさ・形にハサミで整形できる点も使用範囲を広げている要因である。

エネルギー特性が優れているのは，写真乳剤に含まれる銀や，イメージングプレートの輝尽蛍光体であるバリウム，ユーロピウムのような高原子番号物質を含まないためであり，アルミ箔で挟んだり，鉄や鉛の表面に貼って使用すると，エネルギー特性を悪化させることになるので注意が必要である。

写真乳剤と同じく空間分解能は高い。読み取りに光学顕微鏡を使用した場合，数 μm の分解能であることが確認されている。

放射線治療領域では，線量分布の測定やビーム平坦度の測定に有用であるが，特に優れた特性として，任意の角度で使用できる点がある。近年の高精度放射線治療では，電離箱による線量分布評価は困難であり，定位照射や強度変調放射線治療，ノンコプラナー照射における線量評価に適応できることの利益は大きい。

表1 X線フィルムとラジオクロミックフィルムの比較表

	X線フィルム	ラジオクロミックフィルム
現像処理	必要	不要
明室での使用	不可能	可能
空間分解能	高い	高い
エネルギー依存性	大きい	小さい
測定可能な線量範囲	0.1 mGy〜100 Gy	10 mGy〜100 Gy

例題

測定可能な吸収線量の範囲が最も小さいものはどれか。
1. 電離箱
2. X線フィルム
3. 蛍光ガラス線量計
4. イメージングプレート
5. ラジオクロミックフィルム

<u>5</u>
1. $10^{-4} \sim 10^{6}$ Gy
2. $10^{-4} \sim 10^{2}$ Gy
3. $10^{-6} \sim 10$ Gy
4. $10^{-6} \sim 10^{2}$ Gy
5. $10^{-2} \sim 10^{2}$ Gy

程度

10 固体飛跡検出器

放射線の計測装置

荷電粒子は，物質中での経路（飛跡）に多くの情報を残して運動し，やがて静止する。物質の環境を整えることにより，飛跡の構造から荷電粒子の質量，電荷，エネルギーが同定できる。この「飛跡検出器」として，前述の写真乳剤などとともに，近年では固体の検出器が用いられている。

1 「固体飛跡検出器の計測原理」とは？

荷電粒子が雲母などの鉱物やガラス，プラスチックなどの絶縁性固体に入射すると，その飛跡に沿って数nm以下の幅の非常に**小さな傷**が残る。これを「水酸化カリウム（KOH）」などの化学試薬で「**エッチング**[*1]」処理すると，傷の部分が速く侵食されて「**エッチピット**」とよばれる小さな穴が形成される。この拡大された傷の部分の大きさや形を光学顕微鏡で観察・計測することにより入射した荷電粒子の性状を同定しようとする目的で使用する絶縁性固体を「**固体飛跡検出器**」という。

1958年に「フッ化リチウム（LiF）」の結晶において核分裂片の飛跡が観察され，その後，雲母などの鉱物や各種ガラス，高分子化合物（ポリカーボネイト，硝酸セルロースなどのプラスチック）においても飛跡観察が報告された。現在では1978年に発見されたメガネのレンズなどにも利用されている「**CR-39（アリル・ジグリコール・カーボネイト）**」が，その優れた感度や経済性などから多方面で使用されており，固体検出器の代名詞となっている。

飛跡検出器は，

① **エッチピットの形と大きさから入射荷電粒子の種類やエネルギーを同定できる**
② **原理的に光子線（X線・γ線）に対しては反応しない**
③ **小型にできる**
④ **比較的安価である**
⑤ **電磁場に影響されない**

などの特徴がある。

Term a la carte

*1 エッチング
古くから腐食しないように表面加工した銅板を針などで削って絵画を描き，その後に腐食加工すると削られた部分だけが腐食することを利用して凸版を作成する技術として利用されてきた。現在では，金属加工や半導体上の薄膜加工，プリント基盤の配線形成にも応用されている。

Slim・Check・Point

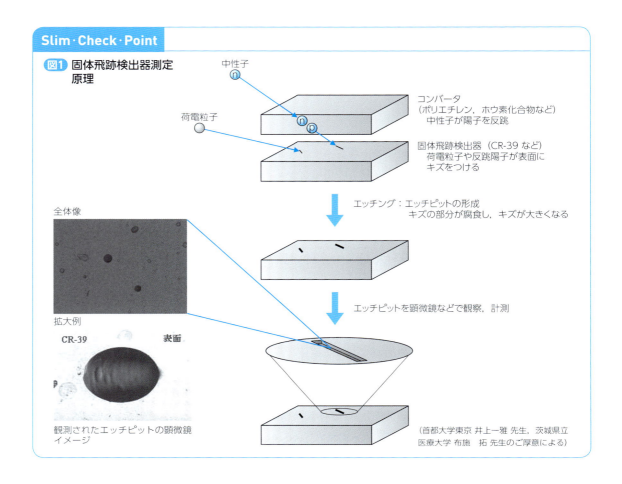

図1 固体飛跡検出器測定原理

（首都大学東京 井上一雅 先生，茨城県立医療大学 布施 拓 先生のご厚意による）

2 固体飛跡検出器の使用例

■ 宇宙線被ばく線量計測

粒子識別性のある固体飛跡検出器は，宇宙線に含まれる種々の放射線について個別の被ばく線量計測が可能であり，これらの特徴を活かして「スペースシャトル乗務員の宇宙線被ばく線量の計測」に実用化されている。

■ 中性子計測

中性子は電荷をもたないため，中性子自体の飛跡を残すことはできず，計測することもできない。このため，飛跡検出器本体の鉱物やプラスチックの原子と入射中性子の相互作用（衝突，原子核反応）により発生する二次荷電粒子の飛跡を観察し，間接的に入射中性子の計測を行うことになる。

古くは天然ガラスに残された核分裂片の飛跡から年代測定が行われてきたが，速中性子用ラジエータとしての「ポリエチレン」の使用や増感コンバータとしての「ホウ素化合物」などの使用による個人用の中性子被ばく線量計も開発されている。

■ ラドン濃度計測

系列崩壊の途中に存在し安定同位体をもたない「ラドン（Rn）」は，自然

放射線による被ばくの大半を占めると考えられており，また同位体のなかで最も半減期の長い ^{222}Rn について WHO の下部機関である「**IARC**(International Agency for Research on Cancer：**国際がん研究機関**)」から発がん性が勧告されたこともあり，健康管理の観点からラドン濃度の計測は重要な課題となっている。

ラドンは半減期が短いことから直接的に計測することは容易ではないが，固体飛跡検出器に記録された α 線を解析することにより，ラドンの娘核種の壊変に伴う α 線を同定しラドン濃度を推定する方法が最も簡便な手法として普及している。ラドン濃度は居住環境により大きく異なるが，固体飛跡検出器が小型で安価であることから，広範囲の個別測定にも適している。

同様の原理に則り，ウラン鉱の探査が試みられたとの報告もある。

その他，原子核物理学

超高エネルギー粒子(GeV 領域)とターゲット物質との相互作用(核破砕反応)によって発生する二次粒子の**断面積測定**や**モノポール**[*2](磁気単極子)の探査実験などにも用いられている(図1)。

3 今後の開発

幅広い応用が考えられる固体飛跡検出器であるが，飛跡の解析には時間と手間を必要とすることから，解析方法などについての研究開発が重要である。

エッチングの方法はもとより，飛跡読取の自動化・高速化・計数法の改善など，高速・高精度の画像処理装置を中心とする「自動計測システム」の開発は，固体飛跡検出器を利用するための不可欠な条件である。

Term a la carte

*2 モノポール
（磁気単極子）
磁石は，「N極」と「S極」の2極が対になった磁気双極子としてのみ存在しているが，モノポールはどちらか一方だけの磁極の磁石の構成素粒子として仮想されている。「インフレーション宇宙論」において仮定され，現在も「スーパーカミオカンデ」などで発見のための観測が続けられている。

例題

Q 固体飛跡検出器の特徴として正しいものはどれか。
1. 入射放射線の種類やエネルギーを知ることはできない。
2. 原理的に光子線(X線，γ線)には反応しない。
3. 検出器は1mよりも小さくできない。
4. 比較的高価なため普及が進まない。
5. 電磁場の影響を受けやすく，シールドが重要である。

A 2

11 放射線の計測装置
電子式線量計

　個人被ばく線量計は，比較的長期間の線量蓄積を目的として写真乳剤を用いた「フィルムバッジ」，**TLD**（thermoluminescence dosimeter：熱ルミネセンス線量計）素子」，「**ガラス線量計**」が利用され，短期間の被ばく線量をすぐに読み取ることができる装置として電離箱線量計が使用されてきたが，短期間の被ばく線量モニタとして半導体検出器を利用した線量計が用いられるようになってきている。このような半導体検出器を用いた小型線量計を「**電子式線量計**」と総称し，個人被ばくモニタのみならず，環境放射線管理に用いられる機会も多くなってきている。

1 「電子式線量計の検出原理」とは？

　放射線検出の詳細な原理は，「半導体検出器」（139ページ）を参照して理解することが必要であるが，簡単にいうと「放射線が半導体に入射したときに生成される電子・正孔対からの電気信号を情報源とした放射線検出器」である（図1）。電離作用を利用する点では電離箱と同じであり，動作も基

Slim・Check・Point

図1 半導体検出器測定原理

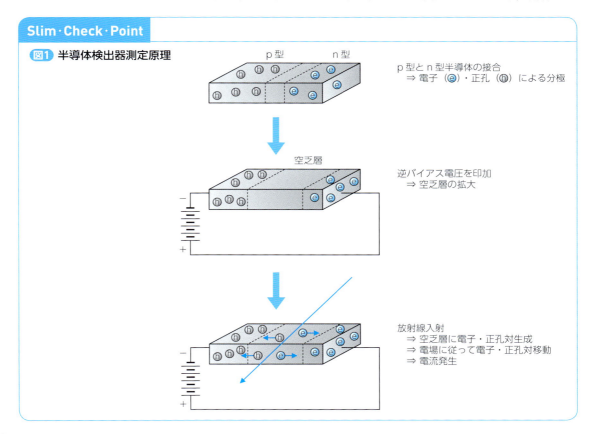

本的には電離箱線量計と同じであるが，**時間応答**が速く，**エネルギー分解能**に優れている。

「個人被ばく線量計」とは？

Term a la carte

＊1 基本装着部位
「電離放射線障害防止規則第八条3」に規定されている。一般的に「男子は胸部」，「女子は腹部」であり，不均等被ばくが想定される場合には，最大被ばくが予想される部位の線量測定が必要とされている。

「**個人被ばく線量計**」は，「**基本装着部位**＊1」に着用して計測することが法令で義務づけられている。数時間程度の一時立ち入り者であっても同様に装着する必要があり，線量計には作業などの邪魔にならない大きさ・形状であることが要求される。近年の研究開発により小型軽量化された半導体検出器は，従来の**電離箱式ポケット線量計**程度の大きさであり，**等価線量**がデジタル表示されるため線量評価の即時性に優れている。

また，あらかじめ設定した線量を超えた場合に警報を発して注意を喚起する「**アラームメータタイプ**」のものや，X線・γ線に加え，β線計測用，中性子線計測用の個人被ばく線量計も利用され，1台で3種類（①X線・γ線，②電子線，③中性子線）の測定が可能な線量計も開発されている。

いずれの線量計も消費電力は小さく，電池1個で数カ月の使用が可能である。

「管理システム」とは？

電子式であることから，外部記録装置への情報転送が容易であり，管理システムを構築しやすくなっている。管理システムの導入により，毎日の作業終了時に被ばく線量情報を蓄積し，個人被ばくを管理することに加え同一作業環境での作業者の被ばく線量の総合的判断が可能になるなど，情報編集も容易になる。

例題

Q 電子式線量計について正しいものはどれか。**2つ選べ**。
1. 電離作用を利用する。
2. 半導体検出器が使用される。
3. 時間応答は遅い。
4. エネルギー分解能が悪い。
5. 中性子線の計測はできない。

A 1，2

12 放射線の計測装置
化学線量計

放射線が物質を通過する際に，放射線のエネルギーを物質の化学変化に費やす場合があることが知られている。この性質を利用して放射線量を計測しようとするのが「**化学線量計**」である。主に γ 線による大線量（数 10 Gy 以上）の評価に用いられる。

1 「化学線量計の計測原理」とは？

放射線のエネルギーを吸収した物質は，「**酸化**[*1]」あるいは「**還元**[*1]」の化学反応を起こし，このときの化学変化量は吸収した放射線の量に一定の範囲で比例する。このことを利用すれば，特定の物質に放射線を照射し，生起した化学反応の量（具体的には，化学反応によって生成された物質の量）を計測し，吸収線量を評価することができる。

化学線量計の大部分は水であり，水に対する放射線の作用により「**ラジカル**[*2]」（以下の化学式では「・」がついている）が生成し，このラジカルが酸化あるいは還元において重要な役割を担っている。

$$H_2O \longrightarrow H^+ + OH^-$$
$$H_2O \xrightarrow{\text{放射線照射}} H\cdot + \cdot OH$$
$$H_2O \xrightarrow{\text{放射線照射}} H_2O^+ + e^-$$

また，水溶液中に酸素が十分に存在する場合には，上記の反応で生成されたラジカルや電子も介在して，次のような反応が生起する。

$$O_2 + e^- \rightarrow O_2^-\cdot$$
$$H^+ + O_2\cdot \rightarrow HO_2\cdot$$

Term a la carte

＊1　酸化，還元

狭義には，化学物質が酸素原子を受け取る酸化物生成反応が「酸化」であり，逆に酸素原子が奪われる反応を「還元」といい，酸素原子の授受が「酸化還元反応」である。しかし，現在は広義にとらえ，酸素原子ではなく電子の授受が酸化還元反応の本質とされている。すなわち，元の化合物が電子を失う反応が「酸化」であり，電子を受け取る反応が「還元」とされ，この定義に従い「鉄線量計」は酸化反応であり，「セリウム線量計」は還元反応である。

Term a la carte

＊2　ラジカル

もともとは化学物質を構成する「基」を「ラジカル」とよんでいたが，現在では，この基と母体との共有結合が切れて，不対電子をもつ「遊離基（フリーラジカル）」を単に「ラジカル」とよぶ。不対電子は，原子の最外殻軌道の電子のなかで対になっていない電子を指す。不対電子をもつ原子・分子などは非常に不安定であり，ほかの原子や分子の電子を獲得して対をつくり安定化を図ろうとする。

水素原子は軌道電子が1個であるためラジカルであるが，ラジカルは軌道電子数が奇数の原子に限らない。これは，軌道電子がエネルギー準位に従って配置されるためであり，偶数個の軌道電子をもつ原子であっても偶数個の不対電子をもつ原子・分子がある。例えば，酸素原子は2個の不対電子をもち，酸素原子2個からなる酸素分子になっても1個ずつの不対電子がペアを形成するだけで，やはり2個の不対電子をもっている。

2 「鉄線量計（フリッケ線量計）」とは？

0.8規定の硫酸溶液中で「第一鉄イオン（Fe^{2+}）」が放射線照射により「第二鉄イオン（Fe^{3+}）」に酸化する反応を利用した線量計である。収量は比較的大きい（**G値**[*3] ≒ 16/100［eV］）が，酸素の影響によりG値も変化し，実用的には40［Gy］程度までの吸収線量測定に使用される。

Term a la carte

*3 G値
100［eV］のエネルギー吸収があった場合に変化する原子や分子，イオンの数。温度や気圧，酸素分圧などの空間的な環境や対象を含む化学物質の組成や時間経過などにより変化するが，線量計として使用する物質では，これらによる変化の少ないものが望ましい。

▍溶液中の反応

水が分解してHとOHの遊離基が生成され，この遊離基により酸化反応が引き起こされると考えられている。溶液中で生起する可能性のある反応として次のようなものがある。

$$Fe^{2+} + \cdot OH \rightarrow Fe^{3+} + OH^-$$
$$Fe^{2+} + HO_2 \cdot \rightarrow Fe^{3+} + HO_2^-$$
$$HO_2^- + H^+ \rightarrow H_2O_2$$
$$Fe^{2+} + H_2O_2 \rightarrow Fe^{3+} + OH^- + \cdot OH$$

第2式以降は，**酸素が存在**する場合に生成する過酸化水酸基が作用する反応であり，酸素が重要な役割をもつことが理解される。すなわち，大線量になると溶液中の酸素が減少し，収量が少なくなる。

また，**線量率**が低い場合には，H・+H・反応やH・+・OH反応によりH・および・OHラジカルの消費が増すため，収量が低下する。

▍溶液の作成と測定法

2gの「$FeSO_4 \cdot 7H_2O$」または「$Fe(NH_4)_2(SO_4)_2 \cdot 6H_2O$」と，0.3gの「NaCl」および「濃硫酸110 mL」を蒸留水に溶かして5Lの溶液とする。NaClを加えることにより溶液中に塩素イオンを存在させ，溶液中の有機不純物による第一鉄イオンの酸化を抑制することができる。

この溶液をガラスまたはポリスチレン製容器に満たし，測定場所に配置して照射する。照射により生成した第二鉄イオンの量は，照射済みの試料と未照射の試料の**吸光度**の差から算出できる。第二鉄イオンの吸収の極大は約304 nmである。

3 「セリウム線量計」とは？

0.8規定の硫酸溶液中で「第二セリウムイオン（Ce^{4+}）」が放射線照射により「第一セリウムイオン（Ce^{3+}）」に還元される反応を利用した線量計である。Ce^{3+}のG値は2.5/100［eV］程度であり鉄線量計よりも小さいが，**線質依存性**および**線量率依存性**が小さく，10^3〜10^5［Gy］の広範囲の線量測定が可能である。

セリウム線量計溶液中で起こっていると考えられる化学反応は，次のとおりである。

$$Ce^{4+} + \cdot HO_2 \rightarrow Ce^{3+} + H^+ + O_2$$
$$Ce^{3+} + \cdot OH \rightarrow Ce^{4+} + OH^-$$
$$Ce^{4+} + H_2O_2 \rightarrow Ce^{3+} + H^+ + HO_2$$
$$Ce^{4+} + H\cdot \rightarrow Ce^{3+} + H^+$$

第1式は溶存酸素を前提とするが，酸素がない場合には第1式の代わりに第4式が起こる。このことから，セリウム線量計には酸素の存在は問題でなく，酸素の有無は収量に無関係でG値も依存しない。

鉄線量計では塩素イオンが有機不純物による酸化を抑制できたが，セリウム線量計における還元反応の抑制は困難であり，微量の有機不純物の混入が収量を変化させる。このため，調剤用の「硫酸第二セリウム（Ce(SO$_4$)$_2$・4H$_2$O）」は純度の高い試薬を用いる必要がある。

測定は，鉄線量計と同様に，照射ずみの試料と未照射の試料の吸光度の差により算出できる。第一セリウムイオンの吸収の極大は約320nmである。

例題

Q 化学線量計について正しいものはどれか。**2つ選べ**。
1. 放射線による化学反応を利用した線量計である。
2. フリッケ線量計は，還元反応を利用している。
3. セリウム線量計の感度は，酸素濃度に依存する。
4. 反応前後の吸光度の違いから化学反応生成物の量を算出する。
5. 吸収線量が比較的少ない場合の計測に利用される。

A 1，4

13 その他の線量計

放射線の計測装置

ここまでみてきたように，放射線検出器には各種あり，分類法も検出原理による分類や使用目的による分類などさまざまである。

特異な現象を利用した放射線検出器を紹介する。

1 「チェレンコフ検出器」とは？

誘電体中を荷電粒子が運動するときに，その粒子速度 v が誘電体中の光の速度（真空中の光の速度 c を誘電体の屈折率 n で除した値 c/n）よりも大きい場合，光が放射される。この現象を「**チェレンコフ効果**」，放射される光を「**チェレンコフ光**」という（図1）。チェレンコフ光が放射される方向は，荷電粒子の運動方向に対して「$\cos\theta = c/(nv)$」で与えられることから，誘電体の屈折率が既知であればチェレンコフ光を光電子増倍管などで計測し，放射方向から荷電粒子の速度，すなわちエネルギーが決定でき，量的把握も行えることになる。

チェレンコフ光の発生原理は非常に簡単である。荷電粒子が運動する媒質中で，荷電粒子が近づくと粒子の電荷により媒質が局所的に**分極**し，遠

図1 チェレンコフ検出器

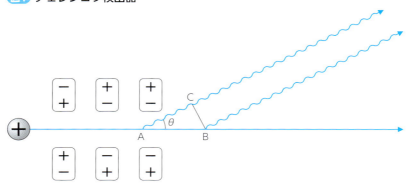

荷電粒子の経路上の点 A で放射された光と点 B で放射された光が同相となるのは，点 A からの光が点 C を通過するまでに要する時間と，荷電粒子が点 A から点 B に移動するのに費やす時間が等しい場合である。

$$\frac{AC}{\left(\frac{c}{n}\right)} = \frac{AB}{v}$$

ここで，$\cos\theta = \dfrac{AC}{AB}$ であることに注意すれば，次式を得る。

$$\cos\theta = \frac{c}{nv}$$

ざかると分極が消滅する。この分極と消滅により電磁波（光）が放射されるのである。このようにして放射された光が遠方まで届くためには，荷電粒子の経路に沿った点からの放射光の位相が揃っている必要があり，このことからチェレンコフ光の放射方向が計算されることになる。

誘電体の屈折率はおおむね「1～3（水の屈折率＝1.33）」であることから，チェレンコフ光が観測されるのは荷電粒子の速度が真空中の光の速度の1/3以上の場合に限定される。このことから，宇宙線や高エネルギー荷電粒子の計測に利用されるが，放射線治療用の直線加速器による数MeVの電子線が水に入射した場合にも，光は微弱であるが観測は可能である。

2 「霧箱」とは？

気体中の蒸気が飽和状態にある場合，そのなかを荷電粒子が通過すると荷電粒子による電離で生じたイオンは，飽和蒸気圧を低下させるため蒸気が凝結して核となることができる。この核を中心に霧滴が成長し，肉眼で観察可能な「蒸気のすじ」が出現する。この「蒸気のすじ」は入射した荷電粒子の経路を反映しているため，飛跡検出器として利用される。飛跡に沿った「蒸気のすじ」は霧であり，このようにして飛跡を検出・観測する検出器を「**霧箱**」という。

「**霧箱**」は，蒸気の過飽和状態をつくる方法により「**膨張型**」と「**拡散型**」の2種類に区分される。

「**膨張型霧箱**」は，凝結させる蒸気を含む気体とその液体を密閉容器に入れ，断熱膨張により温度を急激に下げることにより蒸気の過飽和状態をつくる。その後，霧箱周囲との温度差により霧箱内の温度は徐々に上がり，過飽和状態は減衰する。このため，飛跡検出に有効な時間は数秒程度である。

「**拡散型霧箱**」は，最初に温かい領域で不飽和の状態にある蒸気を温度の低い領域に拡散させることにより過飽和にさせる霧箱である。拡散霧箱では，温度勾配があれば絶えず低温領域は過飽和状態にしておくことができるため，連続的な放射線の検出・観測が可能である。

膨張型霧箱では空気中の「水蒸気」，アルゴン中の「アルコール」などが利用され，拡散型霧箱では「メチルアルコール」と「エチルアルコール」の蒸気が高圧の空気や水素ガス中で用いられている。

いずれの霧箱においても，観測目的の粒子以外の微粒子の影響を排除するため電場をかけ，飛跡は写真撮影により記録する。

3 その他の飛跡検出器：「泡箱」「放電箱」「スパーク箱」とは？

霧箱は，過飽和の気体に入射した放射線の電離作用により霧が形成されることを利用した飛跡検出器であるが，過熱状態の液体中では放射線の電離作用で生成されたイオンが核となって泡を発生する。このことを利用すれば，霧箱と同様に放射線の飛跡観察が可能であり，これを「**泡箱**」という。

過熱状態は，加圧下で高温にした液体の圧力を急激に開放することにより実現する。初期の泡箱には液体水素とジエチルエーテルが用いられたが，現在ではヘリウム，プロパン，キセノンなどの多くの液体で泡箱が形成可能であることが研究により明らかになっている。

また，導電体を平行に配置した箱の中を荷電粒子が通過するときに高電圧をかけると，放射線により生成したイオン対のところで放電が起こるため，この放電を記録できれば飛跡観測が可能となる。この原理に基づく飛跡検出器として，対向した導電ガラスによる箱を用いる「**放電箱**」や1mm程度の間隔で数枚の平行配置した金属板を用いる「**スパーク箱**」がある。両者とも放射線通過のタイミングは別の計数管で検出し，短い高電圧パルスを印加する方法が用いられている。

4 ゲル線量計とは？

近年の放射線治療では，「ガンマナイフ」や「IMRT（intensity modulated radiation therapy：強度変調放射線治療）」に代表されるような，複雑・微細な3次元的構造の標的への放射線照射が行われており，その精度管理の観点から，立体的な吸収線量分布の確認が必須となってきている。これを可能にしたのが「**ゲル線量計**」である。

「ゲル線量計」は，多量の水分を含むゼラチンやアガロースなどのゲルを使用しており，ゲル内での化学反応により，「**フリッケゲル線量計**」と「**ポリマーゲル線量計**」に区分される。

「**フリッケゲル線量計**」における放射線エネルギーの吸収過程は，化学線量計であるフリッケ線量計と同様である。すなわち，「第一鉄イオン」が放射線の作用により酸化されて「第二鉄イオン」になることを利用している。液体のフリッケ線量計のG値は15前後であるが，ゲル線量計では100近いG値が得られているものも報告されている。ただし，液体ほどの自由度はないが，固体結晶ではないため生成した第二鉄イオンは空間的に固定されず，放射線照射後の時間経過により拡散する現象が認められる。線量分布記録の観点からは欠点であり，拡散抑制についての研究が進められてきている。

「**ポリマーゲル線量計**」は，フリッケゲル線量計の第一鉄イオンの代わりにモノマーをゲル内に分散させたものと理解することができる。放射線照射による**架橋反応**によりモノマーやポリマーが高分子化する。このとき，放射線の吸収線量に比例して架橋反応が起こることを利用したものである。

フリッケゲル線量計は，目的領域を切り出して**分光光度計**で計測する方法も用いられるが，3次元吸収線量分布の定量化のための精密測定法として，区分切り出しによる**NMRスペクトロスコピー**なども利用されている。

フリッケゲル線量計もポリマーゲル線量計も，直接的に3次元分布を作成するために放射線とゲル線量計構成物質との相互作用による変化をとらえる方法が考案されている。MRI，X線CT，光CTなどの装置が用いられてきているが，現在では**MRI装置**と**光学CT装置**が代表的な装置であり，

放射線治療を行う臨床施設においてはMRI装置による方法が一般的である。

例題

 誤っているのはどれか。2つ選べ。
1. チェレンコフ検出器は非荷電粒子の検出に適している。
2. 霧箱で観察される飛跡は、α線とβ線の太さが異なる。
3. 泡箱ではα線とβ線を識別することは困難である。
4. 霧箱や泡箱では、吸収線量の正確な計測は困難である。
5. ゲル線量計では3次元の空間線量分布を計測できる。

 1、3

おさらい

1　電離箱

●電離	⇒	中性の原子や分子から軌道電子を切り離すこと
●直流型電離箱	⇒	一般に電離箱といえば直流型電離箱を指すことが多い。X線やγ線の強度測定および線量測定などに用いられる
●パルス型電離箱	⇒	入射放射線の個数やエネルギーを測定できる
●ガス増幅	⇒	二次電子によって電離がくり返され（電子なだれ）、イオン対が増幅されること
●飽和電圧	⇒	陽イオンと電子が衝突によって再結合することなく、生成イオンのほとんどが収集されるような電圧。電離電流も一定となる
●ステム効果	⇒	ステム部に放射線が照射されて電離が起こると、電離電子が測定回路に流入し、測定値が大きくなる現象
●イオン再結合が起きる主な原因	⇒	印加電圧が低い
	⇒	電極間隔が広い
	⇒	線量率が大きい
●イオン再結合の補正方法	⇒	「Boagの理論式」および「2点電圧法」
●自由空気電離箱	⇒	比較的低いエネルギーをもつX線の照射線量の精密測定に使用する。ほかの測定器と比較校正などを行う必要がない（＝絶対測定）
●二次電子平衡	⇒	ある領域内から領域外へ放出された二次電子の数（エネルギー）が、領域外から領域内に入ってきた二次電子によって補償されること
●空気等価壁空洞電離箱	⇒	固体である空気等価物質を壁材として用いた電離箱
	⇒	「円頭型（指頭型）電離箱」
●シャロー型（平行平板型、フラット型）電離箱		
	⇒	主として、低エネルギー光子や電子線による物質表面近傍の吸収線量を測定するのに利用される
●コンデンサ電離箱	⇒	空洞電離箱の一種。放電電荷量によって、有効容積内の照射線量を知ることができる

●グリッド電離箱	⇒	パルス電離箱の一種。α線のエネルギースペクトル測定に利用される
●面積線量計	⇒	構造は平行平板型電離箱。X線の照射口近くに設置するもので，患者の入射皮膚線量の測定ができる
●大気による線量計の感度変化	⇒	温度が高くなると小さくなる（⇒線量計の感度が下がる）
	⇒	気圧が高くなると大きくなる（⇒線量計の感度が上がる）
●方向依存性	⇒	放射線の入射方向によって線量計の感度が異なること
	⇒	指頭型空洞電離箱の感度は線量計の長軸方向に対して直角方向から照射したときに最大となり，後方（ステム方向）から照射したときに最も悪くなる
●エネルギー依存性	⇒	放射線の量が同じであってもエネルギーの違いによって線量計の感度が変化すること

2　比例計数管

●比例計数管	⇒	出力パルスの高さが一次電離によって生成されたイオン対数に比例している
	⇒	エネルギー分析が可能
●ガス増幅率	⇒	$n/(1-n\gamma)$
●n：1個の電子が生み出す二次電子の数	⇒	γ：1個の二次電子が光子を生成し，その光子が光電効果によって電子を生じる確率
●PRガス	⇒	アルゴン（Ar）90［％］＋メタン（CH_4）10［％］
	⇒	「P-10ガス」ともよばれる
●電子なだれ	⇒	二次電子による衝突電離が何度もくり返され電離量が増加すること
	⇒	なだれから発生した紫外線を媒介としてさらに電離増殖が起こること
●比電離	⇒	飛程の単位長さ当たりに生成されるイオン対の数
●比例計数管のプラトー曲線	⇒	プラトー曲線は「α線のプラトー」と「（α＋β）線のプラトー」の2段階になる
●BF_3計数管	⇒	核反応 $^{10}B(n, \alpha)^7Li$ によって得られるα粒子と^7Li核の電離作用を利用した計数管
●ロングカウンタ	⇒	BF_3計数管をパラフィンで覆った構造の高速中性子用検出器
●熱中性子	⇒	媒質と熱平衡状態にある中性子，低速中性子
	⇒	20℃で約2,200［$m \cdot s^{-1}$］，0.025［eV］
●核反応	⇒	原子核同士，原子核と粒子，原子核と電磁波との間で起こる相互作用の総称
	⇒	散乱，吸収，核変換，核分裂，核融合などがあげられる

3　GM計数管

●GM計数管	⇒	出力パルスの大きさは一次イオン対数に比例しない
	⇒	放射線種の弁別およびエネルギー分析は不可能
●Qガス	⇒	「ヘリウム」と「イソブタン」の混合ガス［He（98～99％）＋C_2H_5（1～2％）］
●放電消滅ガス	⇒	「有機多原子ガス（メタンやアルコールなど）」または「ハロゲンガス（塩素や臭素）」

●タウンゼントなだれ	⇒	カスケード状の電子なだれのこと
●励起	⇒	原子核，原子，分子などが安定な状態（基底状態）よりも高いエネルギー状態になっていること
●気体増幅率	⇒	GM計数管の気体増幅率は「10^6以上」である
●放電の消滅機構	⇒	「外部消滅法（遅い計数管）」と「内部消滅法（速い計数管）」
●内部消滅法	⇒	管壁に到達する前に，なだれから出てきた紫外線を有機ガスが吸収する
	⇒	管壁に到達する前に陽イオン（Ar^+など）と有機ガスとが電荷交換する
●分解時間 τ	⇒	出力パルスがディスクリミネータレベルを超えるまでの時間
	⇒	200〜300〔μs〕が多い
●数え落とし	⇒	分解時間内に入射してきた放射線は数えられない
●真の計数率 N	⇒	「$N=n/(1-n\tau)$」 n：実測された計数率　　τ：分解時間
●2線源法	⇒	数え落としを利用した分解時間測定法
●プラトー傾斜	⇒	プラトー長における100〔V〕当たりの計数率の変化率
	⇒	GM計数管の良否，精度および寿命の判断基準となる。有機ガス消滅型GM計数管の場合，5〔%/V〕以下であればJISの許容値内である

4　シンチレーション検出器

●シンチレーション	⇒	ある種の物質（結晶）に放射線が当たり，そのエネルギーが吸収されるとただちに蛍光を発する現象
●シンチレータ	⇒	蛍光を発した物質のこと
●光電子増倍管（PMT：photomultiplier tube）		
	⇒	微弱な光信号を電子に変換する（光電陰極）とともにその電子を増幅して出力するという機能を合わせもつ光検出器
●波高分析器	⇒	2台の「波高弁別器」と「逆同時計数回路」から構成される
●無機シンチレータ	⇒	原子番号 Z や密度 ρ が大きい
	⇒	光子に対する検出効率が高い
	⇒	エネルギー吸収量と発光量との間に比例関係が成り立つ
	⇒	光の減衰時間が長い
●活性化物質	⇒	エネルギーバンドモデルでいう禁止帯のなかに本来ないはずのエネルギー準位をつくり出し，吸収した放射線のエネルギーに比例した量の光を放出するという役割をもつ
	⇒	NaI（Tl）の場合Tlが，ZnS（Ag）の場合Agが，LiI（Eu）の場合Euが活性化物質である
●NaI（Tl）シンチレータ	⇒	中・高エネルギーの γ 線測定に適している
	⇒	潮解性がある
	⇒	発光効率が大きいため，シンチレータのなかではエネルギー分解能が良好である
●CsI（Tl）シンチレータ	⇒	パルス波形弁別測定法が適用できるため，α 線や β 線の分離測定が可能

●パルス波形弁別測定法	⇒	蛍光の減衰時間である速い要素と遅い要素を利用して放射線の種類を区別する方法
●BGOシンチレータ	⇒	小型でもγ線に対して高い検出効率をもつ
	⇒	加工しやすく，ガンマカメラやPET，X線CTに利用されている
●ZnS(Ag)シンチレータ	⇒	NaI(Tl)と同じくらいの感度をもつ(高感度)
	⇒	飛程が短いα線の測定に限られる
	⇒	エネルギー測定には不向きである
●LiI(Eu)シンチレータ	⇒	低エネルギー中性子(熱中性子)用
	⇒	γ線測定もできる
	⇒	吸湿性がある
●有機シンチレータ	⇒	減衰時間が短いため高速計数や速い同時計数に適する
	⇒	実効原子番号が低いため制動X線の発生確率が小さい
	⇒	α線やβ線測定に適している
	⇒	水素を多く含むため弾性衝突による反跳を利用した速い中性子の検出にも向いている
	⇒	発光効率が低いためエネルギー分解能が悪い
	⇒	発光量とエネルギーの比例性が悪い
●有機結晶シンチレータ	⇒	アントラセン（有機シンチレータのなかでは最も発光効率が高い）やスチルベンなど
●プラスチックシンチレータ	⇒	荷電粒子（α線やβ線など），γ線，高速中性子線など幅広く利用されている
	⇒	重イオン測定にも利用できる
	⇒	減衰時間が短いため同時あるいは反同時計数などの高速計測に適している
	⇒	相対感度はあまり高くない
	⇒	エネルギーとパルス波高との直線性が悪い
●液体シンチレータ	⇒	溶媒には，トルエン，キシレンなどが用いられる
	⇒	溶質は蛍光体（PPO，butyl-PBDなど）と波長シフタ（DMPOPOP，bis-MSB）からなる
	⇒	試料の自己吸収がない
	⇒	主として，低エネルギーβ線核種およびα線の測定に使用される
●気体シンチレータ	⇒	キセノン(Xe)やクリプトン(Kr)などの希ガス
	⇒	シンチレータのなかでは減衰時間が最も短い
●二次電子放射率	⇒	ダイノード1段当たりの電子の増倍率
●磁気シールド	⇒	μメタルやパーマロイ（Fe 78％とNi 22％の合金）
●反射材	⇒	酸化マグネシウム（MgO）または酸化アルミニウム（Al_2O_3）など
●光電陰極(光電面)	⇒	シンチレータからの光を光電子に変換する
	⇒	仕事関数が低いアルカリ金属が主成分。Csとほかの金属元素との組合せが多い

	⇒	量子効率は20～30％程度である
●量子効率	⇒	(放出される光電子の数／入射した光子の数)×100％
●分光感度特性	⇒	入射光子の波長と感度(光子から光電子への変換の効率)との関係
●分光感度(放射感度)	⇒	(光電面からの電流[A]／入射光のエネルギー[W])
●微分計測	⇒	上限波高弁別レベルと下限波高弁別レベルの間(ウィンドウ幅ΔE)に入ったパルス数のみを計測すること
	⇒	積分計測においては下限波高弁別レベルを超えたすべてのパルス数を計測する
●アナログ・デジタル変換器(ADC：analog to digital converter)		
	⇒	パルス波高(アナログ量[Volts])をチャネル数(デジタル量[Channel])に変換する電子回路
●光電ピーク	⇒	入射光子(X線, γ線)の全エネルギーE_γを示す
●コンプトン端	⇒	コンプトン反跳電子の最大エネルギーE_{max}を示す
●後方散乱ピーク	⇒	コンプトン散乱光子の最小エネルギーE_{min}を示す
●ウェル型NaI(Tl)シンチレーション検出器		
	⇒	NaI(Tl)シンチレータ検出器に井戸型の穴を開けた構造
	⇒	幾何学的効率が非常によい
	⇒	測定試料の容積，位置，試験管の材質(厚み)が異なると計数効率が変動する
●液体シンチレーションカウンタ	⇒	低エネルギーβ線核種やα線放出核種の放射能測定に用いられる
	⇒	試料から放出された蛍光を2本の光電子増倍管で受け止め，同時に出力されたパルスだけをカウントする
	⇒	試料自身の自己吸収がない
	⇒	検出器窓による放射線の吸収がない
	⇒	幾何学的効率が4πである
	⇒	減衰時間の差違を利用したパルス波形弁別測定ができる
	⇒	クエンチング(消光作用)がある
●クエンチング	⇒	化学クエンチング：溶質の発光以前に起きるクエンチング
	⇒	酸素クエンチング：溶存酸素によるエネルギー伝達の阻害
	⇒	色クエンチング：試料の色による蛍光吸収
	⇒	濃度クエンチング：溶質の濃度によるエネルギー移行確率の変化
●クエンチングの補正方法	⇒	外部標準線源法
	⇒	内部標準線源法
	⇒	試料チャネル比法
	⇒	効率トレーサ法
●NaI(Tl)シンチレーション式サーベイメータ		
	⇒	γ(X)線に対して検出感度が高い(エネルギー特性は1番悪い)
	⇒	方向特性は後方で非常に悪い
	⇒	シンチレータの種類によって測定可能な線種が異なる

5　半導体検出器

- **固体検出器**
  - → ダイヤモンドや硫化カドミウムなどの結晶に電極を装着すると放射線の入射によりパルス電流が観測される
  - → 光子線に対しても検出効率が高い
  - → 電流パルス発生に必要なエネルギーが気体よりも小さい
  - → 小型であり，線量分布の計測などにも使用可能

- **半導体検出器**
  - → 固体検出器の放射線検出固体として半導体を利用したもの
  - → 半導体の電離を利用したパルス電離箱と考えることができる
  - → 空乏層は気体電離箱の電離空洞に相当する
  - → 密度が空気よりもはるかに大きい（約1,000倍）
  - → 放射線によって生成された電子・正孔（キャリア）によるパルス電流を計測する
  - → 出力パルスは半導体中における放射線のエネルギー損失に比例する
  - → 大きな出力信号が得られる
  - → エネルギー分解能は非常に良好

- **禁止帯**
  - → 価電子帯と伝導帯との間に禁止帯が存在する
  - → 禁止帯のエネルギー幅を「バンドギャップ（禁止帯幅）」という

- **電子－正孔対生成に必要なエネルギー**
  - → Ge：3.0 eV，Si：3.6 eV，GaAs：4.3 eV，CdTe：4.4 eV
  - → 空気のW値（約34 eV）に比べてかなり小さい

- **半値幅（FWHM：full width at half maximum）**
  - → ピーク計数率の半分の位置（高さ）におけるエネルギー幅

- **移動速度**
  - → 時間分解能を決定する重要な因子
  - → 電場の大きさに依存する
  - → 不純物はキャリア移動の妨げとなる

- **pn接合型Si半導体検出器**
  - → p型半導体とn型半導体を面接合させ逆バイアス電圧を印加して使用する
  - → 空乏層が薄いため低エネルギーβ線，α線などの荷電粒子測定に有用

- **表面障壁型Si半導体検出器**
  - → 空乏層の大きさは表面に形成される酸化層の厚さで決まる（通常1 mm以下）
  - → 重荷電粒子やα線測定に向いている

- **リチウムドリフト型半導体検出器**
  - → 真性領域（空乏層に相当）はpn接合や表面障壁型の空乏層と比較して厚い
  - → Ge(Li)型はX線，γ線のスペクトル測定に，Si(Li)型は電子（β）線や低エネルギーX線のスペクトル測定に用いられる
  - → Ge(Li)型は，常時冷却しておくことが必要である
  - → 形状によって，プレーナ型，同軸型，クローズドエンド（同軸）型など（高純度ゲルマニウム検出器も共通）

- **高純度ゲルマニウム検出器**
  - → リチウムドリフト型Ge検出器にとって代わり，1980年代より普及し始めた

	⇒	リチウムドリフトなしで数cmの空乏層厚をもつ検出器が作成可能
	⇒	p型ゲルマニウム結晶の表面にリチウムを拡散したn$^+$型とn型ゲルマニウム結晶の表面にボロンイオン（B$^+$）を注入したp$^+$型がある
	⇒	冷却は使用時のみでよい
	⇒	X線，γ線のスペクトル測定に利用
●化合物半導体検出器	⇒	CdTe，CdZnTe，HgI$_2$など
	⇒	光電吸収の確率が高いため小型のγ線検出器を作成することが可能
	⇒	大型の検出器をつくることができない
●電子式（半導体式）ポケット線量計	⇒	pn接合型Si半導体が検出器として組み込まれている
	⇒	個人被ばく線量計として利用
●フォトダイオード検出器	⇒	PINフォトダイオード検出器，アバランシェフォトダイオード検出器，位置有感フォトダイオード検出器などがある
	⇒	比較的高いエネルギーの光子を測定する場合はシンチレータと組み合わせることで計測可能となる

6　熱蛍光線量計

●捕獲中心	⇒	結晶中の格子欠陥部やTm，Tb，Cuなどの活性化中心
	⇒	禁止帯に存在する
●発光中心	⇒	熱によって捕獲中心から開放された電子はいったん，伝導体に引き上げられた後，正孔捕獲中心に転移して再結合する。このときの正孔捕獲中心のこと
●蛍光量	⇒	捕獲されていた電子の数に比例する
	⇒	捕獲されていた電子の数は吸収線量に比例する
●エネルギー依存性	⇒	低エネルギー領域（光電効果が主）では蛍光物質の原子番号Zが大きいとレスポンスが大きくなる
●方向依存性	⇒	放射線のエネルギーが低いほど方向依存性は大きくなる
●TL素子の長所	⇒	小型軽量
	⇒	長期間の測定が可能
	⇒	線量測定範囲が広い
	⇒	くり返し使用ができる
●TL素子の短所	⇒	感度のバラツキが比較的大きい
	⇒	衝撃によって擬似発光する可能性がある
	⇒	素子によっては初期フェーディングが大きい
	⇒	1度読み取ったら再測定（再読み取り）できない

7　蛍光ガラス線量計

●ラジオフォトルミネッセンス（RPL）	⇒	放射線のエネルギーを吸収した銀活性リン酸塩ガラスが紫外線によって励起し蛍光を発する現象
●3つの蛍光成分	⇒	①汚れとプレドーズ（減衰時間が短い）
	⇒	②ラジオフォトルミネセンス（RPL）
	⇒	③減衰時間が長いプレドーズ

●蛍光中心	⇒	電子捕獲による蛍光中心：Ag^0
	⇒	正孔捕獲による蛍光中心：Ag^{2+}
●RPL測定（読み取り作業）	⇒	ビルドアップ経過後（室温：1日，プレヒート：70℃で30分程度）に行う
●蛍光ガラス線量計の長所	⇒	フェーディングがきわめて少ない
	⇒	線量測定範囲が広い（0.01 mSv～10 Sv）
	⇒	素子間のバラツキが小さい
	⇒	くり返し読み取ることが可能
	⇒	熱アニーリングにより再使用が可能
	⇒	小型，軽量
●蛍光ガラス線量計の短所	⇒	蛍光のビルドアップがある
	⇒	プレドーズを測定値から差し引くことが必要
	⇒	低エネルギーX線，γ線では，エネルギー依存性が悪くなる

8　OSL線量計

●OSL素子	⇒	素材に炭素添加α酸化アルミニウム（$\alpha - Al_2O_3 : C$）が使われている
●光刺激ルミネセンス（OSL）	⇒	ある種の物質に放射線を照射した後，可視光を当てると蛍光を発する現象
●OSLの発光メカニズム	⇒	TLDとほとんど同じ
●ルミネセンスとレーザ光の識別	⇒	バンドカットフィルタを用いて区別している
●OSL線量計の長所	⇒	フェーディングがきわめて少ない
	⇒	線量測定範囲が広い（0.01 mSv～10 Sv）
	⇒	X線，γ線とβ線が混在していても分離測定が可能
	⇒	光アニーリングにより再使用が可能
	⇒	小型，軽量
●OSL線量計の短所	⇒	素子間の感度のバラツキが若干ある（同一ロットで±5％以内）

9　画像記録媒体

●写真乳剤	⇒	検出原理は放射線の写真作用
	⇒	現像条件により特性が変わる
	⇒	空間分解能が高い
	⇒	微細な線量分布の測定
●IP	⇒	PSL現象を利用
	⇒	繰り返し使用が可能
	⇒	演算処理が可能
	⇒	写真乳剤よりは空間分解能が低い
	⇒	ダイナミックレンジが広い
●オートラジオグラフィ	⇒	RIの分布画像
	⇒	フィルムでもIPでも可能
	⇒	低エネルギーβ線放出核種が便利
●ラジオクロミックフィルム	⇒	放射線照射で青色に着色

	⇒	現像処理は不要
	⇒	エネルギー応答が優れている
	⇒	方向依存性が小さい

10　固体飛跡検出器

●飛跡の解析	⇒	荷電粒子の質量，エネルギー，電荷を知ることができる
●光子線への反応	⇒	原理的に光子線には反応しない
●非荷電粒子の検出	⇒	コンバータを利用して中性子計測ができる
●特徴	⇒	小型で安価
●観察・解析前	⇒	後処理（エッチング）が必要
●観察・解析	⇒	顕微鏡が必要

11　電子式線量計

●高感度	⇒	検出感度は1[μSv]以下
●即時性	⇒	随時，被ばく線量の確認が可能
●個人被ばくデータ	⇒	転送・保存・編集が容易である
●堅牢性	⇒	物理的衝撃に弱い（最近は，堅牢性の向上が図られている）
●電波による誤計測	⇒	携帯電話などの外部電波による誤計測（筐体による電波シールドが必要）

12　化学線量計

●化学線量計	⇒	放射線による化学反応（酸化，還元）の利用
●フリッケ線量計（鉄線量計）	⇒	酸化反応（$Fe^{2+} \rightarrow Fe^{3+}$）。感度は酸素濃度に依存する
●セリウム線量計	⇒	還元反応（$Ce^{4+} \rightarrow Ce^{3+}$）。酸素濃度に依存しない
●測定法	⇒	分光光度計による吸光度計測
	⇒	反応前後の吸光度から化学反応生成物の量を算出
●計測対象	⇒	光子による大吸収線量の計測に用いられる

13　その他の線量計

●チェレンコフ光	⇒	高エネルギー荷電粒子が誘電体中で放出する光
●チェレンコフ検出器	⇒	チェレンコフ光を解析して入射荷電粒子のエネルギーを知る
●霧箱	⇒	過飽和蒸気中を通過する放射線による電離イオンが核となって霧を凝結させ，放射線の飛跡観察が可能
●泡箱	⇒	過熱状態の液体では，放射線による電離イオンが核となり泡が発生し，放射線の飛跡観察が可能
●放電箱	⇒	平行な導電体に高圧を印加し，この間を放射線が通過するときに生成される電離イオンを中心に起こる放電を写真記録する
●ゲル線量計	⇒	3次元線量分布の計測。フリッケゲル線量計（化学反応を利用），ポリマーゲル線量計（架橋反応を利用）がある

4章
放射線測定技術

放射線測定技術

1 線量の測定

1 線量の測定とは？

　放射線が人体や物質に与える効果を予測し，または与えた効果を評価するための指標として，「**線量**」という概念が導入されている。

　「**照射線量**」は，単位質量の空気に対する電離能力，すなわち「**場の強度**」として示され，放射線が物質に与え得る効果を予測するために用いられる。

　「**カーマ**」は，「非荷電粒子によって単位質量当たりに発生する荷電粒子の初期の運動エネルギーの総和」で示される。放射線効果の潜在能力を示すものであり，場の強度を示す値と，放射線によってその場に置かれた物質に与えるエネルギーを表す量として用いられる。最近では国際的にも照射線量の代わりに「**空気カーマ**」が用いられている。

　「**吸収線量**」は，物質の単位質量当たりに吸収された平均エネルギーで示され，放射線が物質に与えた効果あるいは与えるであろう効果を評価するための指標として用いられる。

　これらの量を測定する行為や技術を「**線量測定**」という。

2 照射線量の測定

　「**照射線量** X Ckg^{-1}」は，光子によって質量 dm の測定体積の空気から放出されたすべての電子が，空気中で完全に停止するまでにつくるイオンの一方の極性の全電離電荷の絶対値を dq とすると次式で定義される。

$$X = \frac{dq}{dm}$$

　図1は照射線量測定の概念を示しており，測定体積を囲む十分に大きい体積の空気全体が光子によって一様に照射されており，その中の小さな体積を測定体積とする。測定体積の空気中で二次電子が1つ発生し，測定体積中で完全に停止したときの例である。

図1 照射線量測定の概念

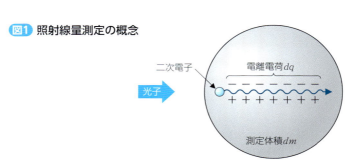

図2 光子により発生した二次電子の飛跡

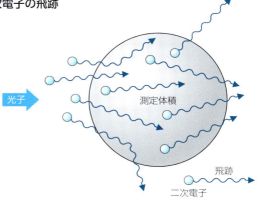

　照射線量は，空気中の測定体積内で発生したすべての二次電子の飛跡に沿ってつくられる全電離量を測定する必要がある。しかし，実際は図2で示したように測定体積の内外で二次電子が発生するため，測定体積内でそれらを分離して測定することは不可能である。

図3 補償の原理

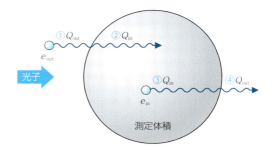

　そこで，図3に示したように光子によって発生した二次電子の発生位置を「測定体積外e_{out}」と「測定体積内e_{in}」の場合に分け，さらに発生した二次電子により生成された電荷のうち，測定体積外の電離電荷を「Q_{out}（①，④）」，測定体積内の電離電荷「Q_{in}（②，③）」として考える。図中の測定体積内で発生した二次電子が測定体積外につくる「電離電荷量（④）」と測定体積外で発生した二次電子が測定体積内につくる「電離電荷量（②）」とがちょうどつり合う状況となるとき，このことを「**補償の原理**」とよび，この状態を「**二次電子平衡**」という。

自由空気電離箱による照射線量の測定

　自由空気電離箱は補償の原理に基づいた測定器で，照射線量の定義に基づく絶対測定器として用いられている。

　測定の概念は図4に示したとおりで，光子が入射する方向に配置されたコリメータの断面積aと集電極lの積が測定体積である。

　図中**A**の測定体積内で発生した二次電子が測定体積外でつくる電離電荷の損失は，**B**と**C**の測定体積外で発生した二次電子が測定体積内につくる電離電荷量で補償される。

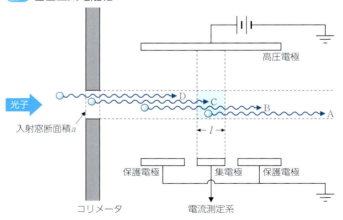

図4 自由空気電離箱

測定された電離電荷量 Q から，測定時の気温と気圧による測定体積当たりの質量 dm の変化を補正して，次式により照射線量 X C・kg^{-1} を求めることができる。

$$X = \frac{dq}{dm} = \frac{Q}{a \cdot l \cdot \rho}\left(\frac{273.2+T}{273.2}\right)\left(\frac{101.33}{P}\right)$$

Q：測定電荷量 C ρ：空気の密度 kg・m^{-3}
T：測定時の気温 ℃ P：測定時の気圧 kPa

■ 空洞電離箱による照射線量の測定

　光子によってつくられた二次電子の空気中の飛程は光子エネルギーに依存し，光子エネルギー100 keV のとき約0.4 cm，300 keV のときに約10 cm である。電極間隔は二次電子飛程の2倍以上が必要であるため，二次電子平衡が成立する条件で実用的に測定可能な光子エネルギーの範囲は数 keV ～数100 keV 程度といえる。それ以上の光子エネルギーでは二次電子の飛程が大きくなり，必要な周囲の体積が大きくなるために測定器の作成は困難となる。

　そこで，周囲の空気と同等の二次電子補償特性をもつ空気より密度が高い物質の壁に置き換えた空洞電離箱を用いる。その様子を二次電子の飛跡として図5に示した。この飛跡において空気と同等の二次電子補償特性と

図5 空気と空気等価物質での二次電子の飛跡

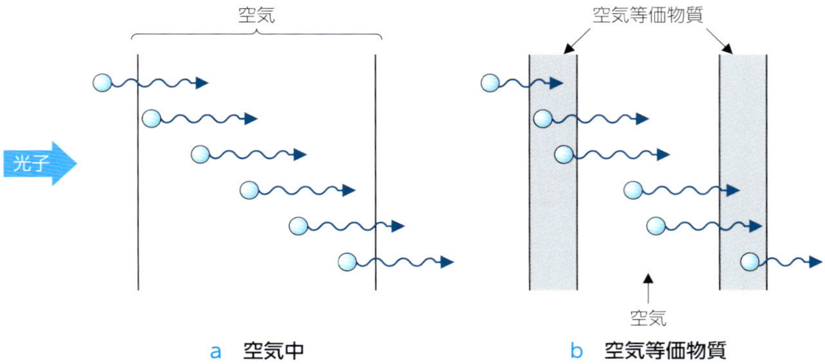

a　空気中　　　　　b　空気等価物質

は，二次電子の発生率と単位質量当たりの電子エネルギー損失が空気と等価であることをいう。

これらの二次電子補償特性は原子番号に強く依存するため，空洞電離箱の壁には空気の実効原子番号（$Z_{eff} = 7.64$）に近い物質（アクリル，ポリエチレンなど）を用いる。

空洞電離箱の壁厚は，光子エネルギーに応じた二次電子の最大飛程相当の二次電子平衡厚が必要である。光子エネルギーが低く，壁が二次電子平衡厚より厚い場合には壁の吸収により二次電子の量が減少し（図6），電離電荷量が低下する。測定対象のエネルギーごとに壁の吸収補正を行うことは不可能であり，壁材と電極材の二次電子補償特性や構造により絶対測定は困難である。そのため，標準器とのトレーサビリティ体系に従った校正値を得ておく必要がある。

図6 空洞電離箱の壁厚と電離電荷量

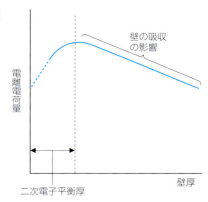

3 空気カーマの測定

「**カーマ K**」は，質量 dm の物質中で非荷電粒子によって生成されたすべての荷電粒子の初期運動エネルギーの総和 dE_{tr} であり，次式で定義されている。

$$K = \frac{dE_{tr}}{dm}$$

カーマをエネルギーフルエンス Ψ を用いて表すと，

$$K = \Psi\left(\frac{\mu_{tr}}{\rho}\right) = \Psi\left(\frac{\mu_{en}}{\rho}\right)\frac{1}{1-g}$$

μ_{tr}：質量エネルギー転移係数 $m^2 \cdot kg^{-1}$
μ_{en}：質量エネルギー吸収係数 $m^2 \cdot kg^{-1}$
ρ　：物質の密度 $kg \cdot m^{-3}$
g　：二次電子初期運動エネルギーのうち制動放射として失うエネルギーの割合

二次電子初期運動エネルギーの一部は制動放射として失われるため（g），放射線効果に寄与しない。エネルギーが低い領域では $g = 0$ とする。

また，照射線量をエネルギーフルエンス Ψ を用いて表すと次式となる。

$$X = \psi \left(\frac{e}{W_{\text{air}}}\right) \left(\frac{\mu_{\text{en}}}{\rho}\right)_{\text{air}}$$

- ψ ：光子のエネルギーフルエンス J・m^{-2}
- e ：電子の電荷 C
- W_{air} ：気体中で1イオン対を生成するときに消費される平均エネルギー J
- μ_{en} ：空気の質量エネルギー吸収係数 m^2・kg^{-1}
- ρ ：空気の密度 kg・m^{-3}

従って，空気カーマK_{air}は次式で表すことができ，W_{air}/eの値は正確にわかっているので，照射線量の測定値から空気カーマを求めることができる。

$$K_{\text{air}} = X \left(\frac{W_{\text{air}}}{e}\right) \frac{1}{1-g}$$

g：電子が空気中で制動放射によって失うエネルギーの割合

カーマにはオージェ電子のエネルギーも含まれるが，放出された特性X線がさらに二次電子生成した電荷は含まない。

医療における空気カーマの測定は，線量計の校正をはじめX線検査における患者線量の評価や管理計測などで用いられている。

■ 患者線量の測定

患者線量測定の測定配置と評価点に関する概念を図7に示す。

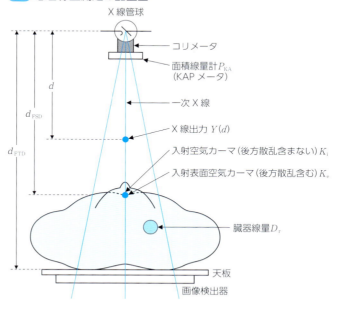

図7 患者線量測定の配置図

入射表面空気カーマK_eはX線検査における患者線量評価に多く用いられており，X線管球焦点—患者入射点間距離d_{FSD}位置における空気中の入射空気カーマK_iを測定した値に後方散乱係数Bを乗じて求める。

$$K_e = K_i B$$

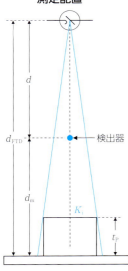

図8 入射空気カーマの測定配置

図8は入射空気カーマの測定配置の例である。

X線管球焦点からの距離dの位置に空洞電離箱を配置し，空気カーマ$K(d)$を測定する。このときに得られた電荷量測定器の指示値の平均値を$\overline{M}$，エネルギーQ_0における校正定数をN_{k,Q_0}，大気補正係数をk_{TP}とすると，測定点における空気カーマ$K(d)$は次式となる。ここでk_Qは校正時と異なるエネルギーで測定する際に線量計の応答の相異を補正するための係数である。

$$K(d) = \overline{M} N_{k,Q_0} k_Q k_{TP}$$

$$k_{TP} = \left(\frac{273.2 + T}{273.2 + T_0}\right)\left(\frac{P_0}{P}\right)$$

T：測定時の気温 ℃　　T_0：校正時の気温 ℃
P：測定時の気圧 hPa　P_0：校正時の気圧 kPa

次いで評価点，すなわち，厚さt_pの患者のX線入射点における入射空気カーマK_iの値を次式で算出する。

$$K_i = K(d)\left(\frac{d_{FTD} - d_m}{d_{FTD} - t_p}\right)^2$$

次に，そのほかの患者線量の評価量とその求め方を示す。

X線出力$Y(d)$ mGy・mA^{-1}・s^{-1}は，X線出力の指標となり，患者線量評価や遮へい計算などで用いられる。$Y(d)$はX線管球焦点からの距離dにおける評価点の空気カーマ$K(d)$の値を管電流時間積P_{It}で除して求める。

$$Y(d) = \frac{K(d)}{P_{It}}$$

面積空気カーマP_{KA} mGy・cm^{2}は透視線量の評価に用いられ，X線管球コリメータ部に装着された面積線量計により測定される。X線ビームの照射野サイズを(x, y)とすると次式で示される。

$$P_{KA} = \int_A K(x, y) dx dy$$

電離有効長Lが長い検出器で測定する場合の空気カーマP_{KL} mGyは次式で示される。これによる測定結果は，X線CTと歯科パノラマ撮影の評価などで用いられる。

$$P_{KL} = \int_L K(z) dz$$

CTの線量測定

図9 CTDI測定の概念

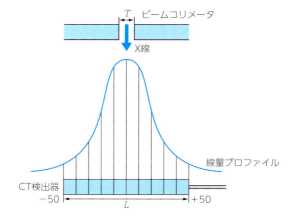

X線CTの場合，X線管球回転中心位置の空気中に配置した電離有効長100mmの検出器の中心をスライス厚Tでスキャンして，CT空気カーマ指標$C_{a,100}$ mGyを求める。

$$C_{a,100} = \frac{1}{T} \int_{-50}^{+50} K(z)\,dz$$

マルチスライスCT装置の場合，得られる断層数Nとスライス厚Tの積をX線ビーム幅とすると，

$$C_{a,100} = \frac{1}{NT} \int_{-50}^{+50} K(z)\,dz$$

CTDI（CT dose index）は，X線CT装置のX線出力の指標であるが患者線量評価にも用いられている。CTDIの測定は，頭部で直径16cm，腹部で直径32cm，幅15cmのPMMA円柱ファントム（**図10**）を用いて測定する。

図10 CTDI測定用ファントム

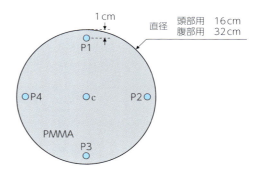

このときの円柱ファントム内のCT空気カーマ指標は$C_{PMMA,100}$で表す。PMMAファントム中心位置の値$C_{PMMA,100,c}$と表面下1cmの位置P1からP4で測定した結果の平均値$C_{PMMA,100,p}$から，荷重CT線量指標C_Wを次式により求める。

$$C_w = \frac{1}{3}(C_{PMMA,100,c} + 2C_{PMMA,100,p})$$

また，管電流時間積P_{It}で規格化した，荷重CT線量指標$_nC_w$とCT空気カーマ指標$_nC_{a,100}$は次式となる。

$$_nC_w = \frac{C_w}{P_{It}}$$

$$_nC_{a,100} = \frac{C_{a,100}}{P_{It}}$$

これらのCT空気カーマ指標は長さ1cm当たりに規格化された量である。また，ヘリカルスキャンの移動距離lによりボリューム全体を評価するために，管電流時間積P_{It}とピッチファクタPを用い，次式で$_nC_{vol}$を求める。実際には$_nC_{vol}$の値は体積に対する量ではなく，スキャン長を考慮した線状の積分量である。

$$_nC_{vol} = C_w \frac{NT}{lP_{It}} = \frac{C_w}{PP_{It}}, \quad P = \frac{l}{NT}$$

■ 患者照射(IVR)基準点の線量測定

「IEC（international electrotechnical commission）」が規定するIVRにおける患者線量の測定（IEC60601-2-43：インターベンショナル用X線装置の安全に関する個別要求事項）によると，患者照射（IVR）基準点（interventional reference point, patient entrance reference point）は，患者への入射空気カーマ（率）を表示するための基準位置で，アーム回転中心（アイソセンタ）からX線管焦点方向に15 cm離れた基準軸上の点である。この患者照射（IVR）基準点の測定値は，成人の心臓血管のIVR手技を想定した皮膚線量評価に適用される。

測定の幾何学的配置を図11に示す。患者の代用として一辺の長さが25 cm以上で厚さが20 cmのPMMAファントムを用い，ファントムはX線

図11 IVR基準点の測定配置

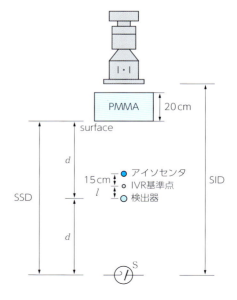

管焦点位置からできるだけ離して受像器の近くに配置する。検出器をX線管焦点位置とファントム入射面との中間に配置して，空気カーマ率$\dot{K}(d)$を測定する。この測定値から，患者照射（IVR）基準点位置における基準空気カーマ率$\dot{K}_i$を次式により算出する。

$$\dot{K}_i = \dot{K}(d)\left(\frac{d}{d+l}\right)^2$$

さらに，後方散乱係数をB，空気と皮膚の質量吸収エネルギーをそれぞれ$(\mu_{en}/\rho)_{air}$，$(\mu_{en}/\rho)_{skin}$，照射時間をtとすると皮膚吸収線量K_sは次式により求めることができる。

$$K_s = \dot{K}_i B \frac{\left(\dfrac{\mu_{en}}{\rho}\right)_{skin}}{\left(\dfrac{\mu_{en}}{\rho}\right)_{air}} t$$

■ マンモグラフィの線量測定

これまでマンモグラフィ検査の精度管理の目的でACR（american college of radiology）法がマンモグラフィの線量評価に用いられてきた。現在は2006年に欧州標準化機構（european reference organization：EUREF）が示した基準に準拠したEUREF法が用いられる。いずれもマンモグラフィの線量評価に用いる規格測定手法である。

これらの方法は，①半価層測定，②照射線量または空気カーマの測定，③係数を用いた平均乳腺線量の算出，の手順で実施される。

①半価層測定

EUREF法の半価層測定配置を図12に示す。検出器の実効中心の位置は，乳房指示台上の胸壁端から6cm，高さ4cmである。散乱線の混入を低くするためにアルミ板の下に鉛マスクを配置する。アルミニウム板の厚さを0.1mmずつ増やし，厚さ0mmの測定値の1/2以下になるまで繰り返し測定し，半価層HVLを求める。

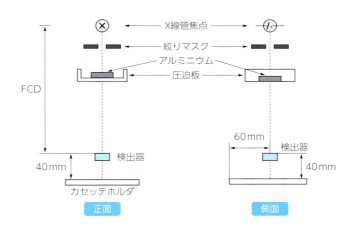

図12 マンモグラフィ装置の半価層測定配置

②空気カーマの測定

EUREF法の空気カーマ測定配置を図13に示す。乳房圧迫板を線量計検出器に接するように配置し、空気カーマを測定する。

図13 空気カーマの測定

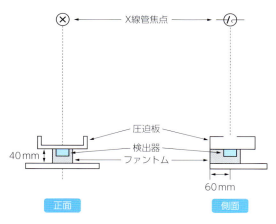

③平均乳腺線量の算出

半価層HVLと空気カーマKの測定結果から、乳腺含有率50％に相当する係数g、乳腺含有率50％から異なる乳腺量を補正する係数c、ターゲットとフィルタの組み合わせに関する係数sを与えられたそれぞれの表から求め、次式により平均乳腺線量 AGD mGyを算出する。

$$平均乳腺線量 AGD = K \cdot g \cdot c \cdot s$$

表1 乳腺含有率50％に相当する係数g

PMMA厚 (mm)	乳房等価厚 (mm)	\multicolumn{8}{c}{g (mGy/mGy) HVL mm Al}								
		0.26	0.30	0.35	0.40	0.46	0.60	0.66	0.80
20	21	0.329	0.378	0.421	0.460	0.496	0.529	0.559	0.585
30	32	0.222	0.261	0.294	0.326	0.357	0.388	0.419	0.448
40	45	0.155	0.183	0.208	0.232	0.258	0.285	0.311	0.339
45	53	0.130	0.155	0.177	0.198	0.220	0.245	0.272	0.295
50	60	0.112	0.135	0.154	0.172	0.192	0.214	0.236	0.261
60	75	0.088	0.106	0.121	0.136	0.152	0.166	0.189	0.210
70	90	—	0.086	0.098	0.111	0.123	0.136	0.154	0.172
80	103	—	0.074	0.085	0.096	0.106	0.117	0.133	0.149

表2 乳腺含有率50％から異なる乳腺量を補正する係数c

PMMA厚 (mm)	乳房等価厚 (mm)	乳腺含有率 (%)	\multicolumn{7}{c}{c HVL mm Al}							
			0.30	0.36	0.40	0.46	0.60	0.66	0.80
20	21	97	0.889	0.895	0.903	0.908	0.912	0.917	0.921
30	32	67	0.940	0.943	0.945	0.946	0.949	0.952	0.953
40	45	41	1.043	1.041	1.040	1.039	1.037	1.035	1.034
45	53	29	1.109	1.105	1.102	1.099	1.096	1.091	1.088
50	60	20	1.164	1.160	1.151	1.150	1.144	1.139	1.134
60	75	9	1.254	1.245	1.235	1.231	1.225	1.217	1.207
70	90	4	1.299	1.292	1.282	1.275	1.270	1.260	1.249
80	103	3	1.307	1.299	1.292	1.287	1.283	1.273	1.262

表3 ターゲットとフィルタの組み合わせに関する係数s

スペクトル	G-factor
Mo/Mo	1.000
Mo/Rh	1.017
Rh/Rh	1.061
Rh/Al	1.044
W/Rh	1.042

4 吸収線量の測定

「**吸収線量D** $J \cdot kg^{-1}$」は，質量dmの物質に付与された平均エネルギー$d\bar{\varepsilon}$であり，次式で定義されている。

$$D = \frac{d\varepsilon}{dm}$$

ある物質内の吸収線量を測定する場合，その物質中に検出器を置く必要がある。空洞電離箱のような壁物質，電極と空気(空洞)で構成される検出器は物質からすると異質な物体である。これらの異質な物質が，放射線から受けるエネルギーの割合を明確にして，いくつかの条件の基に測定した値に適正な補正を施すことにより，ほぼ正確に吸収線量を求めることが可能となる。

その条件とは，「**Bragg-Grayの空洞理論**[*1]」による次の条件である。

①空洞がない場合は荷電粒子平衡が成立している。
②空洞は荷電粒子のフルエンスとエネルギーおよび方向の分布に影響しない。
③空洞中では光子による電離が起きない。

Term a la carte

*1 Bragg-Grayの空洞理論
Q/eは単位質量dm当たりに生じたイオン対数J_gを意味する。物質内の微小空洞で吸収されるエネルギーD_gはイオン対数J_gに1イオン対を生成する際に消費されるエネルギーW_gを乗じて求めることができる。

$D_g = J_g W_g$ $J \cdot kg^{-1}$

図14 空洞理論

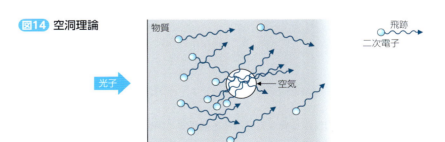

図14に示したように，空洞を通過するすべての二次電子は周囲の媒質で生成され，その二次電子により生じたイオンは測定体積中の空気を電離する。電子平衡が成立しており，測定体積中の単位質量dm当たりに生じた電荷量Qから物質の吸収エネルギーD_m $J \cdot kg^{-1}$は次式となる。

$$D_\mathrm{m} = \frac{Q}{m_\mathrm{air}} \frac{w_\mathrm{air}}{e} \frac{\left(S/\rho\right)_\mathrm{med}}{\left(S/\rho\right)_\mathrm{air}}$$

$(S/\rho)_\mathrm{med}$：物質の質量阻止能　　　$(S/\rho)_\mathrm{air}$：空気の質量阻止能

■ 空気中または空気等価物質中での吸収線量測定

空気中または空気等価物質中での測定で照射線量X C・kg^{-1}のビームを照射した場合の測定体積における吸収線量D_air J・kg^{-1}は次式となる。

$$D_\mathrm{air} = \frac{Q}{m_\mathrm{air}} \frac{w_\mathrm{air}}{e} \frac{\left(S/\rho\right)_\mathrm{med=air}}{\left(S/\rho\right)_\mathrm{air}}$$

$$= X \times \frac{33.97 \times 1.6 \times 10^{-19}}{1.6 \times 10^{-19}} \times 1 = 33.97X$$

■ 物質中での吸収線量測定（物質と空洞電離箱壁材質が異なる場合）

物質中で吸収線量を測定する場合，空洞電離箱壁中の吸収線量D_wallは測定体積中に生じた電荷量Qから，

$$D_\mathrm{wall} = \frac{Q}{m_\mathrm{air}} \frac{w_\mathrm{air}}{e} \frac{\left(S/\rho\right)_\mathrm{wall}}{\left(S/\rho\right)_\mathrm{air}}$$

空洞電離箱壁と物質とに吸収されるエネルギーは，それぞれの質量エネルギー吸収係数「$(\mu_\mathrm{en}/\rho)_\mathrm{wall}$」，「$(\mu_\mathrm{en}/\rho)_\mathrm{med}$」に比例する。このことから，物質内の吸収線量$D_\mathrm{m}$は，空洞電離箱壁吸収線量$D_\mathrm{wall}$と空気と空洞電離箱壁の質量エネルギー吸収係数比を用いて次式により求めることができる。

$$D_\mathrm{m} = \frac{Q}{m_\mathrm{air}} \frac{w_\mathrm{air}}{e} \frac{\left(S/\rho\right)_\mathrm{wall}}{\left(S/\rho\right)_\mathrm{air}} \frac{\left(\frac{\mu_\mathrm{en}}{\rho}\right)_\mathrm{med}}{\left(\frac{\mu_\mathrm{en}}{\rho}\right)_\mathrm{wall}}$$

図15 物質と空洞電離箱壁材が異なる場合

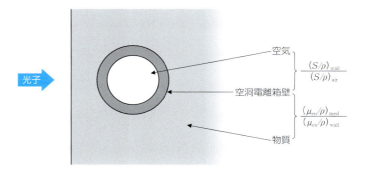

図15に示したように，物質中に空洞電離箱を置いて測定する場合を考える。

空洞電離箱は^{60}Coなどの標準γ線エネルギーQ_{Co}で校正された校正定数N_cを有しており，照射線量 X C・kg^{-1}のエネルギーQ_eのγ線ビームを照射したときの電荷量測定器の指示値の平均値を$\overline{M}$，校正定数をN_cとすると照射線量Xは次式となる。

$$X = \overline{M} N_c K_{TP} K_d$$

K_dは物質を空洞電離箱に置き換えたことによる散乱と吸収の影響を補正する置換係数である。従って，物質の吸収線量D_mは次式となる。

$$D_{m,Qe} = X \frac{w_{air}}{e} \left[\frac{\left(\frac{S}{\rho}\right)_{wall} \left(\frac{\mu_{en}}{\rho}\right)_{med}}{\left(\frac{S}{\rho}\right)_{air} \left(\frac{\mu_{en}}{\rho}\right)_{wall}} \right]_{Qe}$$

■ 空洞電離箱を用いてエネルギー3 MeV以上の光子による吸収線量を測定する場合

光子エネルギーが3 MeV以上になると発生する二次電子の飛程が大きくなるため，電子平衡が成立する条件で測定体積中の電荷量を測定することが現実的ではなくなる。そのため，^{60}Coなどの標準γ線エネルギーで校正された空洞電離箱による電荷量の測定値から次の方法により吸収線量を求める。

^{60}Coのγ線エネルギーQ_{Co}の測定点における物質の吸収線量$D_{m,Qco}$は，

$$D_{m,Qco} = \frac{Q}{m_{air}} \frac{w_{air}}{e} \left[\frac{\left(\frac{S}{\rho}\right)_{wall} \left(\frac{\mu_{en}}{\rho}\right)_{med}}{\left(\frac{S}{\rho}\right)_{air} \left(\frac{\mu_{en}}{\rho}\right)_{wall}} \right]_{Qco}$$

エネルギーQ_eにおける物質内の吸収線量$D_{m,Qe}$は次のようになる。

$$D_{m,Qe} = \frac{Q}{m_{air}} \frac{w_{air}}{e} \frac{\left[\frac{\left(\frac{S}{\rho}\right)_{wall} \left(\frac{\mu_{en}}{\rho}\right)_{med}}{\left(\frac{S}{\rho}\right)_{air} \left(\frac{\mu_{en}}{\rho}\right)_{wall}}\right]_{Qe}}{\left[\frac{\left(\frac{S}{\rho}\right)_{wall} \left(\frac{\mu_{en}}{\rho}\right)_{med}}{\left(\frac{S}{\rho}\right)_{air} \left(\frac{\mu_{en}}{\rho}\right)_{wall}}\right]_{Qco}}$$

放射線治療では医療施設において安定して高精度な吸収線量測定が求められている。そのため，人体等価物質として水を用いた「外部放射線治療における水吸収線量の標準計測法」（標準計測法12：日本医学物理学会編）により基準化された放射線治療のための実用的な測定法を用いる。

①電子直線加速器からの光子線による水の吸収線量測定

「標準計測法12」では，水ファントム10cmの深さ（校正深d_c）における水の吸収線量D_wを決定する方法を示している．光子線の水吸収線量計測の基準条件を表4に示す．光子線の線質Qの校正深d_cでの水吸収線量$D_{w,Q}(d_c)$，校正点吸収線量D Gyは次の式により求めることができる．

$$D_{w,Q}(d_c) = M_Q N_{D,W} k_Q$$

ここで，M_Qは決められた測定条件により測定したときの校正深での電離箱線量計の表示値，$N_{D,W}$は水吸収線量校正定数，k_Qは電離箱の型式と光子線の線質で決定される光子線に対する線質変換係数である．

M_Qは，電離箱線量計の指示値に温度気圧補正係数k_{TP}，イオン再結合補正係数k_s，極性効果補正係数k_{pol}，電位計校正定数k_{elec}により必要な補正を施した値である．光子線の線質は，線質指標$TPR_{20,10}$を用いて評価する．TPRは，組織ファントム線量比（TPR：tissue phantom ratio）で，水ファントム内のある深さの点の吸収線量とその点を基準深としたときの吸収線量の比である（図16）．深さ20cmにおけるTPR_{20}と深さ10cmにおけるTPR_{10}との比が$TPR_{20,10}$である．光子線の線質指標測定の基準条件を表5に示す．

図16 $TPR_{10,20}$の測定配置（線源検出器間距離100cm）

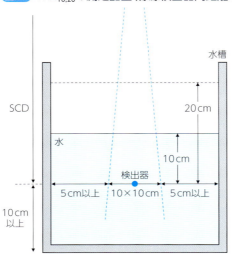

表4 光子線の水吸収線量計測の基準条件

項目	基準値あるいは基準条件
ファントム材質	水
電離箱	ファーマ形
校正深d_c	10 g・cm^{-2}
電離箱の基準点	電離空洞の幾何学的中心
電離箱の基準点の位置	校正深d_c
SCD/SSD	80 cmまたは100 cm
照射野	10 cm×10 cm

（文献1より改変引用）

表5 光子線の線質指標測定の基準条件

項目	基準値あるいは基準条件
ファントム材質	水
電離箱	円筒形または平行平板形
測定深	10 g・cm^{-2}および20 g・cm^{-2}
電離箱の基準点	円筒形：電離空洞の幾何学的中心 平行平板形：電離空洞内前面の中心
電離箱の基準点の位置	円筒形，平行平板形とも測定深
SCD	100 cm
照射野	10 cm×10 cm

（文献1より改変引用）

②電子直線加速器からの電子線による水の吸収線量測定

基本的に光子線の場合と同様である。校正深d_c g・cm^{-2}は水中深度であり，次式により求める。

$$d_c = 0.6 R_{50} - 0.1$$

ここで，R_{50}は電子線の線質の指標であり，水に対する吸収線量が最大値の0.5倍になる深さである。

R_{50}の値は，電離量が半分になる深さの電離半価深I_{50}を測定して次式により求める。

$$R_{50} = 1.029 I_{50} - 0.06$$
$$(I_{50} \leq 10 \text{ g・cm}^{-2})$$

$$R_{50} = 1.059 I_{50} - 0.37$$
$$(I_{50} > 10 \text{ g・cm}^{-2})$$

ここで求めた電子線の線質指標R_{50}の値を用いて線質変換係数k_Qの値を決定する。

電子線の水吸収線量測定の基準条件および線質指標電子線の線質指標R_{50}測定の基準条件を表6，7に示す。

表6 電子線の水吸収線量測定の基準条件

項目	基準値あるいは基準条件
ファントム材質	水（$R_{50} \geq 4$ g・cm^{-2}） 水または固体ファントム（$R_{50} < 4$ g・cm^{-2}）
電離箱	平行平板形または円筒形（$R_{50} \geq 4$ g・cm^{-2}）
校正深	$0.6 R_{50} - 0.1$ g・cm^{-2}
電離箱の基準点	平行平板形：電離空洞内前面の中心 円筒形：電離空洞の幾何学的中心から$0.5_{r_{cyl}}$線源側
SCD	100 cm
照射野	10 cm×10 cm

（文献1より改変引用）

表7 電子線の線質指標測定の基準条件

項目	基準値あるいは基準条件
ファントム材質	水（$R_{50} \geq 4$ g・cm^{-2}） 水または固体ファントム（$R_{50} < 4$ g・cm^{-2}）
電離箱	平行平板形または円筒形（$R_{50} \geq 4$ g・cm^{-2}）
測定深	10 g・cm^{-2}および20 g・cm^{-2}（$R_{50} < 4$ g・cm^{-2}）
電離箱の基準点	平行平板形：電離空洞内前面の中心 円筒形：電離空洞の幾何学的中心から$0.5_{r_{cyl}}$線源側
SCD	100 cm
照射野	10 cm×10 cm以上（$R_{50} \leq 7$ g・cm^{-2}） 20 cm×20 cm以上（$R_{50} > 7$ g・cm^{-2}）

（文献1より改変引用）

これまでの線量測定では，電離箱により測定体積中で生じたイオンの電荷を測定している。それぞれの測定原理により，必要に応じていくつかの補正が必要になる場合がある。次に主な補正について示す。

③電離箱を用いた測定で必要な補正

・イオン再結合損失の補正

印加電圧が低い場合や照射線量率が高い場合などでは，測定体積内で生じたイオンが完全に収集される前に再結合して正しい電荷量が得られないことがある。

気体中で生じたイオンの再結合は，二次電子の飛跡に沿って生じるイオンが相互に再結合する「**初期イオン再結合**」と，多数の二次電子飛跡間でイオンが再結合する「**一般イオン再結合**」がある。初期イオン再結合はLETに依存し，一般イオン再結合は測定体積中の電離密度に依存する。光子の測定で問題となるのは一般イオン再結合による損失であり，イオン再結合補正係数k_sを次により求める。

表8 イオン再結合補正係数の計算に用いる定数

V_1/V_2	a_0	a_1	a_2
2.0	2.337	−3.636	2.299
2.5	1.474	−1.587	1.114
3.0	1.198	−0.875	0.677
3.5	1.080	−0.542	0.463
4.0	1.022	−0.363	0.341
5.0	0.975	−0.188	0.214

【2点電圧法によるイオン再結合損失補正係数】

通常の測定時の印加電圧をV_1，それより低い印加電圧をV_2，それぞれの測定電荷量をM_1, M_2とすると，

連続放射線の場合　　$k_s = \dfrac{\left(\dfrac{V_1}{V_2}\right)^2 - 1}{\left(\dfrac{V_1}{V_2}\right)^2 - \left(\dfrac{M_1}{M_2}\right)}$

パルス放射線の場合　$k_s = a_0 + a_1\left(\dfrac{M_1}{M_2}\right) + a_2\left(\dfrac{M_1}{M_2}\right)^2$

印加電圧の設定に制限がなければ通常は電圧比2を用いる。

【Boag(ボアグ)の式によるイオン再結合損失補正係数】

線量率一定の場合

平行平板型電離箱のイオンの収集効率fは次式で示される。

$$f_2 = \dfrac{1}{1 + \dfrac{1}{6}\xi^2}, \quad \xi = K\left(\dfrac{d^2\sqrt{q_0}}{V}\right) \fallingdotseq 2.01 \times 10^7$$

V：印加電圧 V　　d：電極間隔 m　　q_0：電離密度 C・m^{-3}・s^{-1}

円筒型および球型の電離箱では，次式により電極間隔 d_{cyl}，d_{sph} を求めて前ページの式の d に代入する。

円筒型電離箱の場合

$$d_{\mathrm{cyl}} = (a-b)K_{\mathrm{cyl}}, \quad K_{\mathrm{cyl}} = \sqrt{\frac{\left(\frac{a}{b}+1\right)}{\left(\frac{a}{b}-1\right)}} \frac{\ln\left(\frac{a}{b}\right)}{2}$$

a：外側電極半径 m　　b：中心電極半径 m

球型電離箱の場合

$$d_{\mathrm{sph}} = (a-b)K_{\mathrm{sph}}, \quad K_{\mathrm{sph}} = \sqrt{\frac{1}{3}\left(\frac{a}{b}+1+\frac{b}{a}\right)}$$

パルス放射線の場合

$$f_s = \frac{1}{u}\ln(1+u), \quad u = \mu\frac{rd^2}{V}, \quad \mu \fallingdotseq 3.00 \times 10^{10}$$

r：パルス当たりの電離密度 $\mathrm{C \cdot m^{-3} \cdot pulse^{-1}}$

ここで，電離密度を絶対測定することは困難であるため，空気の密度 $\rho_{\mathrm{air}}\,\mathrm{kg \cdot m^{-3}}$，測定された電荷量 $Q\,\mathrm{C \cdot kg^{-1}}$，パルスのくり返し周期 f_p pps，測定時間 t s から電離密度 $q_0\,\mathrm{cm^{-3} \cdot s^{-1}}$ または $r\,\mathrm{cm^{-3} \cdot pulse^{-1}}$ を次式で近似して電離密度 q の値を決定する方法が用いられる。

$$q = \frac{\rho_{\mathrm{air}}Q}{f_p t}$$

・極性効果の補正

印加電圧の極性によって収集される電荷量に差が生じることがあり，特に平行平板型電離箱は極性効果が大きい。

光子の場合は，二次電子の発生位置により収集効率が異なることが原因で，電子線の場合は入射した電子が集電極や絶縁物中から電気回路に流入するためと考えられている。印加電圧の極性を切り替えて測定した値 $M^{\pm}$ を平均する方法として，校正時の極性による測定値 M から次式により極性効果補正係数を求める。

$$k_{\mathrm{pol}} = \frac{|M|^+ + |M|^-}{2|M|}$$

・方向特性の補正

放射線が検出器に入射する角度により測定値が異なることを「**方向特性**」とよぶ。集電極に対して直角に放射線が入射したときの応答感度を「1.0」として，入射角度による応答をあらかじめ求めておき，入射角度が特定できるときにはその補正をする。しかし，入射角度を決定することが困難な場合も多い。

・大気補正

大気の気温と気圧に依存して測定体積中の空気質量（空気分子量）が変化する。校正時の気温，気圧と測定時の気温，気圧を用いて次式により大気補正係数 k_{TP} を求める。電離箱による測定では，測定体積が密封されていない場合にはこの大気補正が必ず必要である。

$$k_{TP} = \left(\frac{273.2 + T}{273.2 + T_0}\right) \cdot \left(\frac{P_0}{P}\right)$$

T：測定時の気温 ℃　　T_0：校正時の気温 ℃
P：測定時の気圧 hPa　　P_0：校正時の気圧 hPa

5 熱量計による線量の測定

放射線が物質に吸収されると，そのエネルギーの大部分は最終的には熱に変換され，エネルギーに対応して物質に温度上昇が生じる。熱量計（カロリーメータ）は放射線による温度変化量を測定して「吸収エネルギー」または「エネルギーフルエンス」を測定するものである。

これまで述べてきたように，電離箱により吸収線量を測定する場合にはいくつかの変換や補正が必要であるが，熱量計は直接エネルギー量を測定するため，吸収線量の絶対測定器として位置づけられる。カロリーメータの構造概念を図17に示す。図17はエネルギーフルエンス測定用で図18は物質内の吸収線量測定用である。温度計には，半導体や金属の抵抗値が温度に依存して変化する「サーミスタのブリッジ回路」や超伝導−常伝導遷移端の急激な抵抗変化を利用した「トランジションエッジセンサ（TES：

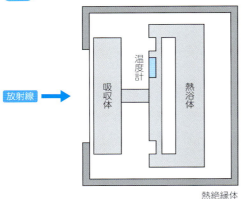

図17 カロリーメータの構造概念図

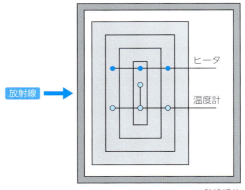

図18 カロリーメータの概念図（ジャケットタイプ）

transition edge sensor）」などが用いられる。線量の標準は産業技術総合研究所から，トレーサビリティの体系により与えられている。国際的には，標準量を水吸収線量に対して与える方向であり，国内でも従来の照射線量，空気カーマに加えて，カロリーメータによる水吸収線量の値を供給することが予定されている。

6 個人被ばく線量の測定

　個人被ばくモニタリングは，外部被ばく線量の測定と内部被ばく線量の測定がある。いずれも測定対象となる放射線の種類，エネルギーによる検出器の応答特性や測定精度などを考慮し，正しく適用することが大切である。

　個人被ばくモニタリングに用いる測定器として，光刺激ルミネセンス線量計（OSL：optical stimulated luminescence），蛍光ガラス線量計（FGD：fluoro glass dosimeter），熱蛍光線量計（TLD：thermo-luminescence dosimeter），ADC（allyl diglycol carbonate），電子式個人線量計などを用いる（第3章参照）。測定サービスを依頼する個人線量測定機関の線量計は計量法に基づいた校正が実施されている。独自に測定器を用意する場合には，JIS規格に準じて比較校正などを実施することによりトレーサビリティの体系に従って測定値を適正に評価できるようにして使用する。

■ 外部被ばく線量の測定

　個人の線量限度は，実効線量と等価線量で示されている。日常の外部被ばくによる放射線モニタリングとしては，実効線量は「1 cm線量当量」，皮膚は「70 μm線量当量」，眼の水晶体は「1 cm線量当量」または「70 μm線量当量」のうち放射線の種類やエネルギーなどを考慮して適切と判断されるほうを測定する。

①着用位置

　体幹部が一方向からほぼ均等に照射を受ける場合や，十分に低いレベルで測定が有意な値とならないことが明らかであり，そのことを確認する（いわゆる「確認モニタリング」の）場合では，単一の個人線量計を基本着用部位である胸部（女子は腹部）に着用する（図19）。

　また，作業内容によっては，単一の個人線量計では十分な情報が得られないため，被ばく線量を適確に評価できないことがある。その場合には，次の基準により複数の個人線量計を用いる。

　体幹部を「頭部と頸部（❶）」，「胸部と上腕部（❷）」，「腹部と大腿部（❸）」の大きく3つに分類し（図20），それぞれの部位が受ける被ばく線量に差異があることが特定できない場合は，「**体幹部均等被ばく**」とし，特定される場合は「**体幹部不均等被ばく**」とする。

　さらに，体幹部不均等被ばくの場合では，基本着用部位に加えて最も多く被ばくする恐れのある部位に装着する。また，眼の水晶体の等価線量と

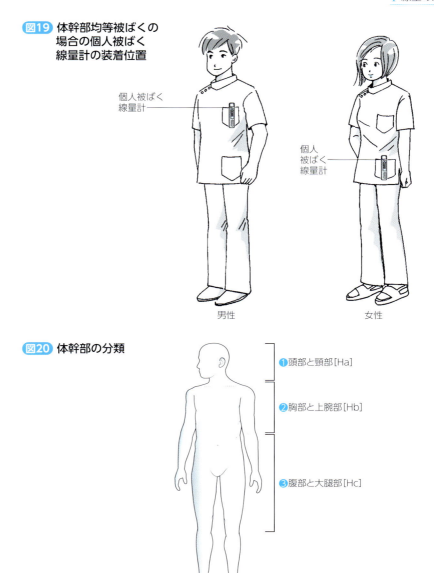

図19 体幹部均等被ばくの場合の個人被ばく線量計の装着位置

図20 体幹部の分類

実効線量との比がそれぞれの線量限度の比である3倍(150/50)を超える恐れのある場合には，頭頸部への装着を加える。

手，前腕部，足，くるぶしなどの被ばくを「**末端部被ばく**」といい，その部位が高い被ばくを受ける恐れがある場合にはその部位に線量計を装着する。

また，末端部の皮膚の等価線量と実効線量との比がそれぞれの線量限度の比である10倍(500/50)を超える恐れのある場合には，末端部への装着を加える。

これらの測定結果から，次式により実効線量 E Sv を求める。

$$E = 0.08H_a + 0.44H_b + 0.45H_c + 0.03H_m$$

ここで，H_a は装着部位「**頭部と頸部（❶）**」の個人線量計による1 cm 線量当量，H_b は装着部位「**胸部と上腕部（❷）**」の個人線量計による1 cm 線量当

量，H_cは装着部位「**腹部と大腿部（❸）**」の個人線量計による1cm線量当量，H_mは最大の線量を受ける部位の個人線量計による1cm線量当量である。

■ 内部被ばく線量の測定

法令では放射性同位元素を誤って吸入摂取し，または経口摂取したとき，および摂取するおそれのある場所に立ち入る者に対する内部被ばく線量の測定が義務づけられている。作業者などが吸入または経口摂取した放射性同位元素の量を評価する手法として，「①個人モニタリングによる方法」，「②作業環境モニタリングによる方法」がある。

①個人モニタリングによる方法

・体外計測法

体内に摂取した放射性同位元素からのγ線を体外から検出する方法である。①ホールボディカウンタ，②肺モニタ，③甲状腺モニタなどがある。体外計測法により求めた体内の放射性同位元素量と残留曲線を用いて初めの摂取量 A Bqを算出する[2]。

図21は^{125}Iを吸入摂取した場合の経過日数と体内の残留放射能との関係である。放射性同位元素の種類や摂取経路，形態により臓器の残留量はそれぞれ異なる。人の被ばく評価としては，評価する時点での摂取後の経過日数における全身残留率Rを求め，その値に実効線量係数K mSv・Bq^{-1}（文部科学省：平成十二年科学技術庁告示第五号（放射線を放出する放射性同位元素の数量等）：別表第1　第2欄　吸入摂取した場合の実効線量係数（mSv・Bq^{-1}））を乗じて実効線量を求める。

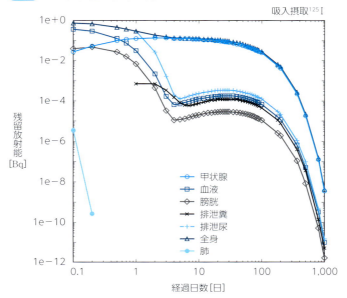

図21 残留放射能曲線算出例

・バイオアッセイ法

　作業者などから尿，糞，血液などを採取し，それらの試料中の放射性同位元素量を測定する方法である。試料はγカウンタ，液体シンチレーションカウンタなど，測定対象核種，放射線種，エネルギーなどにより選択して使用する。

　測定した試料中の放射性同位元素量と1日当たりの排泄率曲線（排泄量と経過時間との関係）から初めの摂取量を求め，その値に実効線量係数を乗じて実効線量を求める。

　体外計測法では，測定が困難なα線やβ線のみを放出する放射性同位元素に対して有用である。

②作業環境モニタリングによる方法

　作業者がその作業環境中で呼吸する空気の空気中放射性同位元素濃度を測定する方法で，吸入摂取による内部被ばくを評価する。

　エアサンプラにより空気中放射性同位元素濃度を測定し，空気中の放射性同位元素の平均濃度C Bq・cm^{-3}，作業時間t h，単位時間当たりに作業者が吸収する空気量$b=1.2\times10^6$ cm^3・h^{-1}，作業者の呼吸域の空気中放射性同位元素濃度と測定値との比F（不明の場合は10），防護マスクの防護係数Pとして，吸入摂取量I Bqを次式により求める。さらに，求めた摂取量に実効線量換算係数K mSv・Bq^{-1}を乗じて実効線量E mSvを求める。

$$I = C \cdot b \cdot t \cdot \frac{F}{P}$$

$$E = IK$$

7 空間線量分布の測定

　外部放射線量による空間線量の測定では，周辺線量当量または方向性線量当量を評価する。主にX線，γ線，中性子線が測定対象である。

　また，法令で定められている場所の放射線量率の測定のほかに，作業室内における空間線量分布を把握し，安全な作業計画の立案や従事者の被ばく予測や安全評価を行う。

　医療施設ではX線照射中に検査室（管理区域）内で長時間作業する場合があり，血管治療などのインターベンショナルラジオロジー（IVR：interventional radiology）も多く施行されている。IVRなどにおいて検査室内で作業する医師や看護師などの従事者の被ばくは，X線管球周り，および一次X線ビームの照射を受ける患者などからの散乱線によるものが主である。

　X線照射方向やX線出力パラメータなどの照射条件による室内の空間線量分布の状況は，作業計画の検討や効果的な防護手段の選択などの際に重要な情報となる。

　測定器は，電離箱式サーベイメータをはじめ光刺激ルミネセンス線量計，

蛍光ガラス線量計，熱蛍光線量計，電子式個人線量計などを用いる。いずれもトレーサビリティ体系に従った比較校正と，あらかじめエネルギー特性や方向特性をよく試験しておく（第3章参照）。

空間線量分布を得るためには，室内を50cm程度の間隔で格子状に測定する。1回の照射で効率よく多点を測定できるように，複数の測定器を測定感度と方向特性などを考慮して配置するとよい。また，測定点を多くとれない場合には図22のように格子をX方向とY方向で1間隔ずらして測定し，その間の値を補間するとよい。例えば，A点の値は座標(1, 3)と(3, 3)の補間値と(2, 2)と(2, 4)の補間値の平均値とする。また，X線室内を3次元形状でモデル化して空間線量を計算により求めることもでき（図23），作業計画の立案や安全性，評価の際に参考となる。

図22 空間線量分布測定時の測定位置

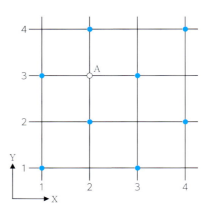

図23 空間線量分布計算結果の例

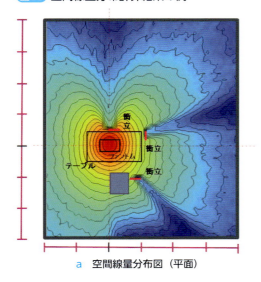

a 空間線量分布図（平面）

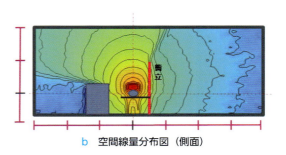

b 空間線量分布図（側面）

例題①

Q 電離容積が10mLの自由空気電離箱により，X線を2分間測定したところ，収集電荷が$1×10^{-7}$Cだった。このときの空気カーマ率はいくつか。測定時の空気密度$1.293\,\mathrm{kg\cdot m^{-3}}$，気温24℃，気圧101.8 kPaとする。

A
$$K_{air} = \frac{1\times10^{-7}}{10\times10^{-6}\times1.293} \times \frac{273+24}{273} \times \frac{101.3}{101.8} \times 33.97 = 0.284\,[\mathrm{Gy}]$$
$$K_{air} = \frac{0.284}{2\times60} = 0.00237\,[\mathrm{Gy\cdot s^{-1}}]$$

例題②

Q 1 kgの水にγ線を0.5 Gy照射した。水の温度は照射前に対して何℃変化するか。1 J = 0.239 calとする。

A
$$T = 0.5 \times 0.239 \times 10^{-3} = 1.20 \times 10^{-4}\,[℃]$$

例題③

Q 非密封の^{137}Csが100 MBq入ったバイアルから50 cmの距離で3時間作業した場合，外部被ばくが10 μSvを超えないようにするために必要な線源を囲む鉛製遮蔽体の厚さは最低いくつか。^{137}Csの実効線量率定数を，$0.078\,\mathrm{\mu Sv\cdot m^2 \cdot MBq^{-1} \cdot h^{-1}}$，鉛の1/10価層を2.0 cmとする。

A
$$H = 100 \times 0.078 \times \frac{1}{0.5^2} \times 3 = 93.6\,\mu\mathrm{Sv}$$
$$-\mu x_{1/10} = \ln\frac{1}{10} = -2.3$$
$$\mu = \frac{2.3}{2} = 1.15\,\mathrm{cm^{-1}}$$
$$x_{1/2} = \frac{0.693}{1.15} = 0.603\,\mathrm{cm^{-1}}$$
$$10 < 93.6 \times \left(\frac{1}{2}\right)^{\frac{x}{0.603}}$$
$$x \approx 2\,\mathrm{cm}$$

2 放射線測定技術

放射能の測定

1 放射能の測定とは？

放射能の測定は，放射性同位元素から放出される放射線を測り，放射性同位元素の数量または濃度を決定することである。放射能の測定方法は，毎秒放出する粒子の個数（壊変率）を測定する「**絶対測定**」と，校正値（比較補正）に基づいた「**相対測定**」にわけられる。

放射性同位元素を含んだ試料の放射能を測定する測定器（検出器）は，電離箱，GM計数管，比例計数管，シンチレーション検出器，半導体検出器などがある。測定対象となる放射線種，エネルギーと試料の状態（液体/固体/気体），形状，サイズなどに応じて適切な測定器と測定方法を選択する。

2 GM計数管・比例計数管による放射能測定

■ GM計数装置による絶対測定

β 線放出割合 p の未知試料を測定したときのバックグラウンドを差し引いた計数率 n_m cps の放射能 N_m Bq は次式となる。

$$N_m = \frac{n_m}{\eta p}$$

この測定を実施する場合に必要となる計数効率 η を決定する際に必要な係数は次より求める。

① GM計数装置の計数効率の測定

GM計数装置の計数効率は，測定配置と放射線エネルギーなどにより変化する。正確な壊変率 N dps を測定したときの測定値が n cps であるとき，この装置の計数効率 η は次式で示される。

$$\eta = \frac{n}{N} = G \cdot \varepsilon_\beta \cdot f_m \cdot f_\tau \cdot f_w \cdot f_b \cdot f_s$$

- G：幾何因子
- f_m：多重計数係数（≒1）
- f_w：空気層と検出器入射窓の吸収係数
- f_s：試料の自己吸収係数
- ε_β：装置固有の計数効率（≒1）
- f_τ：分解時間係数
- f_b：試料台による後方散乱係数

② 幾何因子 G

G は幾何因子で，一般的に「**立体角**」とよばれる幾何学的な効率である。図1に示した線源からGM計数管の入射窓までの距離を d としたとき，d

図1 幾何因子

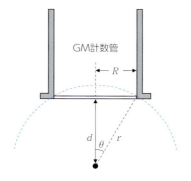

に対してθの角度となる線源とGM計数管の管壁内側を結ぶ距離をr, 半径rの球の表面積がGM計数管の窓に囲まれた部分の面積をS'とすると, 幾何因子Gは近似的に次式となる。

$$G = \frac{S'}{4\pi r^2}$$

すなわち, Gは半径rの球の表面積とGM計数管の窓で囲まれた球の部分の面積との比である。

ここで, $S' = 2\pi r^2(1-\cos\theta)$なので,

$$G = \frac{2\pi r^2(1-\cos\theta)}{4\pi r^2} = \frac{1-\cos\theta}{2}$$
$$= \frac{1}{2}\left(1 - \frac{d}{\sqrt{d^2+R^2}}\right)$$

線源を極端にGM計数管の入射窓に近づけない場合には, $S' = \pi R^2$, $d = r$として幾何因子Gを決定できる。

$$G = \frac{S'}{4\pi r^2} = \frac{\pi R^2}{4\pi r^2} = \frac{R^2}{4r^2}$$

実際にはGM計数管の管壁内側の位置を決定することが困難であるため, 入射窓前面に半径Rの円形コリメータを装着して測定する。

③空気層と検出器入射窓の吸収補正係数 f_w

試料とGM計数管の間にアルミニウム吸収板を挿入し, 吸収板の厚さによる透過率との関係を測定する。アルミニウム吸収板の厚さt_{Al} mg·cm^{-2}, 空気層の厚さt_{air} cm, 空気の密度ρ g·cm^{-3}, 検出器窓厚t_d mg·cm^{-2}として, 全吸収層の厚さA mg·cm^{-2}を次式により求め, 厚さAに対する透過率をグラフにプロットする(図2)。

$$A = t_{Al} + (t_{air}\rho + t_d)$$

次に, $A_0 = (t_{air}\rho + t_d)$として, A_0だけマイナス側にずらしたときの透過率n_0を求める。空気層と検出器入射窓による吸収係数f_wは次式となる。

図2 空気層と検出器入射窓の吸収補正係数f_wの求め方

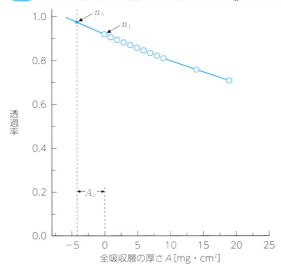

$$f_w = \frac{n_1}{n_0}$$

④ 試料台による後方散乱係数 f_b

β線が物質に入射したとき，物体中で非弾性衝突や弾性衝突を多数回くり返し，その一部は入射方向と反対側に戻ってくる。この現象を「**後方散乱**」という（図3）。この後方散乱の量は，物質の組成とβ線エネルギーや幾何学的条件などにより変化する。

図3 β線がアルミニウムに入射したときの後方散乱の様子

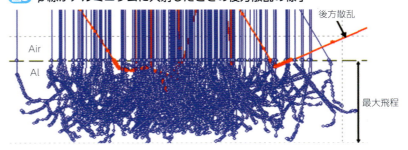

物質の有無による測定値の増加の割合を「**後方散乱係数**」といい，おおむねβ線の最大飛程の1/5程度の厚さで飽和する。

後方散乱が飽和する厚さ以上の試料台があるときの計数率n_{b1}，ないときの計数率n_{b0}とすると，後方散乱係数f_bは次式となる。

$$f_b = \frac{n_{b1}}{n_{b0}}$$

⑤ 試料の自己吸収係数 f_s

試料の厚さが増加すると自己吸収により計数率が減少する。これは，β線エネルギーが低いほど顕著に現れる。厚さの異なるエネルギーの低いβ線を測定する場合には，自己吸収の補正を正しく行わないと比較ができない。そのため，試料の厚さと計数率との関係をあらかじめ求めておき，補正係数を決定しておく。

または，ある試料の厚さ以上では計数率が飽和して一定値となることが知られており，このときの試料の厚さを「**無限厚さ**」という。β線最大飛程の約0.75倍であり，試料を無限厚さに調整した場合には自己吸収の補正を行う必要がない。

⑥ 分解時間係数 f_τ

計数率が高い場合にはGM計数装置の分解時間による数え落としが生じるため，分解時間を求めて補正を行う。分解時間は，「2線源法」と「オシロスコープ観察法」がある（第3章参照）。

2線源法は形状が同じ2つの線源を用い，それぞれ単独で測定したときの計数率R_1, R_2と，両者を同時に測定したときの計数率R_{12}，バックグラウンドの計数率R_bとすると，分解時間τ sは次式となる。

$$\tau = \frac{R_1 + R_2 - R_{12} - R_b}{R_{12}^2 - R_1^2 - R_2^2}$$

真の計数率R_0，測定された計数率R，分解時間τとしたとき，計数装置の分解時間係数f_τは次式となる。

$$f_\tau = (1 - R\tau)^{-1}$$

$$R_0 = \frac{R}{f_\tau}$$

■ 相対測定

相対測定は，校正値（比較補正）に基づいた測定法である。絶対測定に対して労力が少ないため，日常的な測定では相対測定が多用される。

試料の形状，サイズ，および含まれる放射性同位元素の種類と数量が明らかな放射能試料N_sを測定し，バックグラウンドを差し引いた計数率をn_sとする。それと同一の形状，サイズの測定試料を同一位置に配置して測定しバックグラウンドを差し引いた結果をn_mとしたとき，測定試料の放射能量N_m Bqは次式で求めることができる。

$$N_m = \frac{n_m}{n_s} N_s$$

■ 比例計数管による放射能測定

比例計数管は，β線やγ線と分離してα線を測定することができ，X線，

中性子線，荷電粒子の測定にも用いられる。放射能測定に用いられる計数管の中に計数ガスを連続的に流すガスフロー型は大気圧で使用でき，窓材に薄い樹脂膜（1mg・cm^{-2}以下）などを使用するために窓による吸収損失が少ない。また，試料を計数管内に配置する窓無型はα線測定に広く用いられている。

「2π型」とよばれる半球型またはパンケーキ型の比例計数管は，立体角が2πなので幾何効率 $G ≒ 0.5$ である。また，「4π型」とよばれる比例計数管を上下に重ねたタイプの「4πガスフロー型比例計数管」は全立体角方向に出るすべての放射線を検出するため $G ≒ 1.0$ であり，微量放射能の絶対測定が可能である。

試料を計数管内部に配置する2π型による測定において，放射能N_sとバックグラウンドを差し引いた計数率n_s cpsの関係は次式となる。

$$N_s = n_s G^{-1} f_b^{-1} f_s^{-1}$$

G：幾何因子
f_b：試料台による後方散乱係数
f_s：試料の自己吸収係数

後方散乱係数f_bは，アルミニウム板による吸収曲線から吸収体厚を「0」まで外挿して後方散乱係数を決定する。また，試料の自己吸収係数f_sは，試料の厚さs，α粒子の最大飛程Rから次により決定する。

$$f_s = \frac{0.5R}{s}$$

4π型を用いる場合には後方散乱の影響はなく，試料の自己吸収係数のみを考慮する。

3 シンチレーションカウンタによる放射能測定

測定に用いるシンチレータは固体状，液体状，気体状のものがあり，測定試料の放射線の種類，状態・形状，サイズなどにより測定装置を選別して用いる。

ここでは試料の放射能測定に多用されているNaI(Tl)検出器を用いた「シンチレーションカウンタ」と「液体シンチレーションカウンタ」を用いた放射能測定について述べる。

■ NaI(Tl)検出器を用いたシンチレーションカウンタによる放射能測定

NaI(Tl)検出器を用いて放射能を測定する方法は，①円柱型検出器からある距離の位置に試料を配置する（図4a），②円柱型検出器にマネリビーカを装着する（図4b），③ウェル型検出器を用いる方法（図4c）に大別される。いずれの場合も相対測定であり，基準試料と試料を測定する際には，線源形状，サイズと測定配置などの条件を同一にする必要がある。

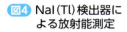
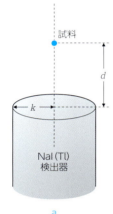
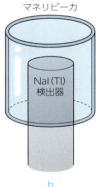
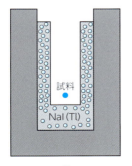

図4 NaI(Tl)検出器による放射能測定

一般的な測定システムは,「検出器→増幅器→波高弁別器→計数装置」から構成される。増幅器からのパルス信号の波高値は入射γ線エネルギーに比例する。測定波高別のカウント数を記録したものが「**波高分布**(図5)」である。図5のなかの光電ピーク位置は測定試料から放出されるγ線エネルギーに対応する。

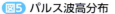

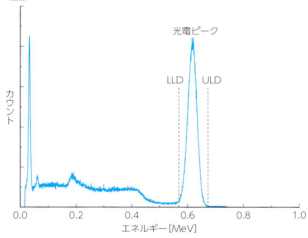

光電ピーク位置を中心とした範囲のパルス波高信号だけを計数すると,光電ピーク位置に信号をつくるエネルギーをもつ光子の数を数えることができる。その範囲は,波高弁別器により「低エネルギー側波高弁別レベル(LLD：lower level discriminator)」と「高エネルギー側波高弁別レベル(ULD：upper level discriminator)」を設定する(図6)。図6の例では「パルス1」と「パルス3」の場合は計数されず,「パルス2」は計数される。

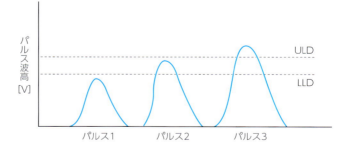

これにより,LLD以上,ULD以下の波高(エネルギー)をもつパルスの個数を数え,光電ピーク位置に相当するエネルギーをもつ光子の個数を測定することができる。すなわち,γ線のエネルギーは核種に固有であるため,その核種の放射能として測定できることになる。

放射能N_s Bqの基準試料を測定したときの計数率n_s,未知試料を測定したときの計数率n_mとすると,未知試料の放射能量N_mは次式で求める。

$$N_\mathrm{m} = \frac{n_\mathrm{m}}{n_\mathrm{s}} N_\mathrm{s} [\mathrm{Bq}]$$

あらかじめ基準試料のサイズ，厚さ，エネルギー別などで計数率を測定し放射能量との関係を求めておけば，任意のサイズなどで測定した計数率から放射能量を求めることができる。

■ 液体シンチレーションカウンタによる放射能測定

測定試料をバイアル中のシンチレータ溶液に溶解させて「**液体シンチレーションカウンタ**」を使用して測定する方法である。

測定試料の自己吸収やその他の放射線吸収がなく，立体角4π方向の放射線が検出されるので，幾何効率はほぼ100％と考えてよい。また，シンチレータ溶液中の^{3}Hのβ線最大飛程は約$6.7\,\mu\mathrm{m}$と短く散乱を考慮する必要がない。エネルギーの低いβ線や物質中の飛程が短いα線を効率よく測定することができる。

NaI(Tl)検出器を用いたシンチレーションカウンタによる測定の場合と同様で，波高弁別器により特定の範囲のエネルギーによるパルスを計測する。通常の液体シンチレーションカウンタは複数の波高分析器を備え，測定試料とクエンチング補正の測定を行う。

「**クエンチング**」とは，測定試料中に含まれる不純物，添加物，放射性物質自身などによるエネルギー損失に起因した消光現象で，「①化学クエンチング」，「②色クエンチング」，「③酸素クエンチング」，「④濃度クエンチング」などがある。クエンチングにより計数効率が低下して，パルス波高分布は低エネルギー側にシフトする。図7に示したように測定波形は「AからA'」のようになる。

図7 外部標準線源法によるクエンチング補正の原理

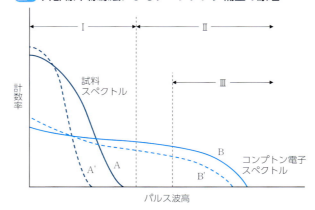

これらのクエンチングの補正方法は，「①外部標準線源法」，「②試料チャネル比法」，「③内部線源法」などがある。

外部標準線源法は，定位置からγ線をバイアルに照射し，γ線との相互作用により生じたコンプトン電子によるシンチレーション光を用いて波形

Bを測定する。クエンチングがある場合には測定波形は「BからB'」のようになる。

　ここで，クエンチングがない標準試料で，コンプトン電子のみを計数する領域を計数する2つのチャネルを設定する。図7の波形BのⅡとⅢの領域の計数率をそれぞれn_a，n_bとする。さらに，^{3}Hまたは^{14}Cの試料のβ線を測定する領域のチャネルⅠを設定する。

　このときの「外部標準チャネル比ESCR」は次式となる。

$$ESCR = \frac{n_a}{n_b}$$

　このESCRの値がクエンチングの程度により変化するが，その変化の程度が測定試料の変化に対応するものとする。あらかじめ標準クエンチング試料を測定してESCRと計数効率との関係を求める（クエンチング補正曲線：図8）。このときと同一の測定条件で試料を計数し，試料のESCRを求めてクエンチング補正曲線から計数効率を求めて測定した計数率を補正する。

図8 外部標準チャネル比法による計数効率（クエンチング補正曲線）

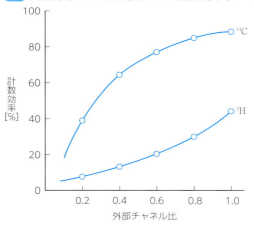

　また，試料チャネル比法は図7の領域ⅠとⅡの比がクエンチングの程度に対応するものとして「クエンチング補正曲線」を作成する方法である。

　内部線源法は測定試料の計数率n_mを得た後，その試料に放射能N_1の標準物質を加えて再度測定した計数率をn_{m+s}とすると，標準物質の計数効率ε，測定試料の放射能N_mは次式となる。

$$\varepsilon = \frac{n_{m+s}}{N_1}$$

$$N_m = \frac{n_m}{\varepsilon}$$

■ β－γ同時計数法による放射能測定

多くの放射性同位元素はβ壊変の直後にγ線を放出する。測定器の時間分解能を考慮するとほとんど同時にβ線とγ線が放出されるとみなすことができるため，それぞれの放射線をβ線検出器（GM計数管）とγ線検出器［NaI(Tl)検出器］で測定し，両方同時に検出されたときに同時計数回路によってその事象を数えることができる。この方法を「β－γ同時計数法」といい，放射能の絶対測定に用いられる。

放射能量N_mの試料を測定したとき，γ線計数率N_γ，β線計数率N_β，同時計数率を$n_{\beta\gamma}$とすると

$$\begin{cases} n_\beta = \varepsilon_\beta N_m \\ n_\gamma = \varepsilon_\gamma N_m \\ n_{\beta\gamma} = \varepsilon_\beta \varepsilon_\gamma N_m \end{cases}$$

従って，2つの検出器の計数効率が相殺され，放射能量N_mは次式となる。

$$N_m = \frac{n_\beta n_\gamma}{n_{\beta\gamma}}$$

実際にはGM計数装置はγ線にも応答するため，β線を遮へいする吸収板を用いてγ計数率を測定して差し引く必要がある。また，計数率が高い場合には偶発的な同時計数の確率が高まるため，それぞれの検出器の時間分解能による補正を考慮する必要がある。

■ 半導体検出器による放射能測定

半導体検出器は一般的にエネルギー分解能が良好である。図9のように，複数の放射性同位元素が存在している場合にはそれぞれの光電ピーク位置から決定したγ線エネルギーから核種を決定し，「光電ピーク面積」と「光電ピーク効率」により放射能量を決定できる。

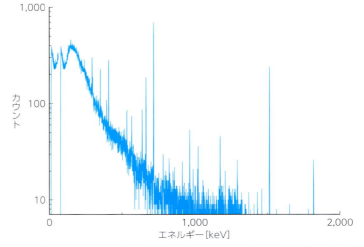

図9 高純度Ge検出器によるγ線スペクトル測定例（筑波山中）

放射能N_s Bqの基準試料を測定したときの光電ピーク面積の計数率

n_p cps,計測時間 t s,光子放出率を ε_i とすると,光電ピーク効率 ε_c は次式で求めることができる。

$$\varepsilon_c = \frac{N_s}{A\,\varepsilon_i\,t}$$

光電ピーク効率 ε_c は検出器の種類,エネルギー,幾何学的条件(線源距離,線源形状,検出器形状)などに依存するため,基準試料と未知試料の測定条件を同一にする。

未知試料を測定したときの光電ピーク面積の計数率 n_m cps とすると,未知試料の放射能量 N_m Bq は次式で求めることができる。

$$N_m = \frac{n_m}{\varepsilon_c\,\varepsilon_i}$$

また,核種不明の放射性同位元素試料を測定する場合,あらかじめ既知エネルギーの放射線同位元素による光電ピーク効率を複数測定して,エネルギーと光電ピーク効率との関係を求めておく。測定試料中の不明核種のエネルギーを決定し,測定試料の光電ピーク効率を補正することにより放射能を求めることできる。

例題

Q 分解時間 $250\,\mu$s の GM 計数管を用いて放射性試料を10分間測定したところ,120000カウントだった。バックグラウンドは15分間測定して1200カウントだった。校正定数を 3×10^{-2} Bq/cps とすると,この試料の放射能はいくつか。

A
$$N_s = \frac{120000 \times \frac{1}{10\times 60}}{1 - 120000 \times \frac{1}{10\times 60} \times 250 \times 10^{-6}} = \frac{200}{1-0.05} \approx 210.5$$

$$N_b = \frac{1200 \times \frac{1}{15\times 60}}{1 - 1200 \times \frac{1}{15\times 60} \times 250 \times 10^{-6}} \approx 1.33$$

$$N = (210.5 - 1.33) \times 3 \times 10^{-2} \approx 6.3\,\text{Bq}$$

3 放射線エネルギーの測定

放射線測定技術

放射線エネルギーを測定することは放射線の性質を知ることである。放射線のエネルギーは放射線と物質との作用にかかわり，放射線の理解や検出器の応答特性や補正など，さらには放射線の生物効果などを知る際にも重要な情報となる。

1 γ(X)線エネルギーの測定

■ γ線エネルギーの測定

γ線エネルギーの測定には，「NaI(Tl)シンチレーション検出器」や「Ge半導体検出器」が多用される。検出された信号は，波形整形，増幅後に波高分析器に入力して波高分布を得る（第3章参照）。

γ線が検出器に入射したときエネルギー吸収の観点から図1に示すように，①，③検出器内部ですべて止まる，②散乱γ線が検出器外に逃げる，④消滅放射線の1つが検出器外に逃げる，⑤消滅放射線の2つが検出器外に逃げる場合がある。

図1 検出器内部におけるγ線エネルギー吸収

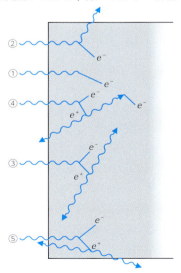

検出器に入射したγ線がすべてのエネルギーを検出器に与えた場合（①，③）には，γ線エネルギーに相当する波高値が出力され，波高分析器によりそのγ線エネルギーに対応するチャネルにカウントされる。これは，光電効果により発生した光電子エネルギーと，その後発生した特性X線またはオージェ電子のエネルギーが検出器内ですべて吸収されたことを意味す

る。図2のNaI(Tl)シンチレーション検出器によるγ線スペクトル測定の例の光電ピークに相当する部分で，「**全吸収ピーク**」ともいう。

図2 NaI(Tl)検出器により測定した^{137}Cs γ線スペクトル

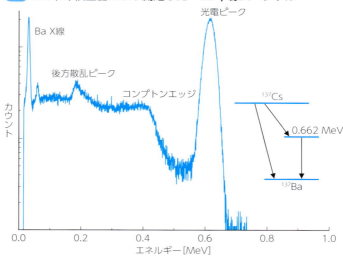

また，コンプトン効果による反跳電子のエネルギーは「0」から最大エネルギーまで連続分布となる。散乱角180°のときのエネルギーが最大となり，そのエネルギーは，

$$E_c = \frac{E_\gamma}{1 + \frac{m_0 c^2}{2E_\gamma}}$$

となる。

この最大値のエネルギーE_cが出現する位置を「**コンプトンエッジ**」という。

γ線エネルギーE_γが1.02 MeV以上の場合は電子対生成により陰陽電子が生成され，γ線エネルギー$E_\gamma - 1.02$ MeVのエネルギーが分配され，その後，陽電子による消滅放射線が2本反対方向に放出される。

2本の消滅放射線のエネルギーが同時に検出器内部で吸収された場合には，電子対生成による全吸収ピークが観察される。

消滅放射線は検出器の外部に逃げるもの（「エスケープ」）があり，1本の消滅放射線が光電効果を起こしたとき，「$E_\gamma - 1.02 + 0.51$ MeV」の位置にピークが出現する。これを「**シングルエスケープピーク**」という。また，2本とも検出器の外に逃げた場合には「$E_\gamma - 1.02$ MeV」の位置にピークが現れる。これらを「**ダブルエスケープピーク**」とよぶ。

また，放射線が同時に検出器に入射してエネルギーが吸収された場合に，両者のエネルギーを加算した位置にピークが出現する。これを「**サムピーク**」とよぶ（図3）。

図3 NaI(Tl)検出器により測定した^{22}Na γ線スペクトル

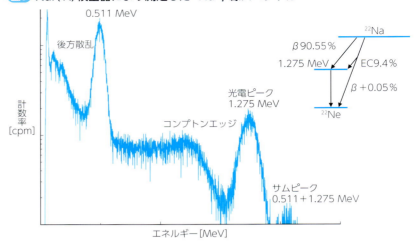

■ 連続X線のエネルギー測定

X線管から放出されるX線のエネルギーは,X線管電圧を最大値として連続的に分布する(図4)。医療用のX線装置は大多数が定格管電圧150 kV以下であり,このエネルギー範囲では質量エネルギー吸収係数が大きく変化する。従って,放射線量や放射線特性を的確に評価するためには,エネルギーに関する情報が重要となる。

図4 管電圧の違いによる連続X線スペクトルの例

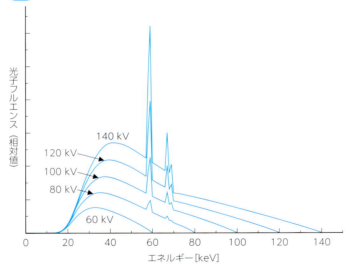

① X線スペクトル測定

X線スペクトル測定に用いる検出器は,高純度Ge検出器,CdTe検出器,Si検出器,NaI(Tl)検出器などがある。X線スペクトル測定の場合には計測装置はパルスモードにより使用される(第3章参照)。

パルスモードでは検出器からの信号を前置増幅器によるインターフェースにより受け,パルス信号処理回路でパルス波高を得る。前置増幅器から

の信号は減衰時間が比較的長い(〜数100μs程度)ため、高計数率になると前置増幅器内のパルスの「パイルアップ」により前置増幅器が飽和してパルスが著しく歪み、正しいパルス波高信号が得られなくなる。

医療用X線装置はX線出力が大きく、パルスのパイルアップが生じるため直接測定ができない。そこで、検出器に入射するX線量を減少させる方法として図5に示したように、①X線ビームを直径1mm以下に絞るコリメータを装着する、②X線管焦点−検出器間距離を大きく離す、③吸収体を設置するなどの方法により測定する。また、④コンプトンスペクトロメトリによる方法も有用である。

図5 X線スペクトルの測定配置

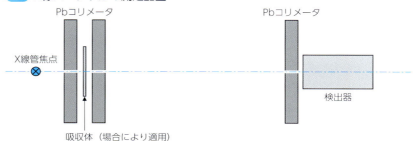

「**コンプトンスペクトロメトリ(図6)**」とは、X線ビームを散乱体に当てたときに発生するコンプトン散乱光子のスペクトルを測定して一次X線ビームのスペクトルを再構築する方法である。

図6 コンプトンスペクトロメトリ

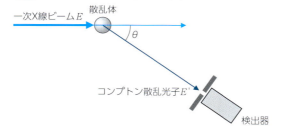

一次X線ビームのエネルギーE、散乱角θとするとコンプトン散乱光子エネルギーE'は次式となる。

$$E' = \frac{E}{1 + \frac{E}{m_0 C^2}(1 - \cos\theta)}$$

すなわち、E'を測定することでEを求める方法である。距離を離せない場合など検出器配置が困難な場合に適用できる。

②線質測定

検出器の特性評価や線量評価を行う際には、連続X線スペクトルのエネ

ルギー代表値が必要な場合がある。半価層の測定値から求める実効エネルギー，線質指標，均等度などの値を組み合わせて線質として用いる。

■ 実効エネルギーの測定

図7の測定配置で電離箱により半価層を測定する。X線ビームサイズはできるだけ小さくしてナロービーム条件を保つ。金属吸収体から電離箱までの距離はできるだけ離して配置する（実用的には500 mm以上）。

図7 半価層の測定配置

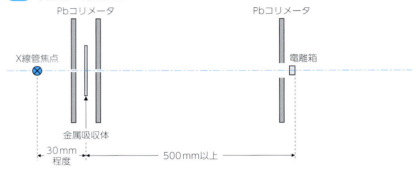

金属吸収体（アルミニウム，銅など）の厚さを増して測定していき，金属吸収体がないときに対する透過比が「0.5」になるときの吸収体の厚さである「**第一半価層** t^{1st}」を求める。さらに，金属吸収体の厚さを増して測定し，透過比が「0.25」になるときの吸収体の厚さを求める。このときの金属吸収体の厚さから第一半価層 t^{1st} を引いた値を「**第二半価層** t^{2nd}」という。このときの金属吸収体の厚さに対する透過比の関係を「**X線減弱曲線**（図8）」とよぶ。

図8 X線減弱曲線（管電圧120 kV）の例

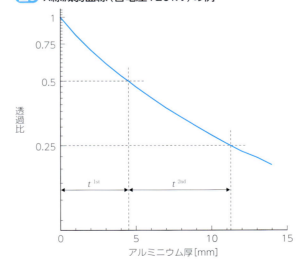

金属吸収体を透過するX線スペクトル成分は，金属体の厚さにより変化するため，第一半価層 t^{1st} と第二半価層 t^{2nd} の値は一致しない。両者の比

を「均等度」という。

$$均等度 = \frac{t^{1st}}{t^{2nd}} > 1$$

求めた第一半価層 t^{1st} の値はX線透過力の指標である。単一エネルギー光子の場合，強度 I_0 の光子ビームが吸収体厚 t を透過した後の強度 I とすると次式となる。

$$I = I_0 e^{-\mu t}$$

$t = t^{1st}$ のとき，

$$\frac{I}{I_0} = 0.5 = e^{-\mu t^{1st}}$$

$$\mu = \frac{\ln 2}{t^{1st}}$$

このように，第一半価層 t^{1st} の値から線減弱係数を求めることができる。

線減弱係数は光子エネルギーに対応しているので，その光子エネルギーと同等の透過能力をもつ線質であるといえる。このエネルギーのことを「**実効エネルギー E_{eff}**」といい，連続X線の線質を示す指標となる。

さらに，管電圧波高値，すなわち最大X線エネルギー E_{max} と実効エネルギーとの比を「**線質指標（QI：quality index）**」という。

$$QI = \frac{E_{eff}}{E_{max}} < 1$$

QIはX線スペクトルの広がりを意味しており，QIが大きいほどスペクトルの広がりが小さくなる。同一の管電圧の場合，QIが大きいほど低エネルギー成分が少なく，全体の透過力が大きいということを意味する。

2 β線（電子）エネルギーの測定

β線エネルギーの測定では，「①有機シンチレータ検出器」，「②プラスチックシンチレータ検出器」，「③Si(Li)検出器」が用いられる。測定装置の構成は基本的にγ線スペクトル測定と同等である。また，エネルギーが低い ^{3}H や ^{14}C では液体シンチレータが用いられる。

β線のエネルギーは最大値 E_{max} から「0」までの連続スペクトルである。代表的なβ線スペクトルの測定結果を**図9**に示した。

β線のエネルギー測定におけるエネルギー校正は**図10**に示した ^{137}Cs の内部転換電子（K殻内部転換624 keV，L殻内部転換656 keV）のピーク位置などを用いる。

図9 代表的なβ線エネルギースペクトル

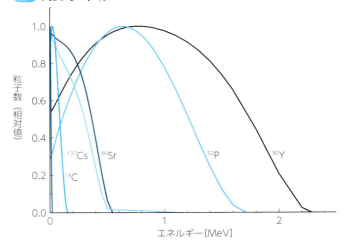

図10 ¹³⁷Csスペクトル測定例（PIN-PD）

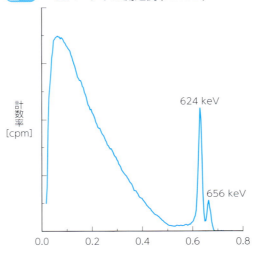

　検出器に入射したβ線は、多重散乱して90°以上も方向を変える（「**後方散乱**」）。また、減速して制動放射でエネルギーを失う。特に後方散乱はスペクトル形状に影響を与え、低エネルギー側にテイルを示す。そのため、図11に示すような単色エネルギーの電子に対する応答関数を実験的に測定して「**アンフォールディング（unfolding）**」により適正なスペクトルに変換する必要がある。

■ β線吸収曲線の測定

　荷電粒子がある物質中を通過するとき、衝突損失と放射損失により徐々にエネルギーを失い最後にはエネルギーがゼロになり運動を停止する。このときの物質中を荷電粒子が通過した距離を「**飛程**」とよぶ。飛程は吸収体の厚さを徐々に厚くして、粒子の個数を測定した吸収曲線から決定することができる。

　β線の場合、連続エネルギースペクトルであること、質量が軽いために散乱を受けやすいこと、また、制動放射の寄与があることから飛程の終端

が明瞭ではない。図12は吸収体としてアルミニウムを用いた時のβ線吸収曲線の例である。

図11 単色エネルギーの電子に対する応答関数（PIN-PD）の測定例

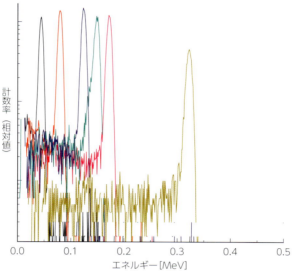

図12 β線吸収曲線

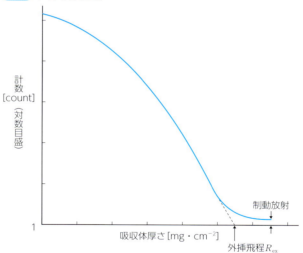

β線の場合は図のように吸収曲線の接線を外挿して飛程を決定する。これを**外挿飛程** R_{ex} **g・cm^{-2}** とよび，外挿飛程 R_{ex} はβ線の最大エネルギー E_{max} によってほぼ規定される。β線の最大エネルギー E_{max} MeV はアルミニウム中でのβ線外挿飛程の測定結果から次の「Glendeninの実験式」により求めることができる。

$$R_{max} = 0.542 E_{max} - 0.133 \quad (E_{max} > 0.8 \text{ MeV})$$
$$R_{max} = 0.407 E_{max}^{1.38} \quad (0.15 < E_{max} < 0.8 \text{ MeV})$$

3 α線エネルギーの測定

α線エネルギー測定は原子核物理実験や保健物理分野における環境中のα線放出核種の定量測定に主として利用される。また，α線のエネルギー測定は，エネルギー分解能に優れている「表面障壁型Si半導体検出器」がよく用いられる。有効面積200 mm^2，空乏層厚100 μm程度で，α線エネルギー5.3 MeVに対するエネルギー分解能が35 keV程度のものが使用される。

α線は物質中の飛程が短いため，薄く均一な線源試料を作成することが特に求められる。この線源試料は，真空蒸着，静電スプレー，蒸発，沈殿，電着法などにより作成する。

測定対象の試料は，「①陸水試料(湖沼水，河川水，水道水，海水)」，「②灰試料(穀類，野菜，茶，牛乳，牧草，淡水産生物，日常食，海産生物など)」，「③土試料(土壌，河底土，湖底土，海底土など)」，「④降下物試料(大気浮遊塵，降水)」などがある。いずれも採取した試料の前処理から測定結果が得られるまで多くの手順を要するが，標準的な試料処理方法が「日本分析センター」から示されており，それに従い処理を行うとよい。

測定は，試料－検出器間距離を5 mm程度にして検出器試料箱を真空にして測定する。試料からのα線は微量であるため，24時間程度以上の長時間測定となる。そのため，電源ノイズ混入の影響，測定室内温度の変化などに注意を払う必要がある。

また，検出効率を精度よく決定することが必要であり，標準試料の作成も注意が必要である。

4 加速器エネルギーの測定

医療施設の加速器でエネルギー測定が必要となるのは，放射線治療における水吸収線量評価や品質保証に用いる場合などである。この場合には，人体等価物質として水を用いた「外部放射線治療における水吸収線量の標準計測法(標準計測法12：日本医学物理学会編)」により基準化された測定法を用いる。放射線治療に用いる光子線のエネルギーを直接測定することは困難であるため，水に対する透過量の比を用いて線質指標とする。標準計測法では，組織ファントム比$TPR_{20,10}$を用いるとしている。$TPR_{20,10}$は，線源検出器間距離100 cm，照射野10 cm×10 cm，水の深さ$d=20$ g・cm^{-2}と10 g・cm^{-2}で測定したときの吸収線量Dの比である。また，電子線の平均エネルギー$\overline{E}_0$は深部量半価深R_{50}から次式により求める。

$$\overline{E}_0 = 2.33 R_{50}$$

そのほか，①偏向磁場を用いる方法，②光核反応による方法，③チェレンコフ光を測定する方法，④シンチレータや半導体検出器によるパルス波高計測法を用いる方法などがある。

①偏向磁場を用いる方法

均一で一定の平行磁界の中を電子が走行したとき,「**電子フレミングの左手の法則**」によって電磁力を受けて偏向する。このときの偏向の程度は電子の運動エネルギー T_e MeV に対応し,偏向位置を測定することによってエネルギーを知ることができる。

磁場強度を H G,電子の曲率半径を r cm とすると電子の運動エネルギー T_e は次式で示される。

$$T_e = 3 \times 10^{-4} H r - m_0 c^2$$

②光核反応による方法

光核反応が生じる閾値エネルギー E_{th} を利用する方法で,例えば反応 $^{63}Cu(\gamma, n)^{62}Cu$ の閾値は「10.9 MeV」である。生じた ^{62}Cu は半減期 9.74 分であり,2.927 MeV の陽電子を放出する。このほか $^{12}C(\gamma, n)^{11}C$, $E_{th}=18.6$ MeV,$^{14}C(\gamma, n)^{13}N$,$E_{th}=16.5$ MeV,$^{16}O(\gamma, n)^{15}O$,$E_{th}=15.6$ MeV,$^{65}Cu(\gamma, n)^{64}Cu$,$E_{th}=9.8$ MeV などが利用できる。

③チェレンコフ光を測定する方法

屈折率 n の水中を進む電子線に対する臨界エネルギー($\nu = c/n$)は約 0.25 MeV である。チェレンコフ光の放出角度 θ と荷電粒子速度(エネルギー)ν のとき「$\cos\theta = c/n\nu$」の関係にある。放出角度 θ を測定することで荷電粒子のエネルギーを知ることができる。

これらの「〜」の加速器エネルギーの測定法は,いずれも一般的ではない。しかし,何かの測定目的がある場合には,工夫により医療施設に設置されている医療用加速器を用いた測定に適用することもできる。

例題 ①

Q 高純度ゲルマニウム検出器を用いて ^{137}Cs と ^{22}Na を含む試料を測定したところ,1,548 チャネル,1,998 チャネル,3,037 チャネル,5,370 チャネルに光電ピークが観察された。5,370 チャネルの光電ピークは何が観測されたものか。

A ^{137}Cs の γ 線エネルギー 662 keV と ^{22}Na の消滅放射線 511 keV のサムピークが 5,370 のチャネルに観測されている。

【参考文献】
1) 日本医学物理学会 編:外部放射線治療における水吸収線量の標準計測法,通商産業研究社.
2) 石榑信人: Monitoring data for intake of radionuclides-Acute intake by inhovation. NIRS. 1999.

おさらい

1 線量の測定

●線量	⇒	放射線が人体や物に与える効果を予測し，または与えた効果を評価するための指標
●照射線量	⇒	単位質量の空気に対する電離能力（場の強度）として示される
●カーマ	⇒	非荷電粒子によって単位質量当たりに発生する荷電粒子の初期の運動エネルギーの総和
●吸収線量	⇒	物質の単位質量当たりに吸収された平均エネルギー
●補償の原理	⇒	測定体積内で発生した二次電子が測定体積外で生成する電離電荷量を測定体積外で発生した二次電子により測定体積内で生成する電離電荷で補うこと
●二次電子平衡	⇒	補償の原理により測定体積内に生じる電離電荷量が平衡にある状態
●自由空気電離箱	⇒	照射線量の定義により絶対測定が可能な平行平板電極の電離箱。国家標準器として用いられている
●空洞電離箱	⇒	空気等価材質壁の電離箱。実用測定器として多用されている
●患者線量	⇒	医療において用いられる放射線の照射によって患者が受ける線量
●入射空気カーマ	⇒	X線ビームの中心軸と患者皮膚面の交点における空気カーマ
●入射表面空気カーマ	⇒	入射空気カーマに後方散乱係数を乗じた値
●面積線量	⇒	X線管のコリメータ部に装着された平行平板型電離箱による値。X線ビームサイズ内の積分線量で単位は mGy・cm^2。IVRにおける患者皮膚線量の評価などに用いられる
●CT空気カーマ指標	⇒	X線CT装置のX線出力の指標。患者線量評価の目的にも用いられる
●CTDI	⇒	CT線量指標。直径16 cm（頭部用）または直径32 cm（腹部用）のPMMA製円柱ファントムを用いたCT空気カーマ指標
●荷重CT線量指標	⇒	CTDI測定用ファントムの中心と表面下1 cmの測定値を荷重平均したCT空気カーマ指標
●IVR基準点	⇒	患者への入射空気カーマ率を表示するための基準位置。成人の心臓血管IVR手技を想定した皮膚線量評価に適用される
●平均乳腺線量	⇒	乳房X線検査における乳房の線量を評価する指標。入射空中線量と半価層の測定値，平均乳腺線量の係数表から求める
●吸収線量の測定	⇒	空洞電離箱を用いた測定ではBragg-Grayの空洞理論に基づいて測定される
●Bragg-Grayの空洞理論	⇒	物質内で吸収されるエネルギーは，単位質量当たりに生じたイオン対数と1イオン対を生成する際に消費されるエネルギーを乗じて求めることができる。すなわち，単位質量当たりに生じた電荷を測定することにより吸収線量を求めることができる
●標準測定法 01	⇒	「日本医学物理学会」による放射線治療に用いるための人体等価物質として水を用いた外部放射線治療吸収線量の測定法。2001年に発行された
●TPR	⇒	組織ファントム線量比
●線質指標	⇒	標準測定法01に示されているライナックからの光子のエネルギーを評価する指標。水の深さ20 cmと10 cmにおける吸収線量の比 $TPR_{20,10}$ が用いられる

●校正深	⇒	光子の場合は水10 cm深，電子線の場合は，$0.6R_{50}-0.1$。R_{50}は水に対する吸収線量が最大値の0.5倍になる水の深さ
●イオン再結合	⇒	電離箱内で生じたイオンが再結合する現象
●初期イオン再結合	⇒	二次電子の飛跡に沿って生じるイオンが相互に再結合する
●一般イオン再結合	⇒	二次電子の飛跡間でイオンが再結合する
●2点電圧法	⇒	電離箱の印加電圧の電圧を変えて測定した値から一般イオン再結合損失補正係数を求める方法
●Boagの式	⇒	電離箱の電極間隔，中心電極半径などから一般イオン再結合損失補正係数を求める式
●極性効果	⇒	印加電圧の極性によって測定値が異なる現象
●大気補正	⇒	大気の気温と気圧により測定体積中の空気質量が変化したときの補正
●熱量計	⇒	物質に吸収されたエネルギーを熱の変化により測定する
●個人被ばくモニタリング	⇒	外部被ばく線量と内部被ばく線量を評価する
●外部被ばくの測定	⇒	1 cm線量当量：実効線量の実用測定量。皮膚の等価線量は70 μm線量当量の測定，眼の水晶体は1 cm線量当量または70 μm線量当量のうち放射線の種類とエネルギーなどを考慮して適切な方を測定する
●末端部被ばく	⇒	手，前腕部，足，くるぶしなどの被ばく
●内部被ばく評価	⇒	摂取した放射性同位元素に実効線量（換算）係数を乗じて実効線量を求める
●体外計測法	⇒	ホールボディカウンタ，肺モニタ，甲状腺モニタなどにより体内の放射性同位元素量を測定し，残留曲線を用いて初めの摂取量を決定する
●バイオアッセイ法	⇒	人の尿，糞，血液試料中の放射性同位元素を測定し，排泄率曲線から初めの摂取量を決定する方法
●作業環境モニタリング法	⇒	空気中の放射性同位元素濃度と作業者の呼吸量から放射性同位元素の摂取量を決定する方法

2　放射能の測定

●放射能測定	⇒	絶対測定は毎秒放出する粒子の個数を測定，相対測定は校正値を用いた測定
●GM計数管の計数効率	⇒	幾何因子，多重計数，空気層と入射窓の吸収係数，試料の自己吸収係数，装置固有の計数効率，不感時間係数，後方散乱係数などにより決定する
●立体角	⇒	幾何因子を決定する幾何学的な効率
●不感時間	⇒	GM計数管の電界強度の消失に伴いパルスが発生しない時間
●分解時間	⇒	GM計数管から計数出力が得られるパルスの最短間隔の時間
●回復時間	⇒	GM計数管のパルスが完全に回復するまでの時間
●2線源法	⇒	GM計数管の分解時間測定法。このほかオシロスコープにより分解時間を決定する方法がある
●2πガスフロー型比例計数管	⇒	半球形またはパンケーキ状の比例計数管。幾何効率は約0.5
●4πガスフロー型比例計数管	⇒	2π型の比例計数管を上下に重ねたもので，幾何効率は約1.0。微量放射能の絶対測定に用いられる
●シンチレーションカウンタ	⇒	NaI(Tl)など無機シンチレータが用いられる

●ウェル型検出器	⇒	井戸型の検出器で幾何効率が高い
●波高分布	⇒	電圧パルスで出力される検出器からの出力信号は入射エネルギーに対応する。波高分布はエネルギーごとに計数値を示したもので，γ線では光電効果によるピーク位置が入射γ線エネルギーに対応する
●波高弁別	⇒	ある範囲の波高値，すなわち，ある範囲のエネルギーをもつ放射線を計数するためにパルスの計数範囲を設定すること
●液体シンチレーションカウンタ	⇒	低エネルギーα線，β線放出試料の定量分析に用いられる
●クエンチング	⇒	液体シンチレーションカウンタの測定試料中に含まれる不純物，添加物などによるエネルギー損失に起因した消光現象。化学クエンチング，酸素クエンチング，濃度クエンチングなどがある
●外部標準線源法	⇒	液体シンチレーションカウンタのクエンチング補正方法。このほか試料チャネル比法，内部線源法がある
●半導体検出器による放射能測定	⇒	HPGe検出器はエネルギー分解能が高く，核種分析に適している

3　放射線エネルギーの測定

●全吸収ピーク	⇒	光電効果によるエネルギーがすべて吸収されたときに観測される波高
●コンプトンエッジ	⇒	コンプトン効果による反跳電子が検出器に与えるエネルギーの最大位置
●シングルエスケープ	⇒	陽電子の消滅放射線が検出器外部に逃げたときに出現する波高で，1本では「シングルエスケープ」，2本では「ダブルエスケープ」とよばれ，もとのγ線エネルギーからそれぞれ0.51 MeV，1.02 MeVを差し引いた位置に現れる
●サムピーク	⇒	検出器に同時に2つの光子が入射したときに現れる波高。2つのエネルギーが加算された位置に出現する
●半価層	⇒	連続X線の線質の指標。照射線量がもとの量の0.5倍になるような金属吸収体の厚さ
●ナロービーム	⇒	半価層の測定に用いる散乱線の混入がほとんどないような細いX線ビーム
●実効エネルギー	⇒	第一半価層の値から求めた減弱係数に対する光子の単一エネルギー。連続X線の線質を表す
●線質指標	⇒	最大X線エネルギー（管電圧波高値）と実効エネルギーとの比
●最大飛程	⇒	β線エネルギーに対応した，β線が到達するアルミニウム板などの吸収体の最大厚
●Featherの近似式	⇒	β線の最大エネルギーと最大飛程との関係を表す式
●医療用加速器のエネルギー測定	⇒	電子線の深部量半価深R_{50}を用いて平均エネルギーを求める。偏向磁場，光核反応，チェレンコフ光測定，シンチレータ検出器を用いるなどの方法がある

索 引

あ

- アナログ・デジタル変換器 ………… 130
- アニーリング ……………………… 154
- アノード …………………………… 126
- アラームメータタイプ …………… 175
- アリル・ジグリコール・カーボネイト
  ……………………………………… 171
- アルファ線 ………………………… 31
- アルファ崩壊 ……………………… 31
- 泡箱 ………………………………… 180
- アントラセン ……………………… 123
- アンフォールディング …………… 232

い

- イオン ……………………………… 55
  - ——再結合 ……………………… 88, 92
  - ——再結合損失 ………………… 207
  - ——収集効率 …………………… 92
- 一次電離 …………………………… 90
- 一次電離量 ………………………… 89
- 一般イオン再結合 ………………… 207
- 一般再結合 ………………………… 92
- イメージングプレート …………… 167
- 陰イオン …………………………… 91
- 印加電圧 …………………………… 88
- 陰電子崩壊 ………………………… 32
- インビトロ検査 …………………… 39
- インビボ検査 ……………………… 39

う

- ウィルキンソン型 ADC …………… 131
- ウェル型 NaI（Tl）シンチレーション
  検出器 …………………………… 133
- 宇宙線被ばく線量計測 …………… 172
- 雲母 ………………………………… 110

え

- 液体シンチレーションカウンタ
  ………………………………… 135, 222
- 液体シンチレータ ………… 122, 124
- エックス線 ………………………… 34
- エッチピット ……………………… 171
- エッチング ………………………… 171
- エネルギー
  - ——依存性 ……………………… 152
  - ——吸収係数 …………………… 51
  - ——スペクトル ………………… 130
  - ——スペクトル解析 …………… 119
  - ——損失 ………………………… 61
  - ——転移係数 …………………… 49
  - ——分解能 ……………………… 130
- エレクトロンボルト ……………… 12
- 円筒型空洞電離箱 ………………… 95
- 円筒型比例計数管 ………………… 104

お

- オージェ効果 ……………………… 35
- オートラジオグラフィ …………… 168
- 温度気圧補正係数 ………………… 100

か

- ガイガー放電 ……………………… 110
- ガイガー・ミュラー計数管 ……… 109
- 外挿型電離箱 ……………………… 99
- 外挿飛程 ………………………… 65, 233
- 回復時間 …………………………… 112
- 外部
  - ——消滅法 ……………………… 111
  - ——被ばく線量 ………………… 210
  - ——標準チャネル比法 ………… 223
- カウント …………………………… 80
- 化学作用 …………………………… 2
- 化学線量計 ………………………… 176
- 核医学検査 ………………………… 39
- 拡散型霧箱 ………………………… 180
- 核反応 ……………………………… 37
- 核分裂 …………………………… 37, 107
  - ——カウンタ …………………… 107
  - ——反応 ………………………… 37
- 核変換 …………………………… 67, 69
- 核融合反応 ………………………… 37
- 確率誤差 …………………………… 79
- 化合物半導体検出器 ……………… 146
- 可視光 ……………………………… 120
- ガス増幅（率） ………………… 89, 104
- ガスフロー型比例計数管 ………… 105
- 数え落とし …………………… 79, 113
- 加速器 ……………………………… 32

加速器エネルギー……………………… 234
偏り…………………………………………… 79
活性化物質………………………………… 120
荷電粒子………………………………… 11, 106
荷電粒子線………………………………… 30
過渡平衡…………………………………… 74
カーマ……………………………………… 195
ガラス線量計……………………………… 174
還元………………………………………… 176
患者照射…………………………………… 199
患者線量…………………………………… 196
干渉性散乱………………………… 42, 44, 46, 50
間接電離放射線……………………… 11, 30, 90
ガンマ線……………………………… 34, 36
ガンマナイフ……………………………… 40
管理システム……………………………… 175

き

擬似発光…………………………………… 154
気体シンチレータ………………………… 125
基底準位…………………………………… 120
基本装着部位……………………………… 175
逆バイアス電圧…………………………… 140
キャリア…………………………………… 139
キャリア移動速度………………………… 142
吸収…………………………………… 41, 67
　　──線量……………………… 72, 192, 202
　　──補正係数………………………… 217
境界領域…………………………………… 89
強度………………………………………… 46
共鳴吸収…………………………………… 68
共鳴中性子線……………………………… 68
極性効果……………………………… 98, 208
霧箱………………………………………… 180
銀活性リン酸塩ガラス…………………… 155
禁止帯……………………………………… 141
均等度……………………………………… 231

く

空間
　　──線量分布………………………… 213
　　──電荷……………………………… 112
　　──電荷効果………………………… 93
空気
　　──カーマ……………………… 192, 195, 201
　　──衝突カーマ……………………… 75
　　──等価壁空洞電離箱……………… 95
偶然誤差…………………………………… 79
空洞電離箱………………………………… 194
クーロン
　　──散乱……………………………… 53
　　──相互作用………………………… 61
　　──の法則…………………………… 91
　　──力………………………………… 143
クエンチング………………………… 136, 222
クエンチング補正曲線…………………… 223
グリッド電離箱…………………………… 99

け

蛍光………………………………… 56, 120
　　──ガラス線量計…………………… 155
　　──X線分析………………………… 35
計算誤差…………………………………… 79
計測………………………………………… 10
系統誤差…………………………………… 79
計量………………………………………… 10
計量法校正事業者認定制度……………… 6
ゲル線量計………………………………… 181
原子核
　　──乾板……………………………… 167
　　──乳剤……………………………… 168
　　──反応………………………… 2, 37
原子炉……………………………………… 38
顕像………………………………………… 166
減速材……………………………… 38, 107

こ

高圧電源…………………………………… 91
光核反応…………………………………… 37
光子………………………………………… 34
　　──の吸収…………………………… 41
　　──の減弱…………………………… 46
　　──の散乱…………………………… 41
　　──の相互作用……………………… 41
　　──の弾性散乱……………………… 44
　　──の非弾性散乱…………………… 45
高純度ゲルマニウム検出器……………… 145
校正定数…………………………………… 97

241

校正の連鎖‥‥‥‥‥‥‥‥‥‥‥‥ 6
光電陰極‥‥‥‥‥‥‥‥‥‥‥‥‥ 127
光電吸収‥‥‥‥‥‥‥‥‥‥‥‥‥ 42
光電効果‥‥‥‥‥ 35，41，46，49，153
光電面‥‥‥‥‥‥‥‥‥‥‥‥‥‥ 127
光電子‥‥‥‥‥‥‥‥‥‥‥‥‥‥ 42
光電子増倍管‥‥‥‥‥‥ 117，125，127
後方散乱‥‥‥‥‥‥‥‥‥‥ 218，232
後方散乱係数‥‥‥‥‥‥‥‥‥‥‥ 218
黒化度‥‥‥‥‥‥‥‥‥‥‥‥‥‥ 166
国際
　　──X線単位委員会 ‥‥‥‥‥‥ 5
　　──がん研究機関‥‥‥‥‥‥‥ 173
　　──度量衡総会‥‥‥‥‥‥‥‥ 3
　　──放射線単位測定委員会‥‥‥ 3
　　──放射線防護委員会‥‥‥‥‥ 16
誤差‥‥‥‥‥‥‥‥‥‥‥‥‥‥‥ 79
個人
　　──被ばく線量‥‥‥‥‥‥‥‥ 210
　　──被ばく線量計‥‥‥‥‥ 163，175
　　──モニタリング‥‥‥‥‥‥‥ 212
固体電離箱‥‥‥‥‥‥‥‥‥‥‥‥ 139
固体飛跡検出器‥‥‥‥‥‥‥‥‥‥ 171
固有X線‥‥‥‥‥‥‥‥‥‥‥‥‥ 35
コンデンサ電離箱‥‥‥‥‥‥‥‥‥ 99
コンプトン
　　──エッジ‥‥‥‥‥‥‥‥‥‥ 227
　　──効果‥‥‥‥ 42，44，46，50，153
　　──散乱‥‥‥‥‥‥‥‥‥‥‥ 45
　　──スペクトロメトリ‥‥‥‥‥ 229

さ

再結合領域‥‥‥‥‥‥‥‥‥‥‥‥ 88
最大飛程‥‥‥‥‥‥‥‥‥‥‥ 59，65
作業環境モニタリング‥‥‥‥‥‥‥ 213
サムピーク‥‥‥‥‥‥‥‥‥‥‥‥ 227
酸化‥‥‥‥‥‥‥‥‥‥‥‥‥‥‥ 176
産業技術総合研究所計量標準総合
　センター‥‥‥‥‥‥‥‥‥‥‥‥ 6
残差‥‥‥‥‥‥‥‥‥‥‥‥‥‥‥ 80
三重陽子‥‥‥‥‥‥‥‥‥‥‥‥‥ 69
三電子生成‥‥‥‥‥‥‥‥‥‥‥‥ 43
散乱‥‥‥‥‥‥‥‥‥ 41，52，60，67
散乱線‥‥‥‥‥‥‥‥‥‥‥‥‥‥ 48

残留放射能曲線算出例‥‥‥‥‥‥‥ 212

し

紫外線‥‥‥‥‥‥‥‥‥‥‥‥‥‥ 104
磁気シールド‥‥‥‥‥‥‥‥‥‥‥ 127
自己吸収係数‥‥‥‥‥‥‥‥‥‥‥ 219
自己消滅型GM計数管 ‥‥‥‥‥‥ 112
持続放電‥‥‥‥‥‥‥‥‥‥‥‥‥ 111
実効エネルギー‥‥‥‥‥‥‥ 48，231
質量
　　──エネルギー吸収係数‥‥‥‥ 52
　　──エネルギー転移係数‥‥‥‥ 51
　　──減弱係数‥‥‥‥‥‥‥ 49，52
　　──阻止能比‥‥‥‥‥‥‥‥‥ 77
指頭型空洞電離箱‥‥‥‥‥‥ 95，101
自発核分裂‥‥‥‥‥‥‥‥‥‥‥‥ 39
写真乳剤‥‥‥‥‥‥‥‥‥‥‥‥‥ 166
シャロー型電離箱‥‥‥‥‥‥‥‥‥ 98
重イオン線‥‥‥‥‥‥‥‥‥‥‥‥ 33
重荷電粒子‥‥‥‥‥‥‥‥‥‥ 60，65
自由空気電離箱‥‥‥‥‥‥‥ 93，193
収束グリッド‥‥‥‥‥‥‥‥‥‥‥ 128
集電極‥‥‥‥‥‥‥‥‥‥‥‥‥‥ 91
自由電子‥‥‥‥‥‥‥‥‥‥‥‥‥ 111
周辺線量当量‥‥‥‥‥‥‥‥‥‥‥ 16
重陽子線‥‥‥‥‥‥‥‥‥‥‥‥‥ 33
重粒子線治療‥‥‥‥‥‥‥‥‥‥‥ 40
照射線量‥‥‥‥‥‥ 72，93，97，192
衝突
　　──カーマ‥‥‥‥‥‥‥‥‥‥ 75
　　──阻止能‥‥‥‥‥‥‥‥‥‥ 57
　　──損失‥‥‥‥‥‥‥‥‥ 57，61
消滅ガス‥‥‥‥‥‥‥‥‥‥‥‥‥ 112
消滅放射線‥‥‥‥‥‥‥‥‥‥‥‥ 59
擾乱‥‥‥‥‥‥‥‥‥‥‥‥‥‥‥ 78
初期イオン再結合‥‥‥‥‥‥‥‥‥ 207
初期再結合‥‥‥‥‥‥‥‥‥‥‥‥ 92
シングルエスケープピーク‥‥‥‥‥ 227
シングルチャネルNaI（Tl）シンチレー
　ション波高分析器‥‥‥‥‥‥‥‥ 128
真性領域‥‥‥‥‥‥‥‥‥‥‥‥‥ 144
シンチレーション‥‥‥‥‥‥‥‥‥ 117
　　──検出器‥‥‥‥‥‥‥ 117，128
シンチレータ‥‥‥‥‥‥‥‥‥‥‥ 117

診療画像検査……………………… 39

す

スチルベン………………………… 123
ステム効果………………………… 92
ステム部…………………………… 92
スパーク箱………………………… 180

せ

生化学的検査……………………… 39
正孔………………………………… 166
静止エネルギー…………………… 43
制動輻射…………………………… 57
制動放射………………… 51, 53, 56
制動 X 線………………… 35, 57
生物作用…………………………… 2
精密………………………………… 80
生理学的検査……………………… 39
整列拡張場………………………… 16
積分計測…………………………… 129
接触電位…………………………… 140
絶対測定………………… 93, 216
絶対的電子平衡…………………… 74
セリウム線量計…………………… 177
線エネルギー吸収係数…………… 51
線エネルギー転移係数…… 49, 51
全吸収ピーク……………………… 227
線減弱係数………………… 46, 52
線質………………………………… 48
　——指標………………………… 231
　——測定………………………… 229
潜像………………………………… 166
線量………………………………… 192
線量測定量………………… 19, 23

そ

相互作用…………………………… 90
相互作用係数……………………… 21
相対測定………………… 216, 219
相対的電子平衡…………………… 74
測定………………………………… 10
測定誤差…………………………… 79
組織加重係数……………………… 26
阻止能……………………… 57, 62

た

体外計測法………………………… 212
体幹部均等被ばく………………… 211
大気補正…………………………… 209
体積再結合………………………… 92
第二半価層 t^{2nd} ………………… 230
ダイノード………………………… 126
タウンゼントなだれ……………… 110
多重散乱…………………………… 54
ダブルエスケープピーク………… 227
タングステン線…………………… 109
弾性散乱………………… 53, 67, 70
炭素イオン線……………………… 33
炭素添加 α 酸化アルミニウム…… 161
断面積測定………………………… 173

ち

チェレンコフ
　——検出器……………………… 179
　——光………………… 60, 179, 235
　——効果……………………… 60, 179
　——放射………………………… 60
着用位置…………………………… 210
柱状再結合………………………… 92
中性子……………………… 26, 106
　——計測………………………… 172
　——サーベイメータ…………… 107
　——線…………………………… 36
　——線の相互作用……………… 67
　——測定用比例計数管………… 106
　——の吸収……………………… 67
　——の散乱……………………… 67
　——の分類……………………… 68
　——捕獲………………… 67, 69
潮解性……………………………… 120
直接観察法………………………… 114
直接電離放射線………… 11, 31, 90
直流型電離箱……………………… 90
直流増幅器………………………… 90

て

低エネルギー X 線 ……………… 97
定誤差……………………………… 79
ディスクリミネータレベル……… 113

鉄線量計………………………… 177
デルタ線………………………… 55
電圧……………………………… 88
電圧パルス……………………… 118
電位計…………………………… 92
電界強度………………………… 88
電荷交換………………………… 112
電極間隔………………………… 99
電子
　──群…………………………… 104
　──式線量計…………………… 174
　──式ポケット線量計………… 146
　──線…………………………… 32
　──線の相互作用……………… 53
　──対生成…………… 41, 46, 51
　──なだれ……………… 89, 110
　──の散乱……………………… 52
　──の放射……………………… 52
　──フレミングの左手の法則… 235
　──捕獲………………………… 35
　──ボルト……………………… 12
電磁波……………………… 30, 34
電磁放射線………………… 11, 14, 30
電場……………………………… 139
電離………………………… 54, 62, 88
　──作用………………………… 106
　──電流………………… 89, 91
　──放射線……………………… 30
　──領域………………………… 89
電離箱…………………………… 88
　──式サーベイメータ………… 100
　──領域………………………… 89
電流型…………………………… 90
電流増倍率……………………… 127

と
統計誤差………………………… 79
特性X線………………………… 35
ドジメトリック量………… 14, 23
トムソン散乱…………………… 44

な
内部消滅法……………………… 112
内部転換………………………… 35

内部被ばく線量………………… 212

に
二次電子………………………… 91
　──平衡……… 72, 74, 94, 101, 193
　──放射率……………………… 127
二次電離………………………… 89
入射
　──光子………………………… 119
　──皮膚線量…………………… 99
　──放射線……………………… 113

ね
熱
　──アニーリング……… 154, 158
　──外中性子線………………… 68
　──蛍光………………………… 149
　──蛍光線量計………………… 149
　──中性子線…………………… 68
　──中性子捕獲………………… 69
　──平衡状態…………………… 68
　──量計………………… 73, 209
　──ルミネセンス……………… 149

は
バイアス………………………… 79
バイオアッセイ法……………… 213
薄膜乳剤………………………… 168
波高分布………………………… 221
波長シフタ……………………… 136
発光効率………………………… 121
発光中心………………………… 150
パルス
　──型…………………………… 90
　──電離箱……………………… 139
　──波形弁別測定……… 121, 124
　──放射線……………………… 93
半価層……………………… 48, 52
半価層測定……………………… 200
反射材…………………………… 127
半値幅…………………………… 142
反跳
　──核…………………………… 70
　──電子………………………… 45

――陽子･････････････････････････････ 106
　　――陽子カウンタ･･････････････････ 107
ハンディ型簡易放射線測定器･･･････････ 148
半導体検出器･･････････････････ 139, 224
半導体式ポケット線量計･･････････････ 146
バンドカットフィルタ･････････････････ 162
バンド構造･･････････････････････････ 141

ひ

非荷電粒子･･････････････････････････ 11
非荷電粒子線････････････････････････ 30
光核反応････････････････････ 41, 43, 235
光刺激ルミネセンス･･･････････････････ 161
光電離･････････････････････････････ 110
非干渉性散乱････････････････････････ 45
飛跡検出器･････････････････････････ 167
非弾性散乱･････････････････ 53, 67, 70
飛程･･･････････････････････ 58, 65, 232
比電離･･････････････････････････ 64, 106
非電離放射線････････････････････････ 30
微分計測･･･････････････････････････ 129
標準
　　――計測法12 ･･･････････････････ 205
　　――線量計･･････････････････････ 93
　　――偏差･･･････････････････････ 80
表面障壁型Si半導体検出器 ･･･････････ 143
ビルドアップ･･････････････････････････ 158
　　――キャップ･････････････････････ 96
　　――係数･････････････････････ 47, 52
比例計数管･･････････････ 103, 216, 219
比例計数管領域･･････････････････････ 89
比例増幅器･････････････････････････ 90
比例領域･･･････････････････････････ 89

ふ

ファーマー型線量計･･････････････････ 95
ファノの定理････････････････････････ 78
フォトダイオード検出器･････････････････ 147
不感時間･･･････････････････････････ 112
複合核･････････････････････････････ 68
プラスチックシンチレータ ･････････ 122, 124
ブラッグ
　　――曲線･････････････････････････ 64
　　――ピーク･････････････････････ 64
　　――・グレイの空洞原理････････････ 76
プラトー････････････････････ 89, 106, 114
　　――傾斜･･･････････････････････ 114
　　――長････････････････････････ 114
フリッケゲル線量計･･･････････････････ 181
フリッケ線量計･･････････････････････ 177
プレヒート･･････････････････････････ 158
分解時間･･････････････････････ 112, 114
分解時間係数･･････････････････････ 219
分離測定･･･････････････････････････ 121

へ

平均自由行程････････････････････････ 47
平均二乗偏差･･･････････････････････ 80
平均乳腺線量･･･････････････････････ 201
平均飛程･･･････････････････････････ 65
平衡厚･････････････････････････････ 96
平行平板型電離箱･･･････････････････ 99
ベクレル････････････････････････････ 15
ベータ線････････････････････････････ 32
ベーテの式･･････････････････････････ 63
ヘリウムの原子核･････････････････････ 31
変換効率･･･････････････････････････ 121
偏向磁場･･････････････････････････ 235
偏差･･･････････････････････････････ 80
変動係数･･･････････････････････････ 81

ほ

ポアソン分布････････････････････････ 80
ボイル・シャルルの法則･･････････････ 100
硼硅酸ガラス･･･････････････････････ 127
方向
　　――依存性･････････････････ 101, 153
　　――性線量当量･･････････････････ 16
　　――特性･･･････････････････････ 209
放射････････････････････････････ 52, 60
　　――性同位元素････････････････ 30
　　――阻止能･････････････････････ 57
　　――損失･････････････････････ 57, 61
　　――能････････････････ 10, 15, 19, 24
放射線
　　――カウンタ･････････････････････ 109
　　――加重係数･･･････････････････ 25
　　――計測機器････････････････････ 2

──種……………………………… 10
──相互作用係数……………………… 19
──治療………………………… 40
──のエネルギー……………… 12
──の質………………………… 10
──の種類……………………… 10
──場の量……………………… 19
──防護量………… 10, 16, 19, 24
──量…………………………… 10
膨張型霧箱……………………… 180
放電開始電圧…………………… 114
放電箱…………………………… 180
飽和電圧………………………… 91
飽和電流………………………… 91
捕獲ガンマ線…………………… 68
ポケット線量計………………… 99
補償の原理……………………… 193
ポリマーゲル線量計…………… 181

ま

マイカ…………………………… 110
マルチチャネル NaI(Tl) シンチレーション波高分析器……………… 130
マルチチャネル波高分析器…… 130
丸め誤差………………………… 79
マンモグラフィ………………… 200

む

無機シンチレータ……………… 118
無限厚さ………………………… 219

め・も

面積線量計……………………… 99
モノポール……………………… 173

ゆ

有機結晶シンチレータ………… 122
有機シンチレータ………… 118, 122

よ

陽子線…………………………… 33
陽電子…………………………… 59
──消滅……………………… 33, 59
──線………………………… 32
──崩壊……………………… 32

ら

ライナック……………………… 40
ラザフォード散乱…………… 53, 61
ラジオ
──クロミックフィルム…… 169
──サージェリー…………… 40
──フォトルミネセンス…… 155
──メトリック量………… 14, 20
ラジカル………………………… 176
ラドン濃度計測………………… 173

り

リチウムドリフト型半導体検出器… 144
立体角…………………………… 216
リニアック……………………… 40
粒子線……………………… 11, 30
量子効率 QE…………………… 127
臨界エネルギー………………… 58
燐光……………………………… 119

る・れ

ルミネセンス…………………… 56
励起準位………………………… 120
レイリー散乱…………………… 44
レムカウンタ…………………… 107
連鎖反応………………………… 38
連続
──放射線…………………… 93
──放電……………………… 114
──放電領域………………… 89
──X 線……………… 35, 48, 228

ろ

漏洩線量………………………… 100
ロングカウンタ………………… 107

A・B

analog to digital converter（ADC）
……………………………… 130
BF_3 ガス……………………… 106
BF_3 計数管………………… 106, 108
$Bi_4Ge_3O_{12}$（BGO）シンチレータ… 121

Boagの理論式 ……………………… 93
Bq ……………………………………… 15
Bragg-Grayの空洞理論 ……………… 202

C・E

CR-39 ………………………………… 171
CsI(Tl)シンチレータ ………………… 121
eV ……………………………………… 12

F

Fissionカウンタ ……………………… 107
full width at half maximum (FWHM)
 ………………………………………… 142

G

Glendeninの実験式 ………………… 233
GM
　──計数管 …………………… 109, 216
　──計数管領域 ……………………… 89
　──式サーベイメータ …………… 115
　──領域 ……………………………… 89

I・J

i層 …………………………………… 144
i領域 ………………………………… 144
IARC ………………………………… 173
ICRP …………………………………… 16
ICRU ………………………………… 3, 5
ICRU Report …………………………… 5
IVR …………………………………… 199
IXUC …………………………………… 5
JCSS …………………………………… 6

L・M

LiI(Eu)シンチレータ ……………… 121
liquid scintillation counter (LSC) … 135
MgF$_2$ガラス ………………………… 127

N

n型半導体 …………………………… 140
NaI(Tl)
　──シンチレーション式サーベイメータ
　 …………………………………… 136
　──シンチレーション式スペクトル・
　サーベイメータ ………………… 137
　──シンチレータ ………………… 120
NMIJ …………………………………… 6

O

optically stimulated luminescence (OSL)
 ………………………………………… 161
OSL線量計 …………………………… 162

P・Q

p型半導体 …………………………… 140
photomultiplier tube (PMT) ……… 117
pn接合型Si半導体検出器 …………… 143
PRガス ……………………………… 104
P-10ガス ……………………………… 104
quality index (QI) ………………… 231

R・S

radiophoto-luminescence (RPL)
 …………………………………… 155, 158
root mean square (RMS) ………… 80
SI単位 ………………………………… 3

T

thermoluminescence dosimeter (TLD)
 ………………………………………… 149
TL素子 ……………………………… 154
TLD素子 ……………………………… 174

U・W

unfolding …………………………… 232
UV透過ガラス ……………………… 127
W値 …………………………………… 65

X

X線 …………………………………… 34
　──減弱曲線 ……………………… 230
　──スペクトル測定 ……………… 228

Z

ZnS(Ag)シンチレーション式サーベイ
　メータ …………………………… 138
ZnS(Ag)シンチレータ ……………… 121

記号・数字

α線 ……………………………… 31, 62
α線エネルギー ………………………… 234
α崩壊 ……………………………………… 31
α粒子 ……………………………………… 61
β線 ……………………………… 32, 62
β線吸収曲線 …………………………… 232
β$^+$壊変 ………………………… 14, 32
β$^+$線 ………………………………… 32
β－γ同時計数法 ……………………… 224
γ線 ……………………………… 34, 36
γ線エネルギー ………………………… 226
δ線 ……………………………………… 55
$1/v$法則 ………………………………… 69
2線源法 ………………………………… 114
2点電圧法 ……………………………… 93
2π型 …………………………………… 220
^{3}He計数管 …………………………… 107
4π型 …………………………………… 220

改訂第2版　診療放射線技師 スリム・ベーシック
放射線計測学

2009年　8月　10日　　第1版第1刷発行
2018年　10月　10日　　第2版第1刷発行
2019年　9月　20日　　　　第2刷発行

■ 編　集	福士政広	ふくし　まさひろ
■ 発行者	三澤　岳	
■ 発行所	株式会社メジカルビュー社	
	〒162-0845 東京都新宿区市谷本村町2-30	
	電話　03(5228)2050(代表)	
	ホームページ　http://www.medicalview.co.jp/	
	営業部　FAX　03(5228)2059	
	E-mail　eigyo@medicalview.co.jp	
	編集部　FAX　03(5228)2062	
	E-mail　ed@medicalview.co.jp	
■ 印刷所	シナノ印刷株式会社	

ISBN 978-4-7583-1918-8　C3347

©MEDICAL VIEW, 2018. Printed in Japan

- 本書に掲載された著作物の複写・複製・転載・翻訳・データベースへの取り込みおよび送信（送信可能化権を含む）・上映・譲渡に関する許諾権は，（株）メジカルビュー社が保有しています．
- JCOPY〈出版者著作権管理機構 委託出版物〉
  本書の無断複製は著作権法上での例外を除き禁じられています．複製される場合は，そのつど事前に，出版者著作権管理機構（電話 03-5244-5088，FAX 03-5244-5089，e-mail：info@jcopy.or.jp）の許諾を得てください．
- 本書をコピー，スキャン，デジタルデータ化するなどの複製を無許諾で行う行為は，著作権法上での限られた例外（「私的使用のための複製」など）を除き禁じられています．大学，病院，企業などにおいて，研究活動，診察を含み業務上使用する目的で上記の行為を行うことは私的使用には該当せず違法です．また私的使用のためであっても，代行業者等の第三者に依頼して上記の行為を行うことは違法となります．

改訂第2版
パワーアップしてついに刊行!!

編集　**福士政広**　首都大学東京 健康福祉学部 放射線学科 教授

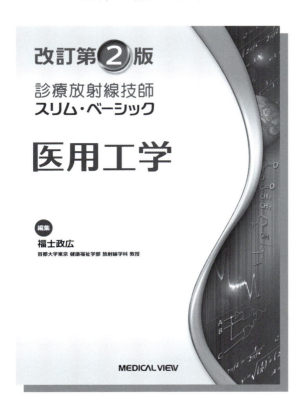

◆改訂のポイント◆

- ◆ 平成32年版 診療放射線技師国家試験出題基準に基づいて加筆修正！

- ◆ 初学者でも読み進めやすい記述・構成を初版から受け継ぎながら，必要に応じて原理の解説を強化！

- ◆ 理解を助ける「例題」を要所に配置！

- ◆ 巻頭の「学習到達目標」と項目の最後にある「おさらい」がより見やすくなり，講義や自己学習の状況把握が容易に！

- ◆ 視覚的・直感的な理解を助ける図表や，より深い知識や応用力を得るための囲み記事をさらに拡充！

全巻構成（全6巻）

● **放射線生物学**
B5判・208頁・定価（本体4,500円＋税）

● **医用工学** 改訂第2版
B5判・344頁・定価（本体4,800円＋税）

● **放射線物理学** 改訂第2版
B5判・368頁・定価（本体4,800円＋税）

● **放射線計測学** 改訂第2版
B5判・272頁・定価（本体4,700円＋税）

● **放射化学** 改訂第2版
B5判・192頁・定価（本体4,400円＋税）

● **核医学** 改訂第2版
B5判・312頁・定価（本体4,700円＋税）

メジカルビュー社

〒162-0845　東京都新宿区市谷本村町 2-30
TEL 03-5228-2050(代)
URL：www.medicalview.co.jp/